Ferri 临床诊疗指南
——临床常见疾病诊疗流程图

Ferri's Clinical Advisor
Clinical Algorithms

原　　著　Fred F. Ferri
丛书主审　王福生
丛书主译　张　骅　徐国纲
分册主译　冯　黎　刘　岗

北京大学医学出版社

Ferri LINCHUANG ZHENLIAO ZHINAN——LINCHUANG CHANGJIAN JIBING ZHENLIAO LIUCHENGTU

图书在版编目（CIP）数据

Ferri 临床诊疗指南 . 临床常见疾病诊疗流程图 / （美）弗雷德 · 费里（Fred F. Ferri）原著；冯黎，刘岗主译 . —北京：北京大学医学出版社，2021.8

书名原文：Ferri Clinical Advisor 2021

ISBN 978-7-5659-2492-7

Ⅰ. ① F… Ⅱ. ①弗… ②冯… ③刘… Ⅲ. ①常见病—诊疗 Ⅳ. ① R

中国版本图书馆 CIP 数据核字（2021）第 178072 号

北京市版权局著作权合同登记号：图字：01-2021-1812

Elsevier (Singapore) Pte Ltd.
3 Killiney Road, #08-01 Winsland House I, Singapore 239519
Tel: (65) 6349-0200; Fax: (65) 6733-1817

Ferri 临床诊疗指南——临床常见疾病诊疗流程图

主　　译：冯　黎　刘　岗
出版发行：北京大学医学出版社
地　　址：（100191）北京市海淀区学院路 38 号　北京大学医学部院内
电　　话：发行部 010-82802230；图书邮购 010-82802495
网　　址：http://www.pumpress.com.cn
E-mail：booksale@bjmu.edu.cn
印　　刷：北京信彩瑞禾印刷厂
经　　销：新华书店
责任编辑：高　瑾　**责任校对**：靳新强　**责任印制**：李　啸
开　　本：889 mm×1194 mm　1/16　**印张**：14.5　**字数**：395 千字
版　　次：2021 年 8 月第 1 版　2021 年 8 月第 1 次印刷
书　　号：ISBN 978-7-5659-2492-7
定　　价：78.00 元

译者名单

主　译　冯　黎　刘　岗

副主译　万春琴　童　瑾　柳　威

译　者（按姓名汉语拼音排序）

陈俊文　湖北医药学院附属襄阳市第一人民医院
方年新　南方医科大学附属东莞医院（东莞市人民医院）
冯　黎　成都市第一人民医院
付茂亮　东阿县人民医院
耿希华　东阿县人民医院
何　芳　湖北文理学院附属医院，襄阳市中心医院
胡晶晶　重庆医科大学附属第二医院
蒋嘉睿　湖南省肿瘤医院（中南大学湘雅医学院附属肿瘤医院）
亢　锴　咸阳市第一人民医院
兰　霞　重庆大学附属肿瘤医院
李云雷　乐清市人民医院
林玉蓉　西安市北方医院
刘　岗　苏州工业园区星海医院
刘凯雄　福建医科大学附属第一医院
刘娅妮　华中科技大学同济医学院附属同济医院
刘孜卓　天津医科大学总医院
柳　威　湖南省人民医院（湖南师范大学附属第一医院）
孟伟民　青海省第四人民医院
南　勇　浙江省人民医院（杭州医学院附属人民医院）
欧英炜　浙江省人民医院（杭州医学院附属人民医院）
盛　艳　湖北医药学院附属襄阳市第一人民医院
陶　惠　苏州工业园区星海医院
童　瑾　重庆医科大学附属第二医院
万春琴　苏州工业园区星海医院
王　慧　成都市第一人民医院
王　楠　郑州大学第二附属医院
吴文娟　苏州工业园区星海医院
杨礼腾　深圳大学第三附属医院

杨小艳　石河子大学医学院第一附属医院
尹　雯　华中科技大学同济医学院附属武汉中心医院
余　婷　湖北文理学院附属医院，襄阳市中心医院
张　骅　北京市和平里医院
张　路　成都中医药大学
张娜娜　东阿县人民医院
张小芳　成都市温江区人民医院
张自艳　湖北文理学院附属医院，襄阳市中心医院
赵　瑞　赤峰市医院

原著者名单

Allison Dillon
Thomas H. Dohlman
Stephen Dolter
David J. Domenichini
Kathleen Doo
James H. Dove
Andrew P. Duker
Shashank Dwivedi
Evlyn Eickhoff
Christine Eisenhower
Amani A. Elghafri
Pamela Ellsworth
Alan Epstein
Patricio Sebastian Espinosa
Danyelle Evans
Mark D. Faber
Matthew J. Fagan
Ronan Farrell
Timothy W. Farrell
Kevin Fay
Mariam Fayek
Jason D. Ferreira
Fred F. Ferri
Heather Ferri
Barry Fine
Staci A. Fischer
Tamara G. Fong
Yaneve Fonge
Michelle Forcier
Frank G. Fort
Glenn G. Fort
Justin F. Fraser
Gregory L. Fricchione
Michael Friedman
Daniel R. Frisch
Anthony Gallo
Mostafa Ghanim
Irene M. Ghobrial
Katarzyna Gilek-Seibert
Richard Gillerman
Andrew Gillis-Smith
Dimitri Gitelmaker
Alla Goldburt
Danielle Goldfarb
Jesse Goldman
Corey Goldsmith
Maheswara Satya Gangadhara Rao Golla
Caroline Golski
Helen B. Gomez
Avi D. Goodman
Paul Gordon
John A. Gray
Simon Gringut
Lauren Grocott
Stephen L. Grupke
Juan Guerra
Patan Gultawatvichai
David Guo
Priya Sarin Gupta
Nawaz K. A. Hack
Moti Haim
Sajeev Handa
M. Owais Hanif
Nikolas Harbord
Sonali Harchandani
Erica Hardy
Colin J. Harrington
Taylor Harrison
Brian Hawkins
Don Hayes
Shruti Hegde
Rachel Wright Heinle
Dwayne R. Heitmiller
Jyothsna I. Herek
Margaret R. Hines
Ashley Hodges
Pamela E. Hoffman
R. Scott Hoffman
Dawn Hogan
N. Wilson Holland
Siri M. Holton
Anne L. Hume
Zilla Hussain
Donny V. Huynh
Terri Q. Huynh
Sarah Hyder
Dina A. Ibrahim
Caitlin Ingraham
Nicholas J. Inman
Louis Insalaco
Ashley A. Jacobson
Koyal Jain
Vanita D. Jain
Fariha Jamal

Sehrish Jamot
Robert H. Janigian
Noelle Marie Javier
Michael Johl
Christina M. Johnson
Michael P. Johnson
Angad Jolly
Rebecca Jonas
Kimberly Jones
Shyam Joshi
Siddharth Kapoor
Vanji Karthikeyan
Joseph S. Kass
Emily R. Katz
Ali Kazim
Sudad Kazzaz
Sachin Kedar
A. Basit Khan
Bilal Shahzad Khan
Rizwan Khan
Sarthak Khare
Hussain R. Khawaja
Byung Kim
Robert M. Kirchner
Robert Kohn
Erna Milunka Kojic
Aravind Rao Kokkirala
Yuval Konstantino
Nelson Kopyt
Lindsay R. Kosinski
Katherine Kostroun
Ioannis Koulouridis
Timothy R. Kreider
Prashanth Krishnamohan
Mohit Kukreja
Lalathaksha Kumbar
David I. Kurss
Sebastian G. Kurz
Michael Kutschke
Peter LaCamera
Ann S. LaCasce
Ashley Lakin
Jayanth Lakshmikanth
Uyen T. Lam
Jhenette Lauder
Nykia Leach
David A. Leavitt
Kachiu C. Lee
Nicholas J. Lemme
Beth Leopold
Jian Li
Suqing Li
Donita Dillon Lightner
Stanley Linder
Kito Lord
Elizabeth A. Lowenhaupt
Curtis Lee Lowery III
David J. Lucier Jr.
Michelle C. Maciag
Susanna R. Magee
Marta Majczak
Shefali Majmudar
Gretchen Makai
Pieusha Malhotra
Eishita Manjrekar
Abigail K. Mansfield
Stephen E. Marcaccio
Lauren J. Maskin
Robert Matera
Kelly L. Matson
Maitreyi Mazumdar
Nadine Mbuyi
Russell J. McCulloh
Christopher McDonald
Barbara McGuirk
Jorge Mercado
Scott J. Merrill
Jennifer B. Merriman
Rory Merritt
Brittany N. Mertz
Robin Metcalfe-Klaw
Gaetane Michaud
Taro Minami
Hassan M. Minhas
Jared D. Minkel
Farhan A. Mirza
Hetal D. Mistry
Jacob Modest
Marc Monachese
Eveline Mordehai
Theresa A. Morgan
Aleem I. Mughal
Marjan Mujib
Shiva Kumar R. Mukkamalla
Vivek Murthy
Omar Nadeem
Catherine E. Najem
Hussain Mohammad H. Naseri
Uzma Nasir
Adrienne B. Neithardt

Peter Nguyen
Samantha Ni
Melissa Nothnagle
James E. Novak
Chloe Mander Nunneley
Emily E. Nuss
Gail M. O' Brien
Ryan M. O' Donnell
Adam J. Olszewski
Lindsay M. Orchowski
Sebastian Orman
Brett D. Owens
Paolo G. Pace
Argyro Papafilippaki
Lisa Pappas-Taffer
Marco Pares
Anshul Parulkar
Birju B. Patel
Devan D. Patel
Nima R. Patel
Pranav M. Patel
Saagar N. Patel
Shivani K. Patel
Shyam A. Patel
Brett Patrick
Grace Rebecca Paul
E. Scott Paxton
Mark Perazella
Lily Pham
Long Pham
Katharine A. Phillips
Christopher Pickett
Justin Pinkston
Wendy A. Plante
Kevin V. Plumley
Michael Pohlen
Sharon S. Hartman Polensek
Kittika Poonsombudlert
Donn Posner
Rohini Prashar
Amanda Pressman
Adam J. Prince
Imrana Qawi
Reema Qureshi
Nora Rader
Jeremy E. Raducha
Samaan Rafeq
Neha Rana
Gina Ranieri
Bharti Rathore
Ritesh Rathore
Neha P. Raukar
John L. Reagan
Bharathi V. Reddy
Chakravarthy Reddy
Snigdha T. Reddy
Anthony M. Reginato
Michael S. Reich
James P. Reichart
Daniel Brian Carlin Reid
Victor I. Reus
Candice Reyes
Harlan G. Rich
Rocco J. Richards
Nathan Riddell
Giulia Righi
Alvaro M. Rivera
Nicole A. Roberts
Todd F. Roberts
Gregory Rachu
Emily Rosenfeld
Julie L. Roth
Steven Rougas
Breton Roussel
Amity Rubeor
Kelly Ruhstaller
Javeryah Safi
Emily Saks
Milagros Samaniego-Picota
Radhika Sampat
Hemant K. Satpathy
Ruby K. Satpathy
Syeda M. Sayeed
Daphne Scaramangas-Plumley
Aaron Schaffner
Paul J. Scheel
Bradley Schlussel
Heiko Schmitt
Anthony Sciscione
Christina D. Scully
Peter J. Sell
Steven M. Sepe
Hesham Shaban
Ankur Shah
Kalpit N. Shah
Shivani Shah
Esseim Sharma
Yuvraj Sharma
Lydia Sharp
Charles Fox Sherrod IV

Jessica E. Shill
Philip A. Shlossman
Asha Shrestha
Jordan Shull
Khawja A. Siddiqui
Lisa Sieczkowski
Mark Sigman
James Simon
Harinder P. Singh
Divya Singhal
Lauren Sittard
Irina A. Skylar-Scott
John Sladky
Brett Slingsby
Jeanette G. Smith
Jonathan H. Smith
Matthew J. Smith
U. Shivraj Sohur
Vivek Soi
Rebecca Soinski
Maria E. Soler
Sandeep Soman
Akshay Sood
C. John Sperati
Johannes Steiner
Ella Stern
Philip Stockwell
Padmaja Sudhakar
Jaspreet S. Suri
Elizabeth Sushereba
Arun Swaminathan
Joseph Sweeney
Wajih A. Syed
Maher Tabba
Dominick Tammaro
Alan Taylor
Tahir Tellioglu
Edward J. Testa
Jigisha P. Thakkar
Anthony G. Thomas
Andrew P. Thome
Erin Tibbetts
Alexandra Meyer Tien
David Robbins Tien
Helen Toma
Iris L. Tong
Brett L. Tooley
Steven P. Treon
Thomas M. Triplett
Hiresh D. Trivedi
Vrinda Trivedi
Margaret Tryforos
Hisashi Tsukada
Joseph R. Tucci
Sara Moradi Tuchayi
Melissa H. Tukey
Junior Uduman
Sean H. Uiterwyk
Nicole J. Ullrich
Leo Ungar
Bryant Uy
Babak Vakili
Emily Van Kirk
Jennifer E. Vaughan
Emil Stefan Vutescu
Brent T. Wagner
J. Richard Walker III
Ray Walther
Connie Wang
Danielle Wang
Jozal Waroich
Emma H. Weiss
Mary-Beth Welesko
Adrienne Werth
Matthew J. White
Paul White
Estelle H. Whitney
Matthew P. Wicklund
Jeffrey P. Wincze
John P. Wincze
Marlene Fishman Wolpert
Tzu-Ching (Teddy) Wu
John Wylie
Nicole B. Yang
Jerry Yee
Gemini Yesodharan
Agustin G. Yip
John Q. Young
Matthew H. H. Young
Reem Yusufani
Caroline Zahm
Evan Zeitler
Talia Zenlea
Mark Zimmerman
Aline N. Zouk

中文版丛书序

Ferri's Clinical Advisor 2021 一书的主编 Fred F. Ferri 博士是美国布朗大学（Brown University）阿尔伯特医学院的社区卫生临床医学教授，也是众多医学院的客座教授。在过去的 25 年里，他一直是美国最畅销的医学作家，著有 30 多部医学著作，许多著作被翻译成多种语言，在国际上享有盛誉。此外，他在布朗大学曾获得多项杰出的学术荣誉，包括布朗大学卓越教学奖和迪恩教学奖。由于 Fred F. Ferri 博士对患者的奉献精神，获得了美国医学会颁发的医生认可奖和美国老年医学会颁发的老年医学认可奖。

Ferri's Clinical Advisor 2021 一书详细描述了 988 种医学障碍和疾病，涉及呼吸、感染、心血管、消化、肾病、免疫与风湿、血液、肿瘤、内分泌与代谢、妇产科、骨科、神经、精神、急诊等 10 余个学科，涵盖的医学主题总数超过了 1200 个，包括数以千计的插图、流程图、表格，足以称为医学百科全书，具有很强的可读性、适用性和实用性。

张骅和徐国纲作为丛书主译携手国内数十家大学附属医院、教学医院团队，在翻译过程中查遗补漏、学术纠错、规范用语、润色文字，努力做到信、达、雅。

“独立之精神，自由之思想”是中国现代集历史学家、古典文学研究家、语言学家、诗人于一身的陈寅恪先生的信仰，亦是他一生的追求，这也应成为我们每一位医者的信仰。

寰视宇内，唯有书香。我想，当我们的大学培育出像本书众多审译者一样的具有“独立之精神，自由之思想”信仰之人渐多时，其国家乃具有向前发展之希望。

在中文版 Ferri 临床诊疗指南系列丛书即将出版之际，我愿本书能为广大医学界同仁的临床诊疗工作带来极大裨益和提升。

王福生
中国科学院院士
解放军总医院第五医学中心感染病诊疗与研究中心主任
国家感染性疾病临床医学研究中心主任
2021 年 2 月

中文版丛书前言

由美国布朗大学阿尔伯特医学院 Fred F. Ferri 教授主编的 *Ferri's Clinical Advisor 2021* 一书详细描述了 988 种医学障碍和疾病，涉及呼吸、感染、心血管、消化、肾病、免疫与风湿、血液、肿瘤、内分泌与代谢、妇产科、骨科、神经、精神、急诊等 10 余个学科，涵盖的医学主题总数超过了 1200 个，包括数以千计的插图、流程图、表格，具有很强的可读性、适用性和实用性。由于其为广而博的医学专著，且受限于篇幅，故书中对一些疾病知识点以高度总结的形式展示，同时也给读者留下了自我拓展的空间，并且在每一章后都有推荐阅读以飨读者。

本书的审译者来自国内数十家大学附属医院、教学医院。翻译之初我们统一规范了翻译的整体基本要求、版式规范要求、内容规范要求，并制订了英文图书审校四大原则（查遗补漏、学术纠错、规范用语、润色文字），努力做到信、达、雅。诸位同道在临床、科研工作之余，耐心、细致地完成了翻译、审校工作，但在翻译中，由于英语和汉语表达方式的差异，瑕疵在所难免，恳请各位读者不吝赐教，以便审译者不断改进与提高。希望本书的中文版能够帮助到每一位渴望提高医疗质量、造福患者的临床医生。

感谢北京大学医学出版社、爱思唯尔（Elsevier）出版集团及原作者 Fred F. Ferri 教授对我们的信任，授予我们翻译的机会，以及翻译过程中给予我们的持续帮助。

感谢翻译团队每一位成员的努力付出，也感谢我们的家人给予我们的理解与支持。

张　骅　徐国纲

2021 年 1 月

译者序

欣闻一部临床医学著作 *Ferri's Clinical Advisor 2021* 的中文首译本将以分册形式出版，甚喜，且触怀。

何以为喜？ *Ferri's Clinical Advisor 2021* 由美国布朗大学沃伦阿尔伯特医学院 Fred F. Ferri 教授主编，是一部综合性的临床医学专著。该书涵盖了多数临床学科的 1200 多个医学主题，汇聚了相关领域最新的研究进展和成果，详细描述了 988 种医学障碍和疾病，配置了数以千计的插图、表格及流程图，为读者提供重要的临床知识与信息。其中，临床常见疾病诊疗流程图分册又是原著的精华部分之一，它采纳了 150 多种临床决策，提供了近三百个流程图、表格及框，内容简明，结构新颖，且融入了相关医学领域最新的研究进展与指南，具有非常好的临床适用性及参考价值。这样一套临床医学佳作中文本的出版，对于我国医务工作者来说，实乃幸事，对于患者来说也为福音。书期已近，书香盈盈，好书怡人、亦益人，是以为喜。

何以触怀？自己从医执教数十年来，虽常怀坚韧之信念，但亦深感从医路之不易。临床医学是最复杂且不确定性最大的知识领域之一，现代医学体系不仅包括生命科学，还需与社会科学及人文科学相融合。临床医疗工作是最具责任感和使命感的职业之一，医者必须持续不懈地努力，孜孜不倦地追求，与时俱进，不断拓展国际视野，不断汲取新知识，不断提升新技能，方能以真才实学和真情实意来护众生之健康。发自内心地感谢本书的审译者，他们之中，既有多家大学附属医院、教学医院的专家教授，以博学厚重的榜样力量做引导，更有很多热情奋进的优秀中青年医师和学者，以踏实进取、求真求实的精神来践行。正是因为他们的辛苦付出，本书的中文译本才得以与广大读者相见，正是因为他们的无私奉献和执着追求之精神，让我有一种真力弥漫、万象在旁之感触。相信在广袤的祖国大地上，还有更多的如此坚守医学信念、毕生追求医学事业的同道者。乘之愈往，识之愈真，念及此，望远，携手共进，医学可期，未来可期，是以触怀。

存公于心，践实以行。相信《Ferri 临床诊疗指南——临床常见疾病诊疗流程图》的出版，对我们都有裨益，俱似大道，妙契同尘，是为序。

程德云

四川大学华西医院呼吸与危重症医学科

四川大学华西临床医学院

2021 年 7 月

译者前言

由美国布朗大学阿尔伯特医学院 Fred F. Ferri 教授主编的 *Ferri's Clinical Advisor 2021* 是医学界享有盛誉的综合性医学经典著作。原版书以临床信息及患者管理为重点，采用词条式、结构化的特色编写方式，涉及众多临床学科，具有极强的可读性、参考性及实用性。

《临床常见疾病诊疗流程图》分册摘取自 *Ferri's Clinical Advisor 2021* 的原书第三部分，也是整书各章节中具有独特价值、且颇具特色的版块。

说其具有独特价值，是因为本部分涉及了临床实践中的多数学科，纳入了 150 多种临床决策，提供了 192 个流程图、69 个表格及 23 个框，内容简明扼要，采用精要式的编写方法呈现其基本要素，从而避免了枯燥难记的条条框框。而每一学科又涵盖了该学科所遇到的各种情形甚至困境，结合了当前最新的研究进展与指南，从相关的医学疾病的各个环节（临床表现、诊断与鉴别诊断、治疗等）提炼出精炼、直观且简洁的临床决策流程图表，具有非常好的临床适用性及独特价值。

说其颇具特色，是因为本分册内容完全以规范化的图表形式呈现，整体结构简洁、清晰且易于理解，有助于读者快速掌握问题的概貌及完整的诊疗流程，并能够对相关医学情形及困境的临床表现、诊断与治疗有一个较为深刻的了解和记忆，极大地提高了可读性和实用性，也可作为辅助学习记忆用书。《Ferri 临床诊疗指南——临床常见疾病诊疗流程图》旨在帮助医师提高对患者诊疗流程的有效性，在当今的管理性医疗环境中独具价值。我们有理由相信，本分册可为各级各类医疗机构的临床医生及其他医务工作者提供重要、新颖、实用的医学信息。

在此需要说明的是，本书架构于以美国为主的临床研究证据及经验的基础之上，因地区之间的医疗体系及疾病谱有所不同，部分诊疗流程、检查方法及药物的推荐剂量等不尽相同，敬请阅读时予以科学的判别。

此译本为中文首译本，审译者来自国内各大医院相关专业领域的专家及中青年医师、学者，其热情严谨、科学求实、精益求精，具有较强的中英文翻译和表达能力，在审译中按照规范的要求，力求做到“信、达、雅”，然因水平有限及中外语言、文化及医疗发展状态的实际差异，难免存在错漏及不当之处，恳请各位读者不吝赐教，以利于今后进一步修订完善，不胜感激。

本译著不仅倾注了所有审译者的智慧与汗水，也是原著作者的心血之作，还得到了北京大学医学出版社编辑老师的大量的具体指导和帮助，在此致以最诚挚的谢意。

季夏已至，天地阔、草木深，愿一切美好，从指间划过，都如期而至！

译者团队

2021 年 7 月

原著前言

本丛书旨在为医生和相关卫生专业人员提供一个清晰而简明的参考。其便于使用的体例可使读者能快速有效地识别重要的临床信息，并提供患者管理的实用指导。

多年来，前几版的巨大成功和众多同行的热情评论均为本丛书带来了积极的变化。每一部分都比之前的版本有了很大的扩展，使本丛书项目涵盖的医学主题总数已超过 1200 个。最新版本又增加了数百个新插图、表格和框，以增强对临床重要事件的记忆。所有主题中均提供了便于加快索赔提交和医保报销的国际疾病分类标准编码 ICD-10CM 编码。

各系统诊疗速查手册详细描述了 988 种医学障碍和疾病（最新版本新增 25 个主题），突出显示关键信息，并附有临床图片以进一步说明特定的医疗状况，以及列出相关的 ICD-10CM 编码。大多数参考文献均为当前同行评议的期刊文章，而不是过时的教科书和陈旧的综述文章。

各系统诊疗速查手册中的主题采用以下结构化方法展示：

1. 基本信息（定义、同义词、ICD-10CM 编码、流行病学和人口统计学、体格检查和临床表现、病因学）
2. 诊断（鉴别诊断、评估、实验室检查、影像学检查）
3. 治疗（非药物治疗、急性期治疗 / 常规治疗、慢性期治疗 / 长期管理、预后 / 处理、转诊）
4. 重点和注意事项（专家点评及推荐阅读）

《Ferri 临床诊疗指南——临床常见疾病诊疗流程图》包括 150 多种用以指导和加速评估及治疗的临床流程图，2021 年版我们继续更新流程，以提高可读性。医生们普遍认为这部分内容在当今的管理式医疗环境中特别有价值。

《Ferri 临床诊疗指南——实验室检查速查手册》包括正常的实验室检查参考值和对常用实验室检查结果的解释。通过提供对异常结果的解释，促进了对医学疾病的诊断，并进一步增加了本丛书全面的“一站式”性质，最新版还增加了新的插图和表格。

我认为我们已经创造了一个与现有图书有显著差别的先进的信息系统。这些内容为读者提供了巨大的价值。我希望本丛书便于使用的形式、众多独特的功能及不断更新的特点能够使其成为对初级保健医生、医学生、住院医师、专科医师和相关卫生专业人员均有价值的医学参考书籍。

Fred F. Ferri, MD, FACP

临床教授

布朗大学沃伦 · 阿尔伯特医学院

美国罗得岛州

原著致谢

感谢我的儿子 Vito F. Ferri 博士和 Christopher A. Ferri 博士，以及我的儿媳 Heather A. Ferri 博士的帮助和大力支持，感谢我的妻子 Christina，感谢她在书稿撰写过程中的耐心支持。特别感谢所有为本书提供宝贵意见的读者，是他们的建议帮助本书得以成为医学领域的畅销书。

Fred F. Ferri, MD, FACP

临床教授

布朗大学沃伦·阿尔伯特医学院

美国罗得岛州

目 录

第 1 章　酸碱平衡

Acid-Base Homeostasis

ICD-10CM # E87.2 酸中毒
E87.3 碱中毒

冯黎　译　童瑾　胡晶晶　审校

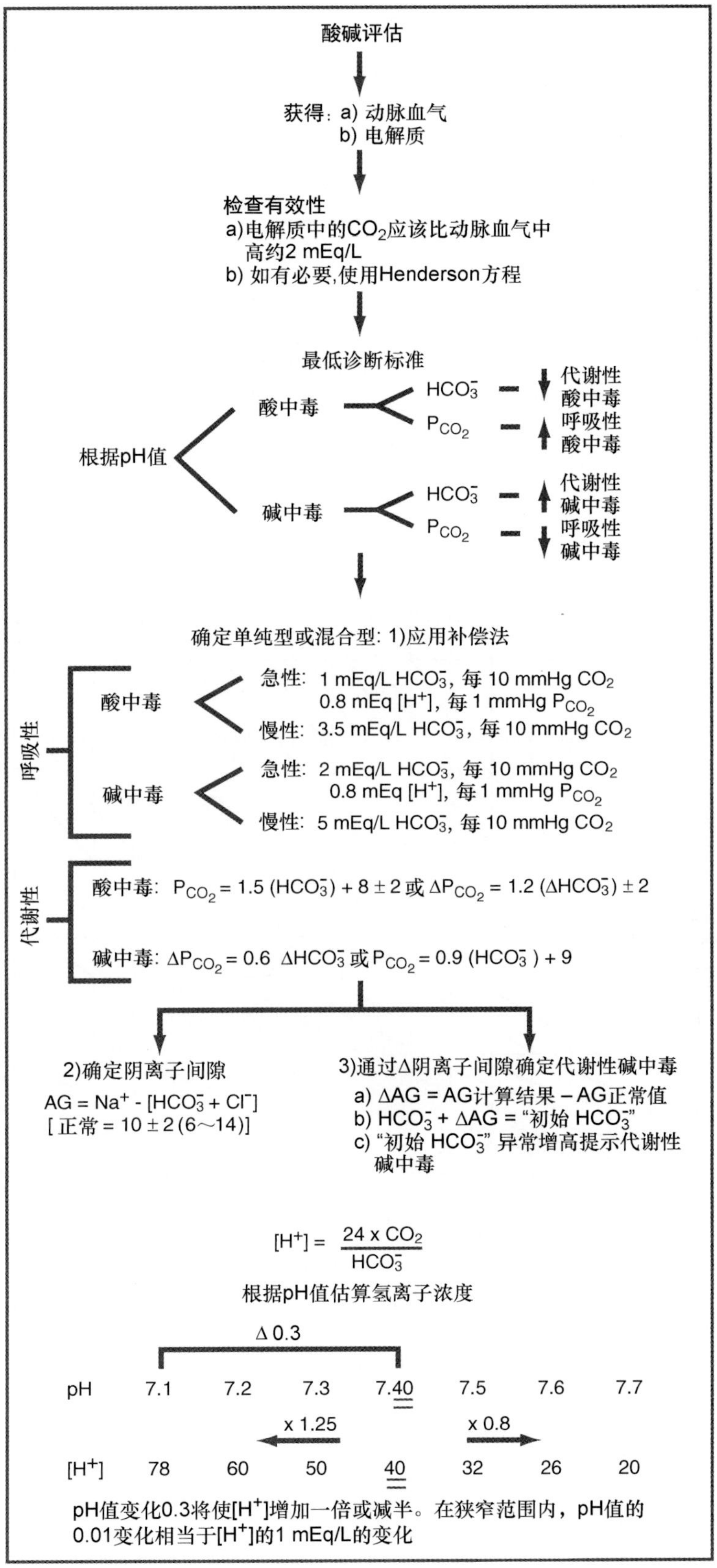

图 1-1　评估酸碱平衡的方案（Modified from Andreoli TE [ed]：Cecil essentials of medicine，ed 7，Philadelphia，2008，Saunders.）

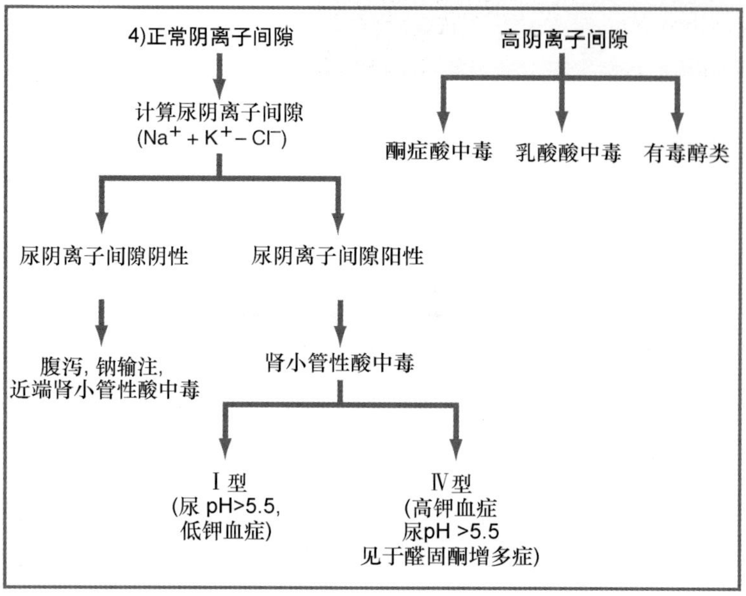

图 1-1 （续）

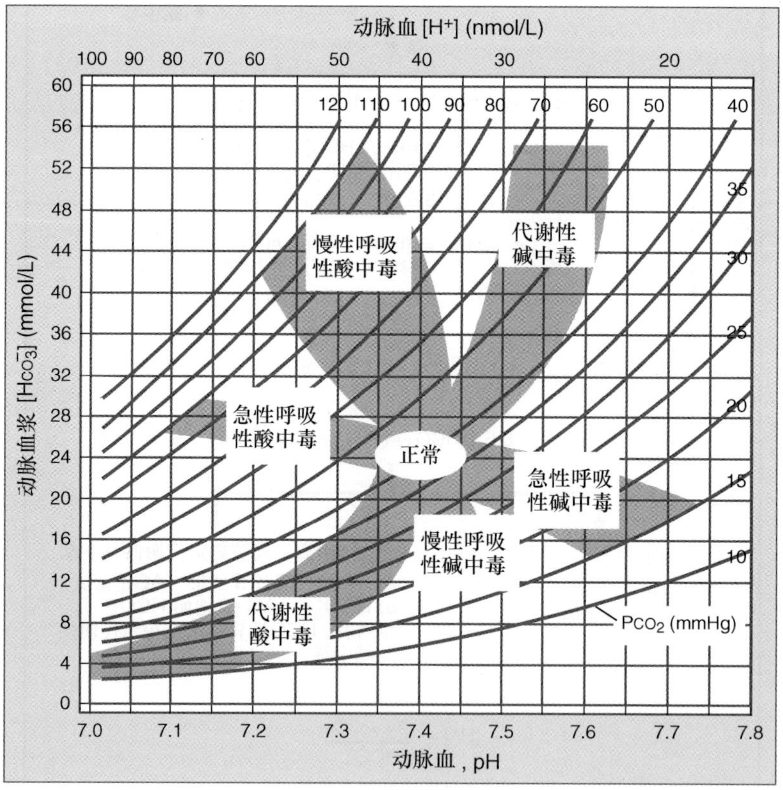

图 1-2 酸碱标准图。阴影区域代表正常呼吸及代谢对原发性紊乱代偿的 95% 可信区间。假设没有实验室误差，阴影区域以外的点表示混合性紊乱（From Vincent JL et al：Textbook of critical care，ed 6，Philadelphia，2011，Saunders.）

第2章　代谢性酸中毒

Acidosis, Metabolic

冯黎　译　童瑾　胡晶晶　审校

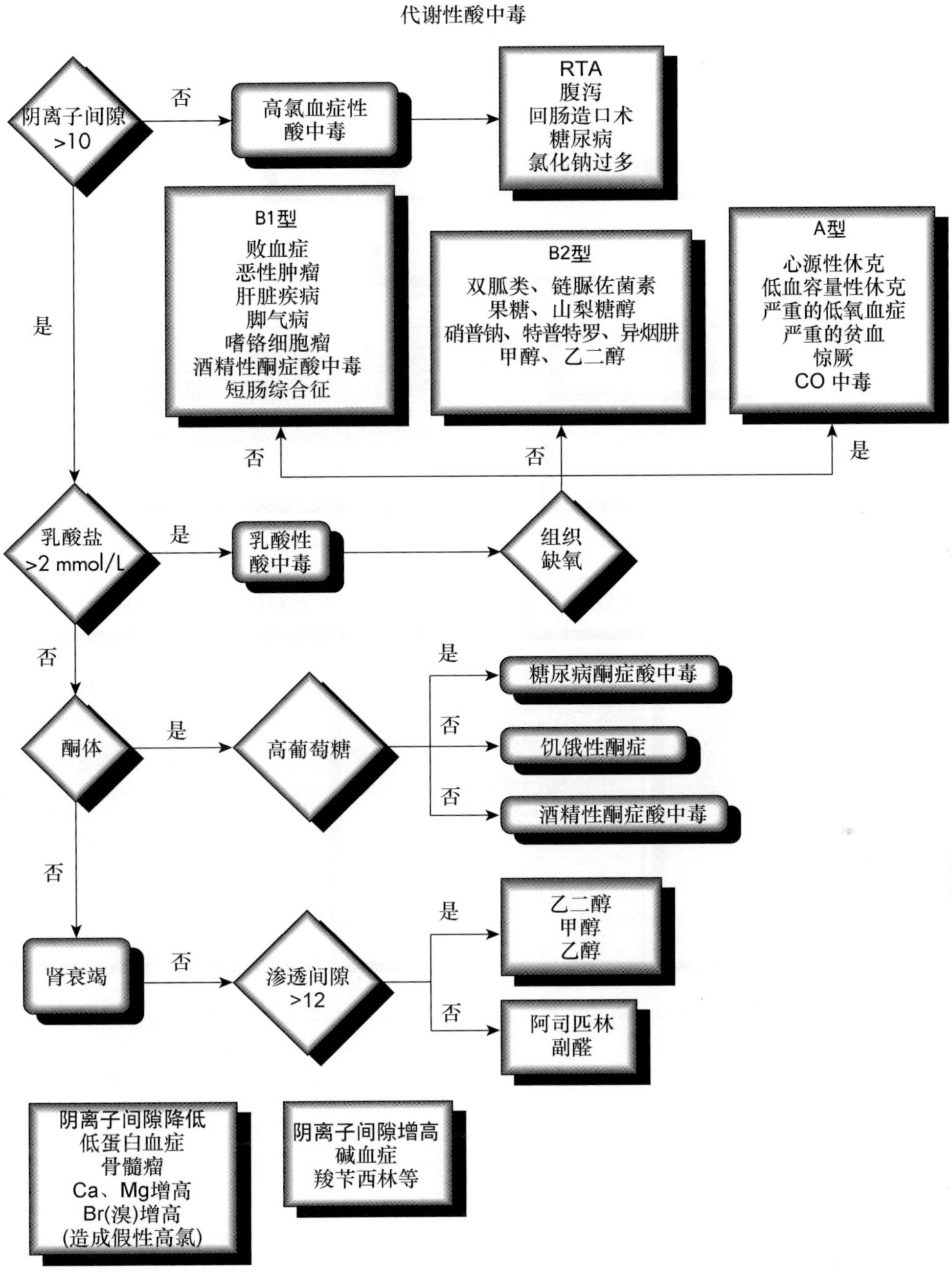

图 2-1　代谢性酸中毒诊断方法。CO，一氧化碳；RTA，肾小管性酸中毒（From Vincent JL et al：Textbook of critical care，ed 7，Philadelphia，2017，Elsevier.）

第 3 章　呼吸性酸中毒

Acidosis，Respiratory，Acute

ICD-10CM # E87.2 酸中毒

冯黎　译　童瑾　胡晶晶　审校

一、急性呼吸性酸中毒

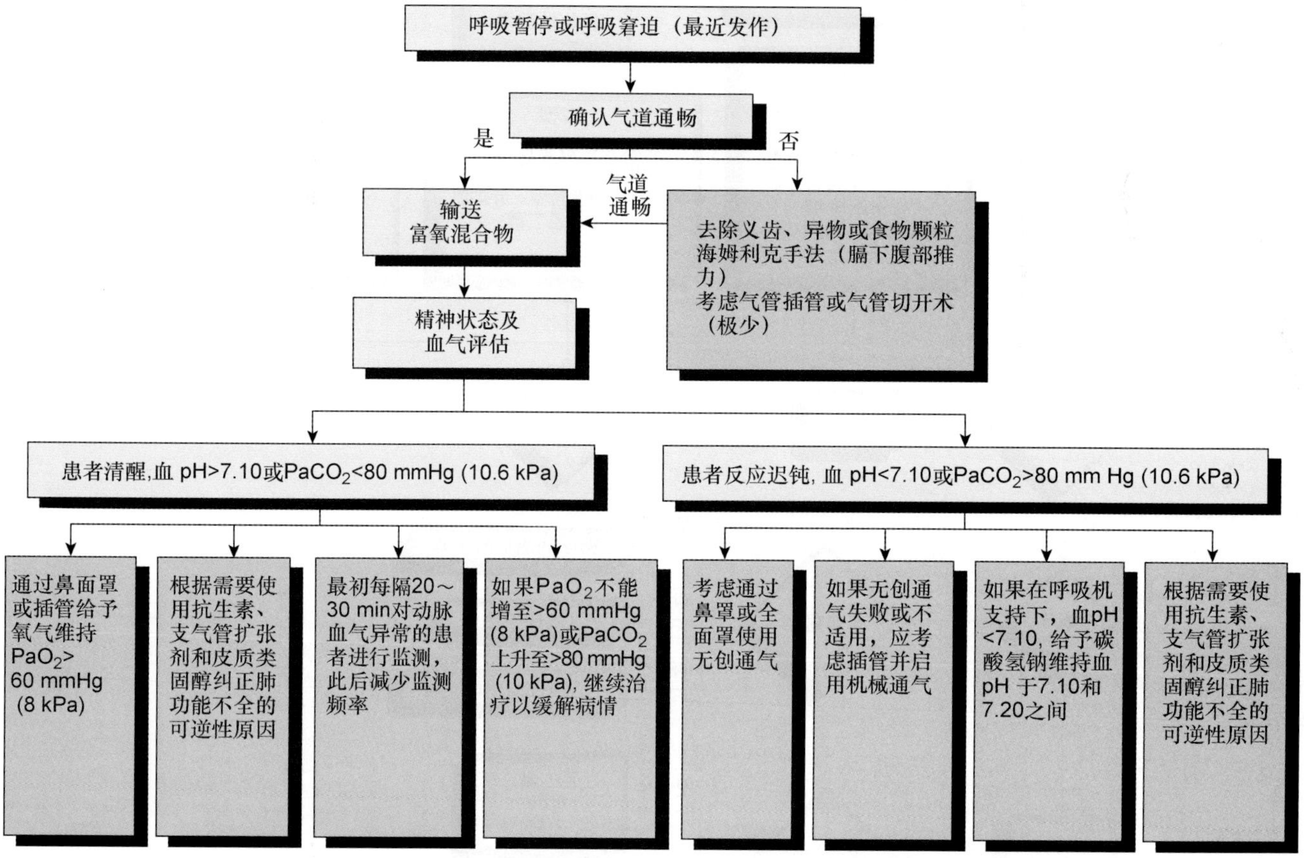

图 3-1　急性呼吸性酸中毒的处理流程（From Johnson R et al：Comprehensive clinical nephrology，ed 5，Philadelphia，2015，Saunders.）

二、慢性呼吸性酸中毒

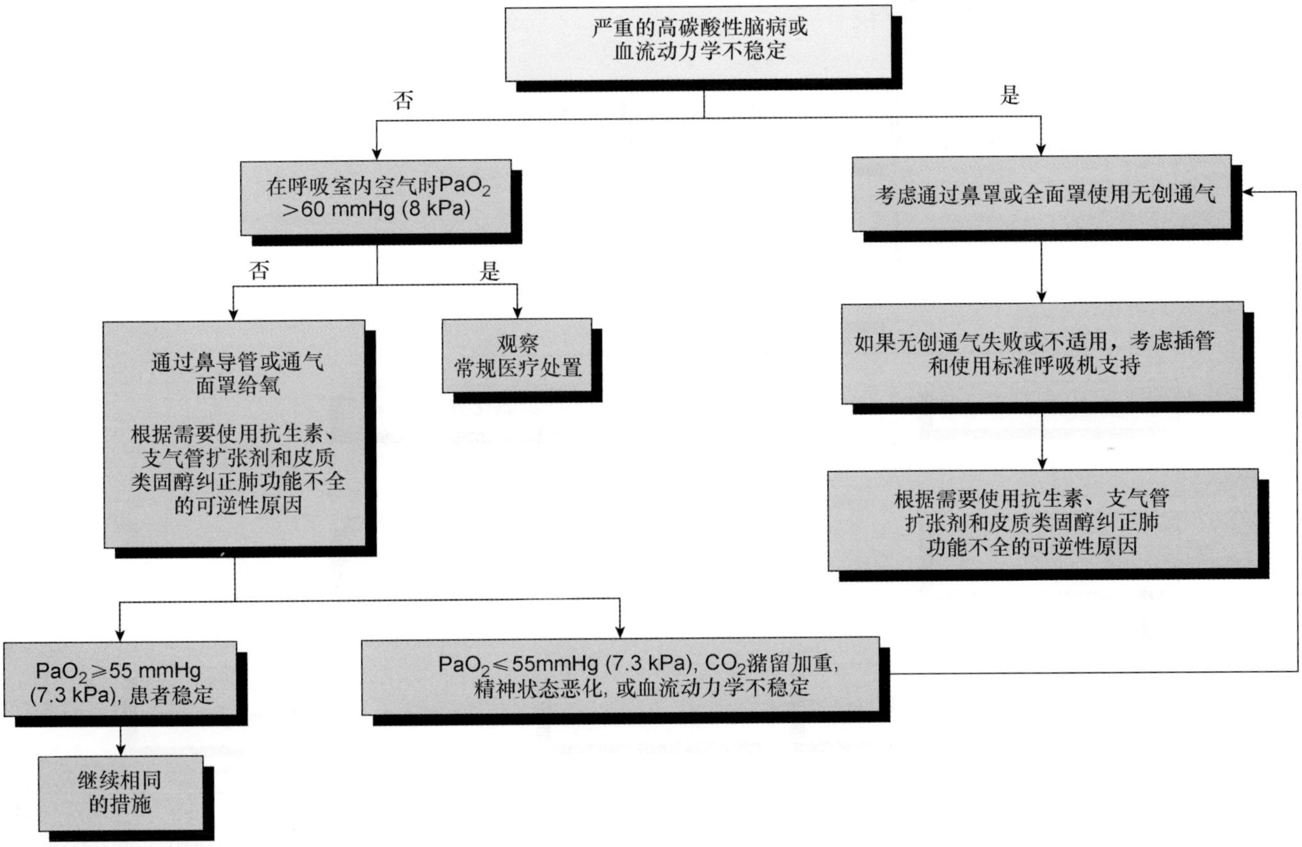

图 3-2　慢性呼吸性酸中毒的处理流程。PaO_2，动脉血氧分压（From Johnson R et al：Comprehensive clinical nephrology，ed 5，Philadelphia，2015，Saunders.）

表 3-1　慢性肺泡低通气 / 呼吸性酸中毒的原因

	缺陷部位	病情状态
呼吸驱动缺陷	中枢和外周化学感受器	脑干病变 原发性肺泡通气不足综合征（Ondine's curse）、极度肥胖（Pickwickian 综合征） 脊髓病变
神经肌肉缺陷	神经肌肉 肌肉病变	运动神经元疾病：重度多发性神经病，多发性硬化症，肌萎缩性侧索硬化症 重症肌无力、重症肌病
呼吸力学及气体交换中的缺陷	肺	死腔增加：慢性阻塞性肺疾病、慢性肺栓塞 肺弹性增加：肺纤维化 胸壁弹性增加：极度肥胖、纤维胸、脊柱后凸 呼吸阻力增加：气道狭窄、慢性阻塞性肺疾病

From Ronco C：Critical care nephrology，ed 3，Philadelphia，2019，Elsevier.

第 4 章　代谢性碱中毒

Alkalosis，Metabolic

ICD-10CM # E87.3 碱中毒

冯黎　译　童瑾　胡晶晶　审校

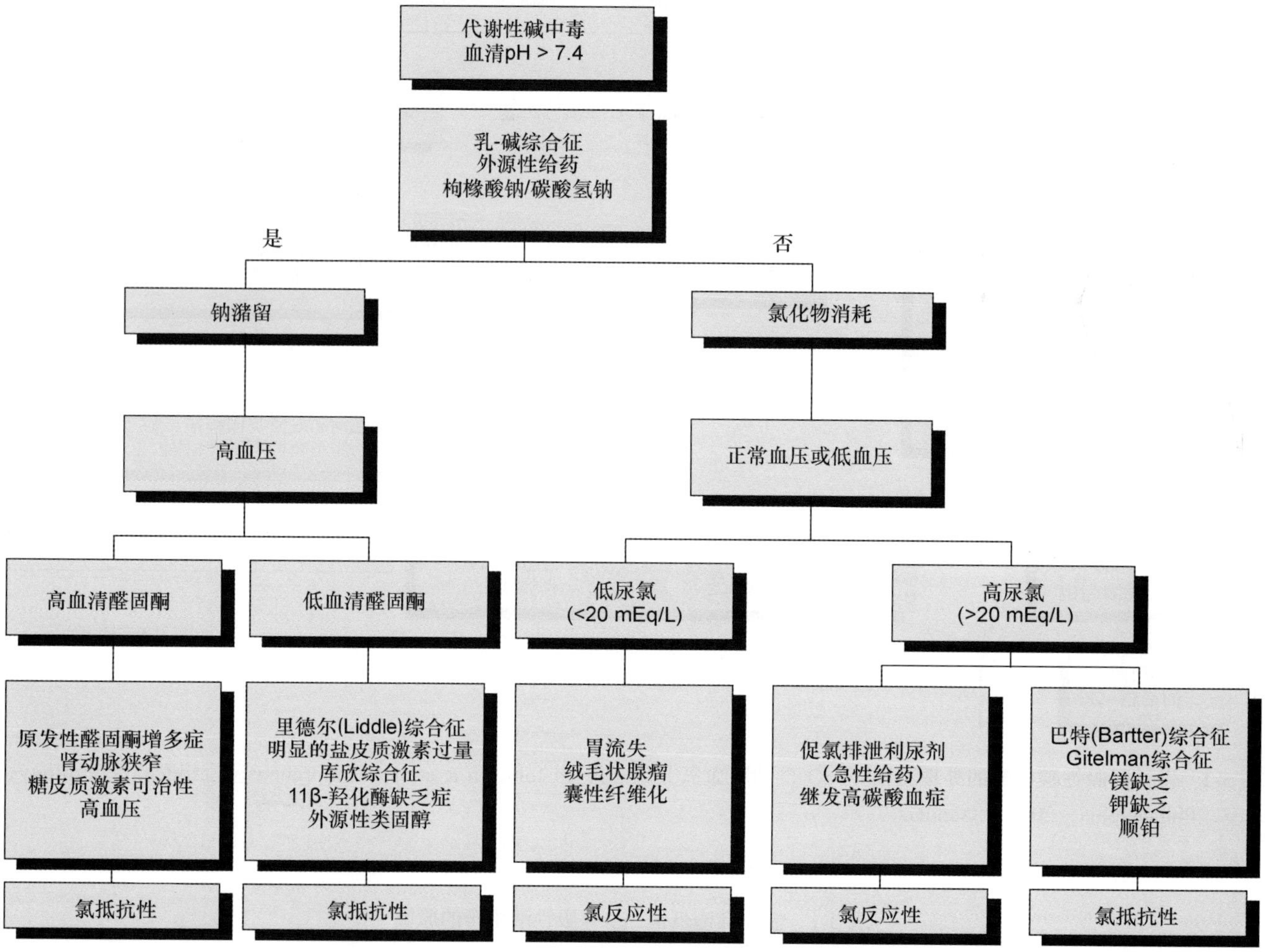

图 4-1　代谢性碱中毒鉴别诊断。（From Ronco C：Critical care nephrology，ed 3，Philadelphia，2019，Elsevier.）

第 5 章　呼吸性碱中毒

ICD-10CM # E87.3 碱中毒

Alkalosis，Respiratory Treatment

万春琴　刘岗　译　童瑾　胡晶晶　审核

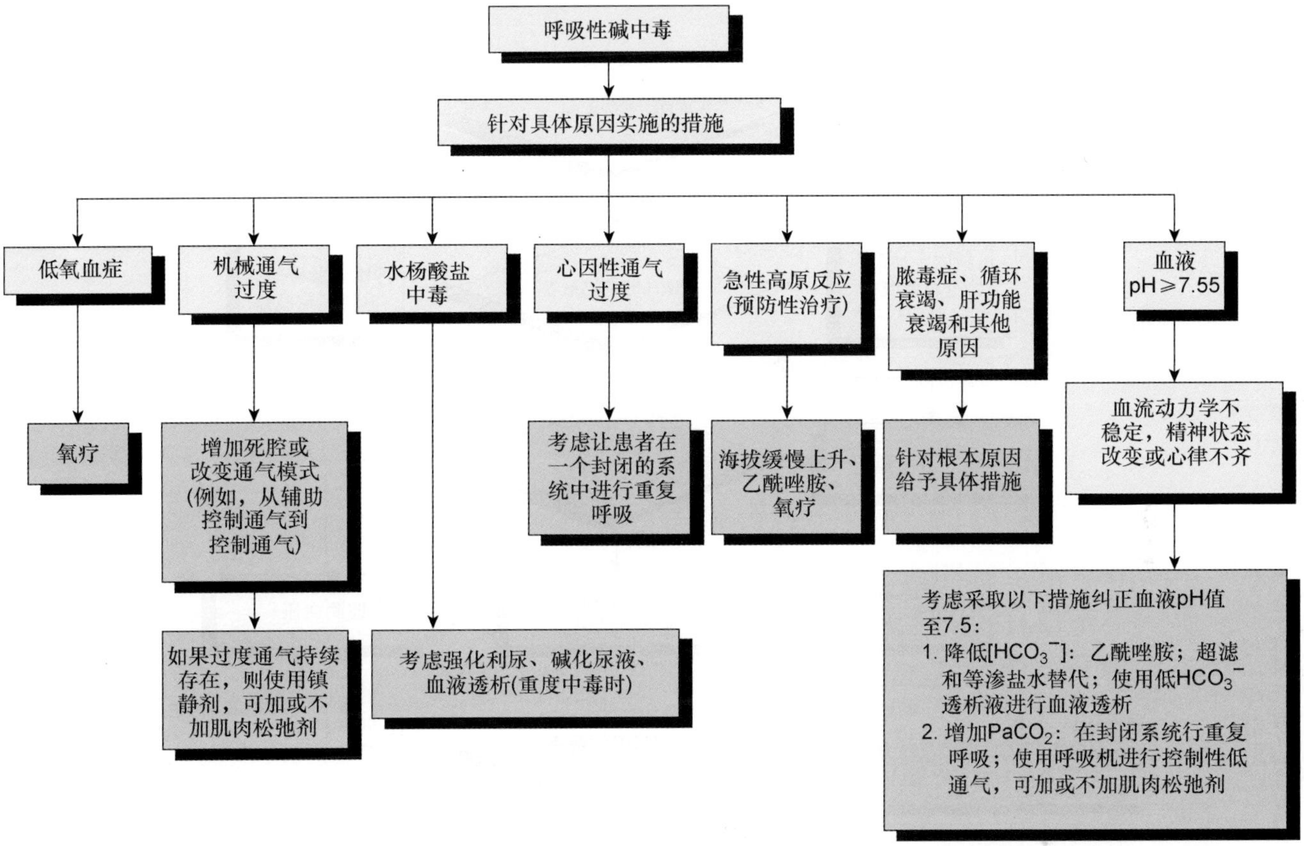

图 5-1　呼吸性碱中毒的推荐治疗方法。（From Johnson R et al：Comprehensive clinical nephrology，ed 5，Philadelphia，2015，Saunders.）

表 5-1　肺泡过度换气 / 呼吸性碱中毒原因

	病变部位	疾病
呼吸原动力缺陷	中枢化学感受器	精神性自发性通气过度：疼痛、惊恐发作 中枢神经源性通气过度：脑干损伤、脑肿瘤 激素：怀孕和肝硬化时孕激素水平升高 感染性：脑膜炎、脑炎 热性呼吸亢进：发热、高热 中毒：水杨酸、托吡酯 治疗：多沙普仑
	外周化学感受器	外周化学感受器活性增强：缺氧性肺疾病、高海拔 肺感受器活性增强，如肺水肿、肺炎、肺栓塞、肺间质纤维化等
医源性		机械通气：过度机械通气（意外或治疗创伤性脑损伤） 体外气体交换：过度体外二氧化碳清除

From Ronco C：Critical care nephrology，ed 3，Philadelphia，2019，Elsevier.

第 6 章　术后低血压
Hypotension，Post-operative

ICD-10CM # I95.9 非特异性低血压

刘岗　译　冯黎　审校

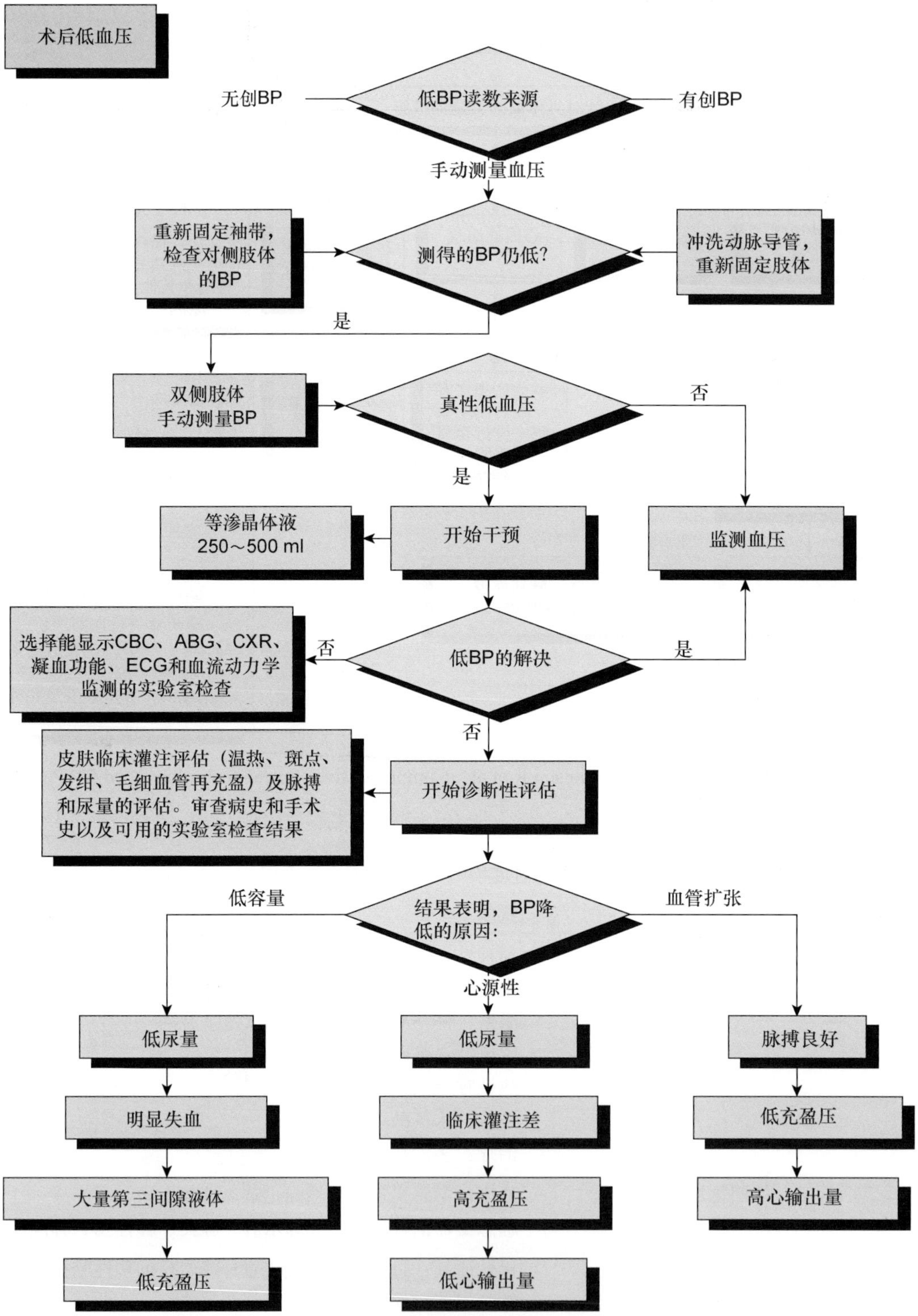

图 6-1　术后低血压的管理方法。ABG，动脉血气；BP，血压；CBC，全血细胞计数；CXR，胸部 X 线检查；ECG，心电图（From Parrillo JE，Dellinger RP：Critical care medicine：principles of diagnosis and management in the adult，ed 4，Philadelphia，2014，Elsevier.）

第 7 章　术后低氧血症

Hypoxemia，Post-operative

ICD-10CM # R09.02 低氧血症

陶惠　刘岗　译　童瑾　胡晶晶　审校

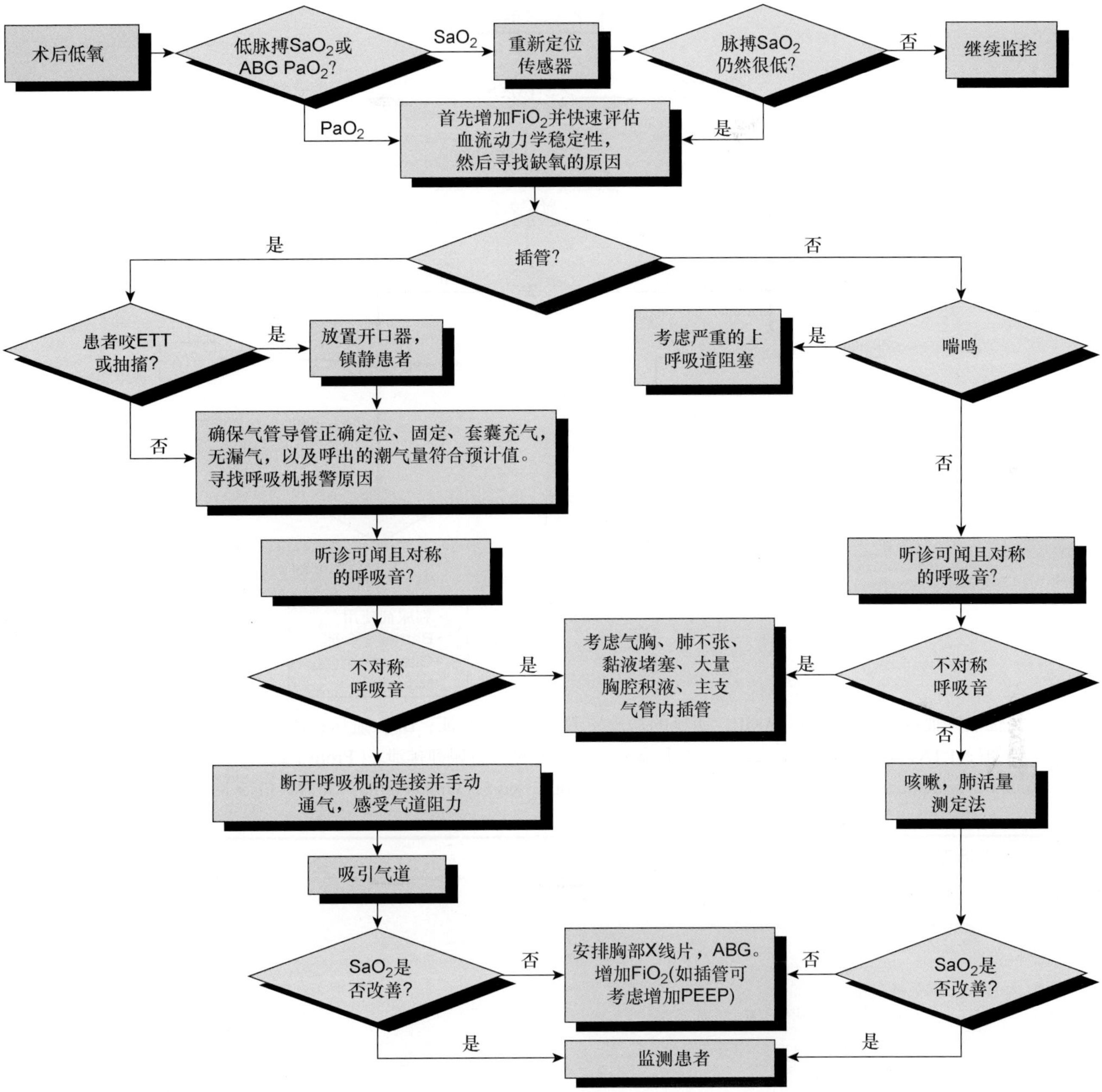

图 7-1　术后低氧血症的处理方法。ABG，动脉血气分析；ETT，气管内插管；FiO_2，吸入氧浓度百分比；PaO_2，动脉血氧分压；PEEP，呼气末正压；SaO_2，动脉血氧饱和度。（From Parrillo JE，Dellinger RP：Critical care medicine：principles of diagnosis and management in the adult，ed 4，Philadelphia，2014，Elsevier.）

第 8 章　低钾血症

Hypokalemia

陶惠　刘岗　译　童瑾　胡晶晶　审校

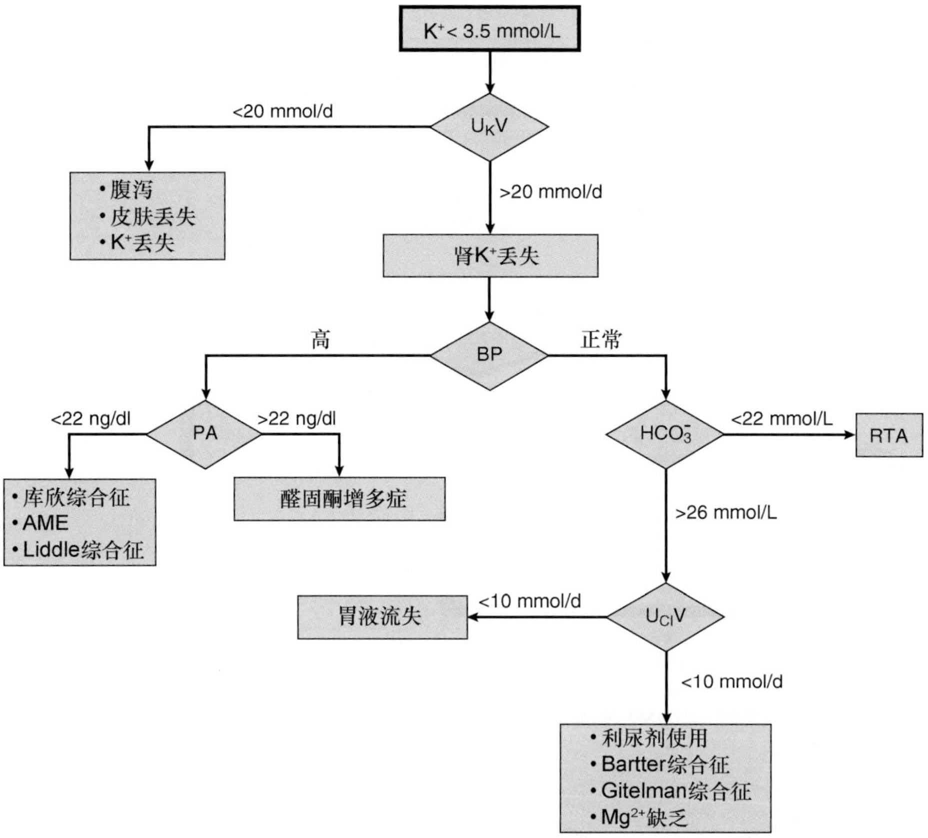

图 8-1　慢性低钾血症的诊断评估。AME，明显的盐皮质激素过多综合征；BP，血压；HCO_3^-，碳酸氢盐；PA，刺激过的血浆醛固酮值；RTA，肾小管性酸中毒；$U_{Cl}V$，尿氯化物排泄；U_KV，尿钾排泄。（From Parrillo JE，Dellinger RP：Critical care medicine，principles of diagnosis and management in the adult，ed 5，Philadelphia，2019，Elsevier.）

框 8-1　急性低钾血症的原因

- 糖尿病酮症酸中毒的治疗
- 再喂养综合征
- 细胞快速生产
  维生素 B_{12} 治疗恶性贫血
  GM-CSF 治疗白细胞减少
- 药物
  β2- 肾上腺素受体激动剂
  可溶性钡盐
- 低钾性周期性瘫痪
  家族性
  零星的
  甲状腺性的
- 假性低血钾症

GM-CSF，粒细胞巨噬细胞集落刺激因子

From Parrillo JE，Dellinger RP：Critical care medicine，principles of diagnosis and management in the adult，ed 5，Philadelphia，2019，Elsevier.

第 9 章　高钙血症

Hypercalcemia

ICD-10CM # E83.52 高钙血症

陶惠　刘岗　译　童瑾　胡晶晶　审校

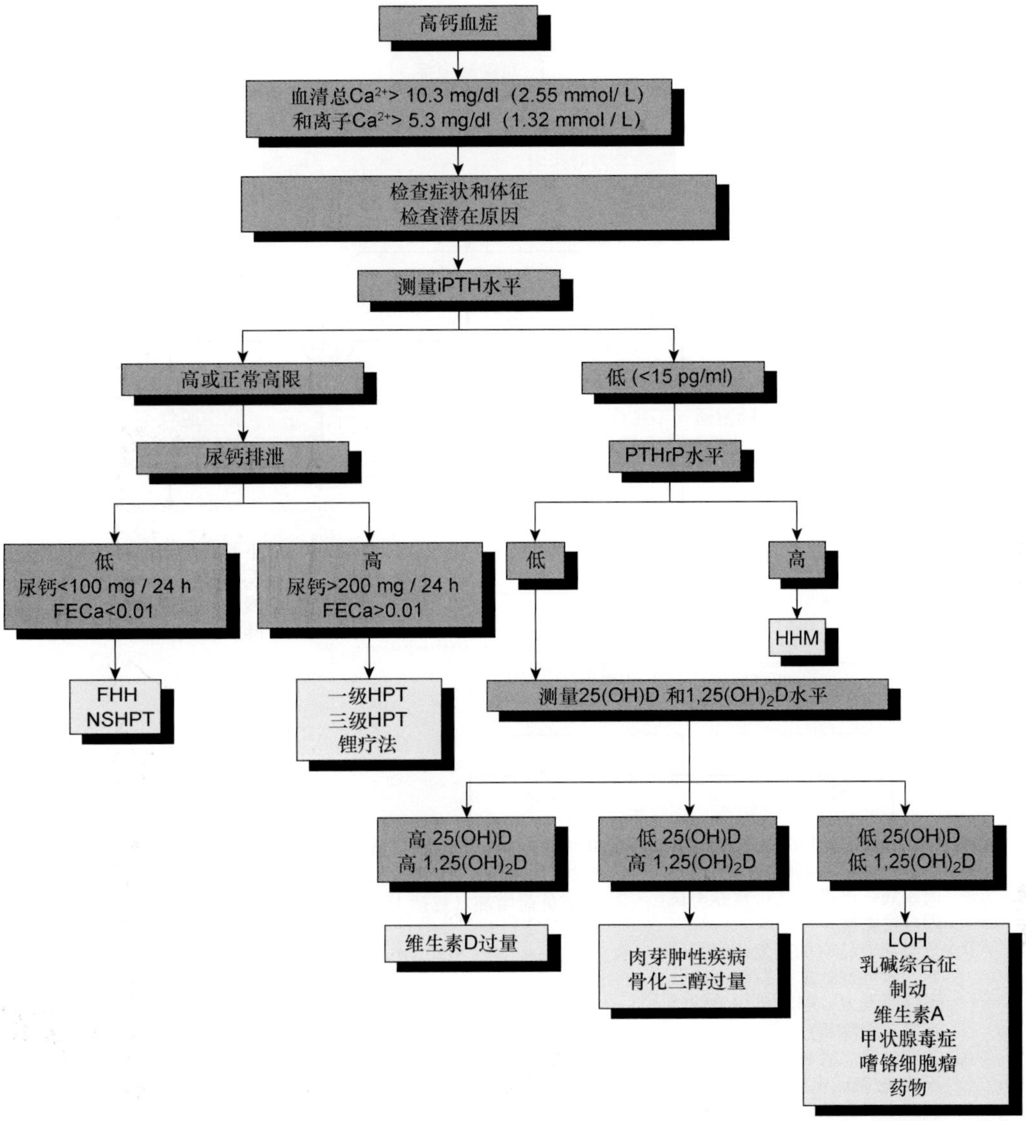

图 9-1　高钙血症评估流程图。FECa，钙的排泄分数；FHH，家族性低钙血症；HHM，恶性肿瘤的体液性高钙血症；HPT，甲状旁腺功能亢进；iPTH，完整的甲状旁腺素；LOH，局部溶骨性高钙血症；NSHPT，新生儿重度甲状旁腺功能亢进；PTHrP，甲状旁腺素相关肽。（From Skorecki K et al：Brenner & Rector's the kidney，ed 10，Philadelphia，2016，Elsevier.）

影像诊断

最佳检查

无

辅助检查

疼痛骨骼的 X 线片（排除骨肿瘤，多发性骨髓瘤）

Tc-99m 甲状旁腺扫描（排除甲状旁腺腺瘤）

甲状旁腺的超声检查

肾脏超声检查（排除肾细胞癌）

实验室评估

最佳检查

血清钙水平

PTH 水平

辅助检查

血清磷酸、镁、碱性磷酸酶、白蛋白

电解质、尿素氮（BUN）、肌酐

24 h 尿钙测定

尿环磷酸腺苷

前列腺特异性抗原（PSA）（如果怀疑前列腺癌）

血清和尿蛋白免疫电泳（如果怀疑多发性骨髓瘤）

第 10 章　高碳酸血症

Hypercapnia

ICD-10CM # 96.92 呼吸衰竭，非特异性高碳酸血症

万春琴　刘岗　译　童瑾　胡晶晶　审核

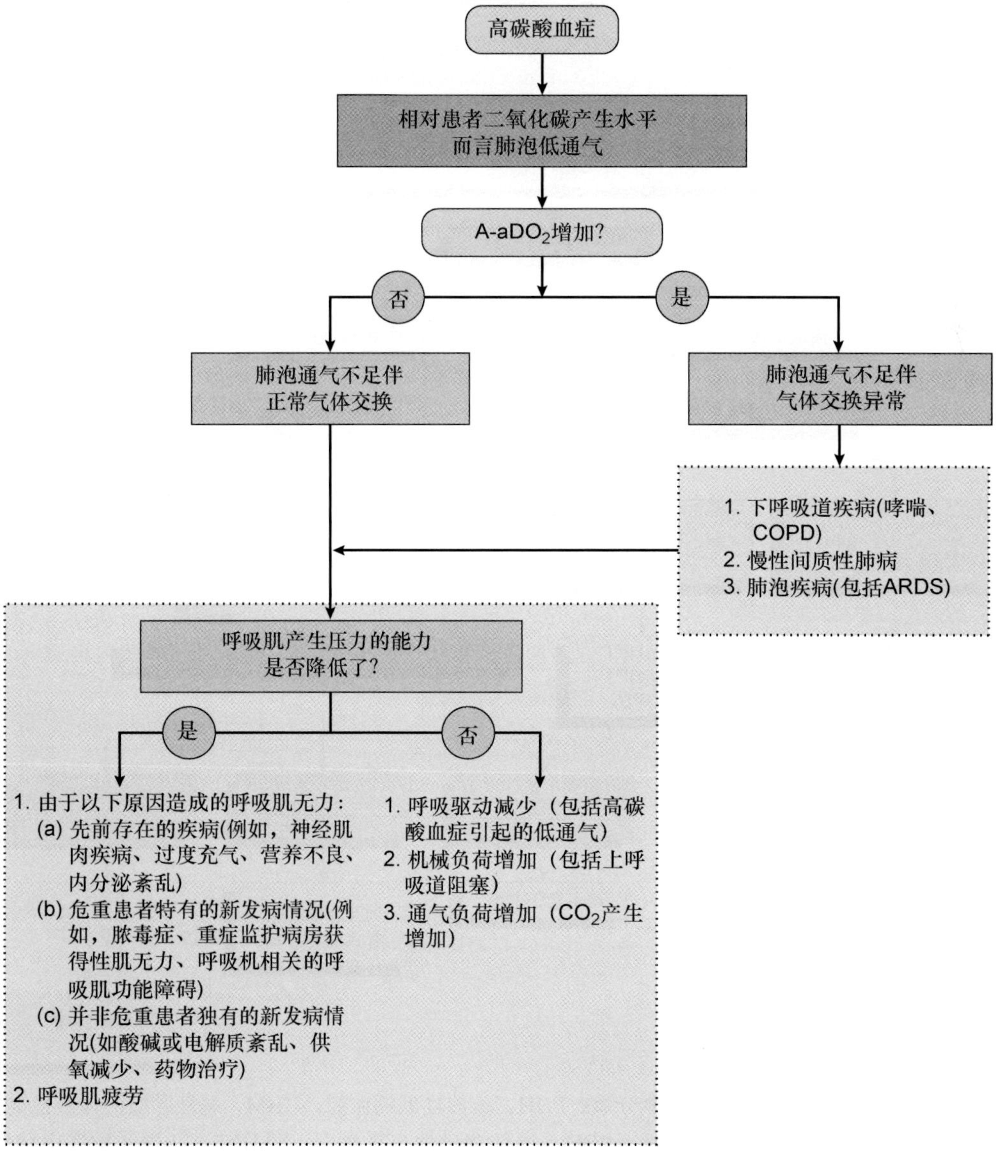

图 10-1　高碳酸血症危重患者的诊断方法。A-aDO$_2$ 肺泡动脉氧分压差；ARDS，急性呼吸窘迫综合征；COPD，慢性阻塞性肺疾病。（From Parrillo JE，Dellinger RP：Critical care medicine，principles of diagnosis and management in the adult，ed 5，Philadelphia，2019，Elsevier.）

第 11 章　瞳孔散大

Dilated Pupil

林玉蓉　译　柳威　审校

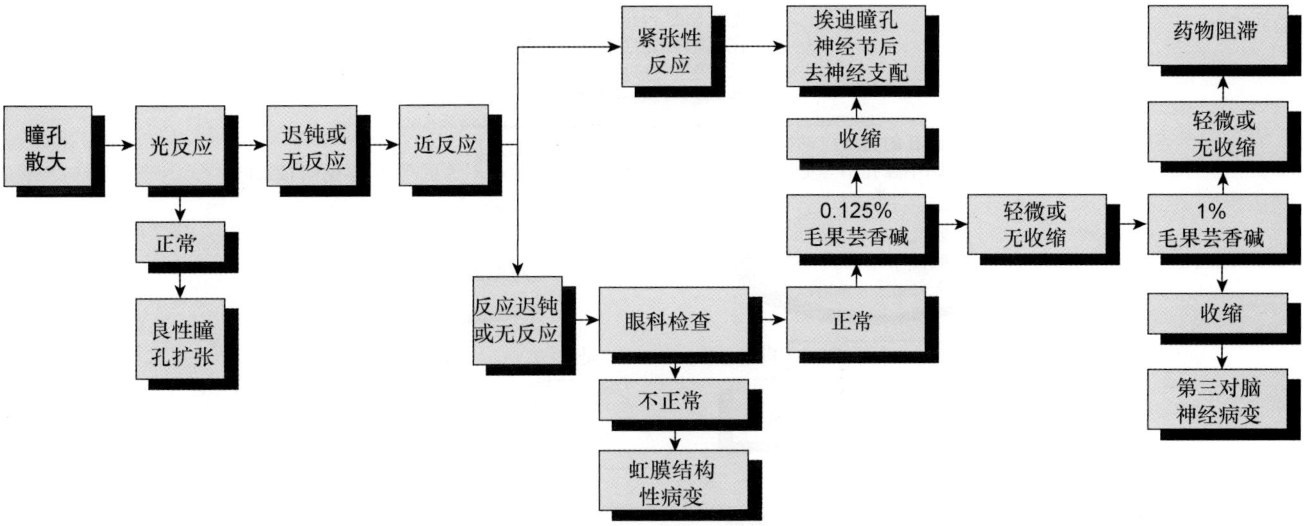

图 11-1　应用毛果芸香碱鉴别不同原因导致的瞳孔散大。（From Goldman L，Schafer AI：Goldman Cecil medicine，ed 25，Philadelphia，2016，Saunders.）

第 12 章　瞳孔不等

Anisocoria

ICD-10CM # H57.02 瞳孔不等

冯黎　王慧　译　童瑾　胡晶晶　审校

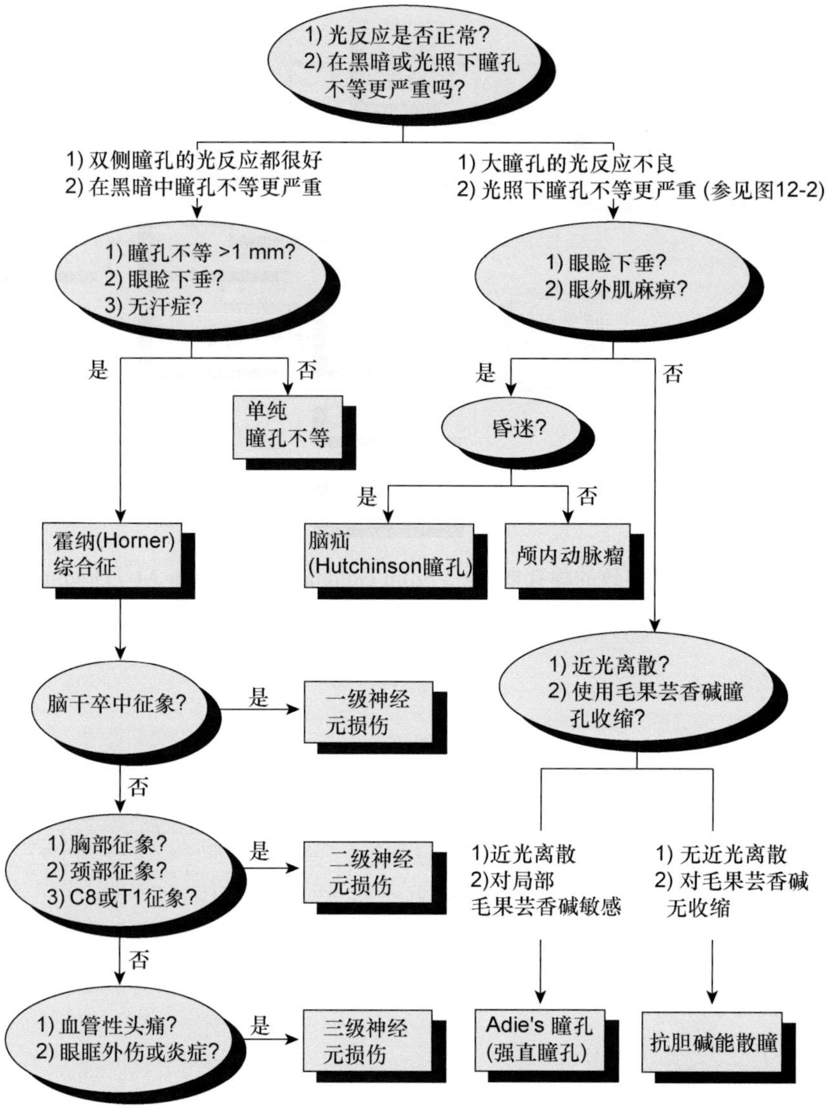

图 12-1　瞳孔不等的诊断流程。前两个问题（光反应是否正常？在黑暗或光照下瞳孔不等更严重吗？）区分瞳孔扩张肌的问题（例如，霍纳综合征、单纯性瞳孔不全；图的左侧）与瞳孔收缩肌的问题（例如，第三脑神经、虹膜问题；图的右侧）。还有另外两项检查可鉴别霍纳综合征与单纯性瞳孔不等：可卡因或安普乐宁滴眼试验和瞳孔扩张滞后（例如，瞳孔在黑暗中缓慢扩张）。（From McGee S：Evidence-based physical diagnosis，ed 4，Philadelphia，2018，Elsevier.）

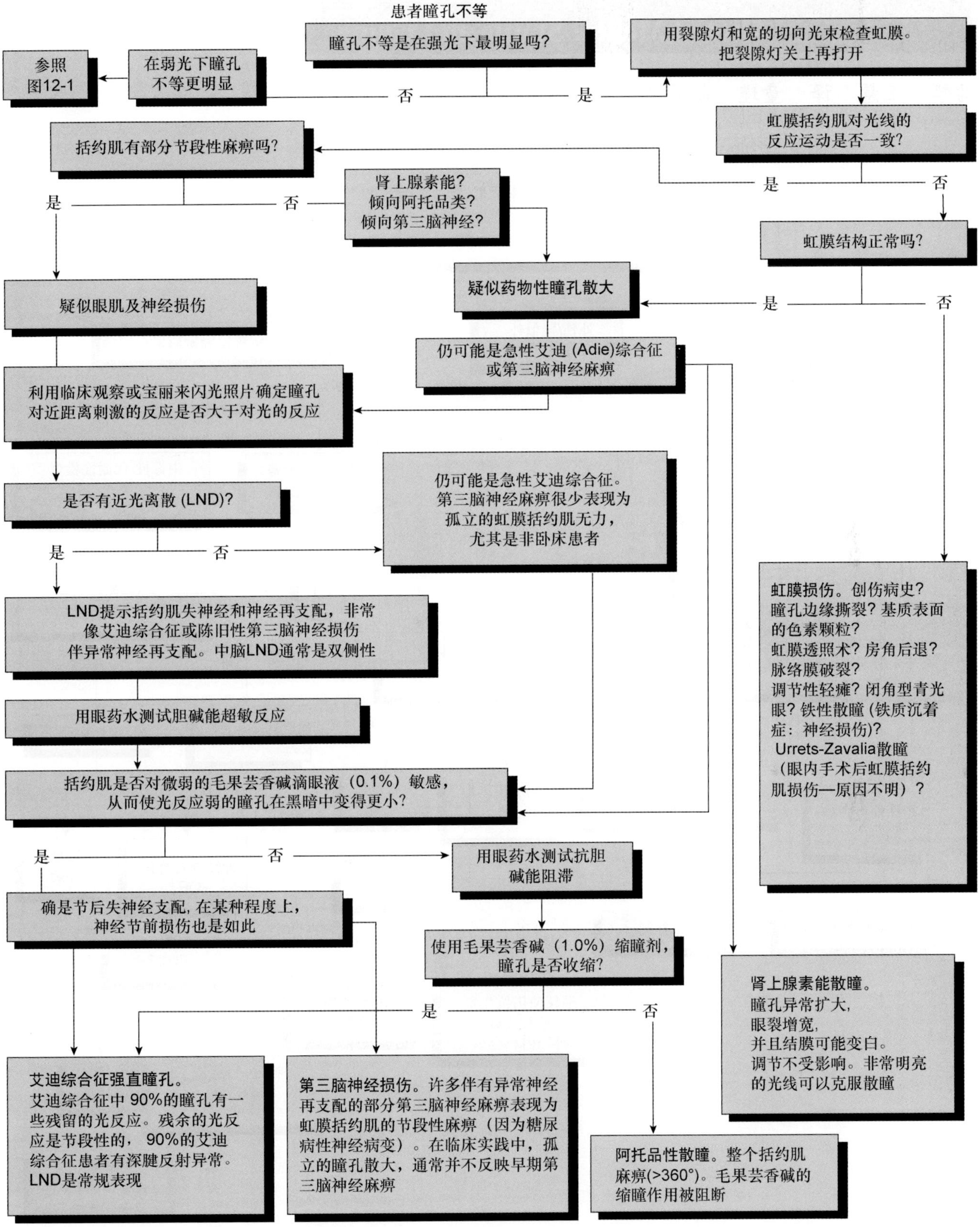

图 12-2　瞳孔异常（在明亮的光线下瞳孔不等性增大）的诊断流程。初始瞳孔不等的程度在明亮光线下比黑暗光线下更大，这表明较大侧瞳孔的括约肌较弱，或在该侧存在副交感神经病变。（From Yanoff M，Duker JS：Ophthalmology，ed 2，St Louis，2004，Mosby.）

第 13 章　精神状态改变和昏迷

Altered Mental Status and Coma

ICD-10CM # R40.1 昏迷

冯黎　王慧　译　童瑾　胡晶晶　审校

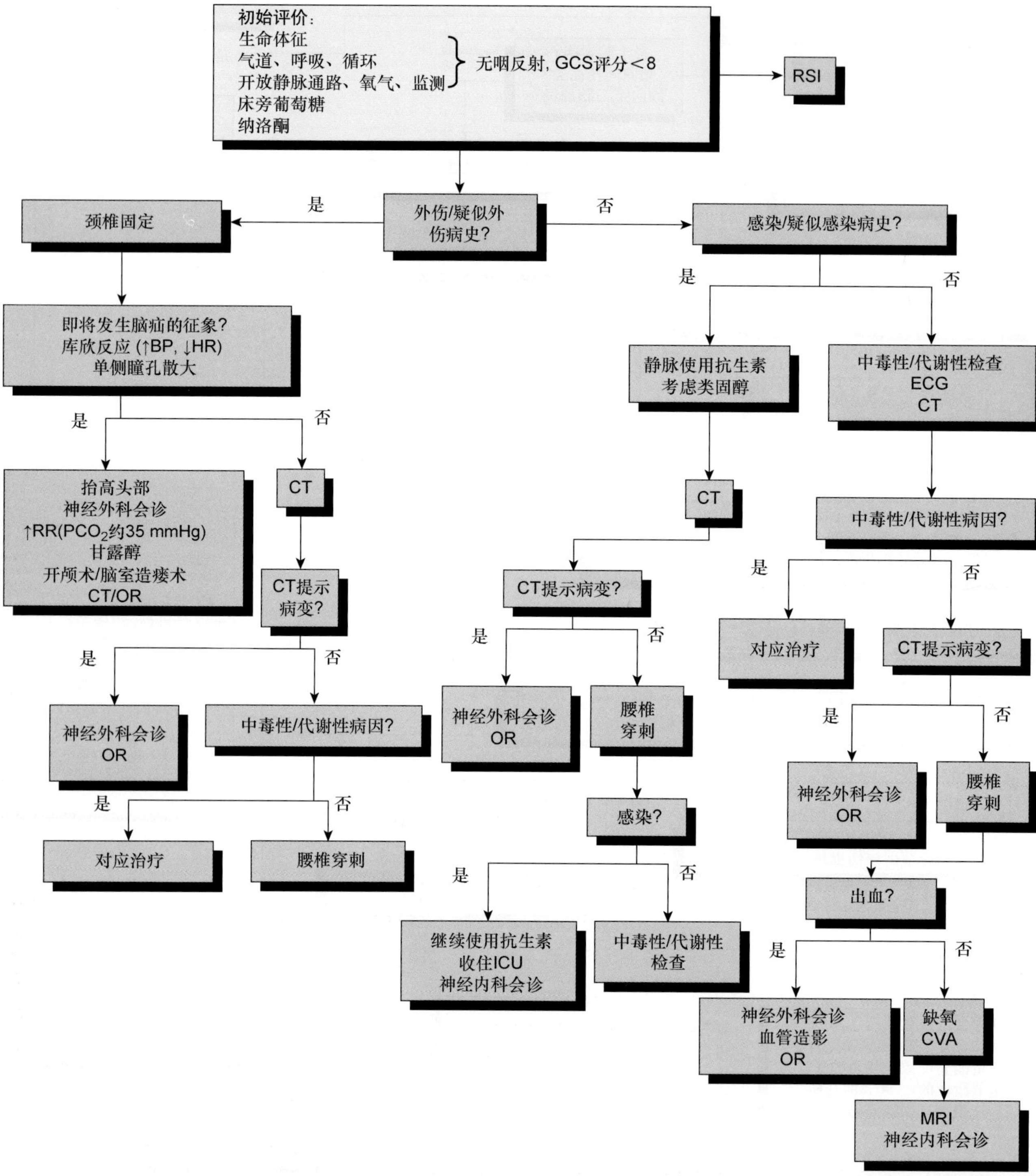

图 13-1　精神状态改变和昏迷的诊断流程。 BP，血压；CT，计算机断层成像；CVA，脑血管意外；ECG，心电图；GCS，格拉斯哥昏迷量表；HR，心率；ICU，重症监护治疗病房；MRI，磁共振成像；OR，手术室；PCO_2，二氧化碳分压；RR，呼吸频率；RSI，快速序列插管。（From Adams JG et al：Emergency medicine，clinical essentials，ed 2，Philadelphia，2013，Elsevier.）

第 14 章　昏迷

Coma

王楠　译　方年新　审校

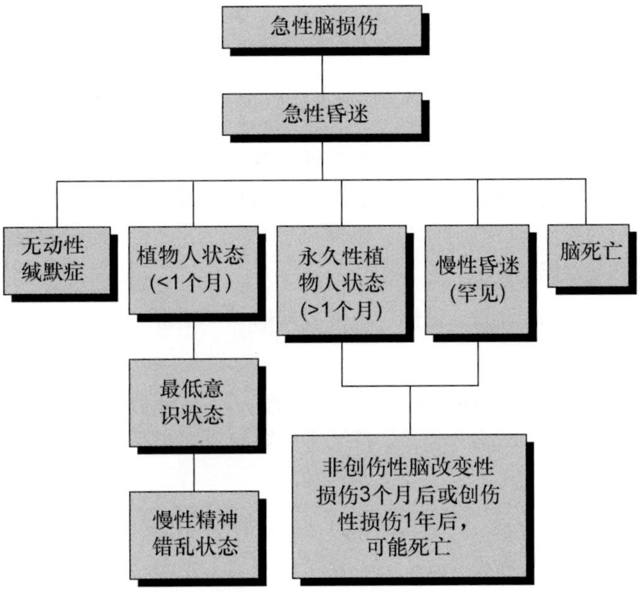

图 14-1　急性昏迷的自然病程。（From Parrillo JE，Dellinger RP：Critical care medicine，principles of diagnosis and management in the adult，ed 5，Philadelphia，2019，Elsevier.）

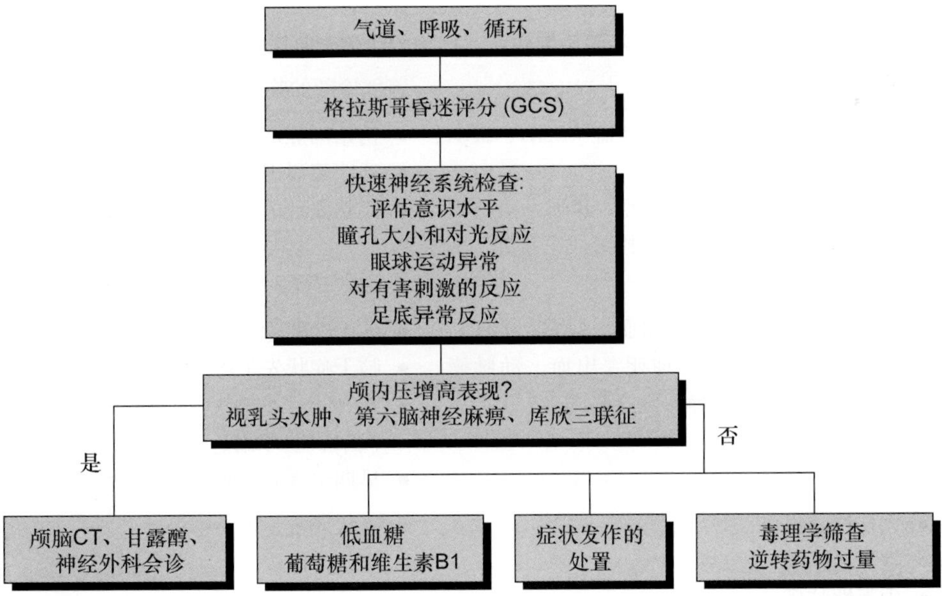

图 14-2　急性昏迷的处理。（From Parrillo JE，Dellinger RP：Critical care medicine，principles of diagnosis and management in the adult，ed 5，Philadelphia，2019，Elsevier.）

表 14-1　意识障碍和闭锁综合征的典型临床特征

障碍	意识	认知	语言接受度	语言表达	视觉感知	运动功能	结构受损
昏迷	无睡眠-觉醒周期	无	无	无	无	仅有原始反射	RAS 或弥漫性脑损伤
植物人状态	间歇性清醒	无	无	无	不同的视觉惊吓反应	仅有非自主运动	脑皮质 丘脑皮质通路 ±RAS
最低意识状态	间歇性清醒	不相同，但有清晰的自我行为或环境认知意识	与要求指令动作不一致	自发的，含单个单词或简短短语	视觉追踪 目标识别	可定位有害刺激 物体操纵 自发运动过程	RAS 正常或各种病变
无动性缄默症 意志缺失	正常或抑郁	正常或抑郁	正常或抑郁	正常或抑郁	正常	延迟，反应缓慢	下丘脑 基底前脑
急性精神错乱状态	长时间的清醒	混乱和迷失方向	一致的一站式命令	是-否应答 持续言语短句 表达混乱	目标识别	无功能性缺陷	正常到不同的 RAS 病变
脑死亡	无	无	无	无	无	保留姿势和运动反射	全脑损伤
闭锁综合征	正常的睡眠-觉醒周期	正常或接近正常	正常	失音	正常	四肢瘫痪	双侧腹侧脑桥

RAS，网状激活系统

From Parrillo JE，Dellinger RP：Critical care medicine，principles of diagnosis and management in the adult，ed 5，Philadelphia，2019，Elsevier.

表 14-2　不同原因的意识损害的病因和临床特征

	病因	鉴别诊断的临床特征
幕上损伤	• 破坏性：缺血性梗死，出血（SAH、SDH、ICH） • 压迫性病变：缺血性梗死，出血，动脉瘤，血管畸形，肿瘤，静脉血栓形成，脓肿 • 头部外伤，脑震荡	• 初始局灶性脑功能障碍 • 功能障碍进展从上到下 • 症状表现为皮质功能障碍，通常是多灶性的 • 通常是不对称的皮质受累和表现
幕下损伤	• 破坏性：缺血性梗死，出血（SAH、ICH） • 压迫性病变：缺血性梗死，出血，动脉瘤，血管畸形，肿瘤，静脉血栓形成	• 脑干功能障碍或突发昏迷的症状（姿势） • 脑干症状先于昏迷出现，或伴随出现 • 脑神经及眼前庭功能障碍：眼球转动、垂直转动（脑桥）、单眼运动（中脑） • 早期出现异常呼吸模式
弥漫性脑损伤	• 创伤性脑损伤 • 缺氧性损伤 • 中毒性脑病 • 癫痫发作，非抽搐性，发作后状态 • 原发性神经元疾病 • 感染性脑炎（朊病毒病、进行性脑白质病变） • 炎症性脑炎（ADEM） • 血管炎	• 症状通常是不对称的 • 症状体征取决于主要的脑部损伤

续表

	病因	鉴别诊断的临床特征
代谢性昏迷	• 低血糖 • 营养（硫胺素、烟酸、吡多辛、氰钴胺、叶酸），韦尼克脑病 • 肝性脑病 • 尿毒症和透析 • CO_2 麻醉 • 外分泌性胰性脑病 • 内分泌：艾迪生病、嗜铬细胞瘤、糖尿病 • 副肿瘤 • 药物中毒 • 热损伤 • 电解质 / 酸碱失衡	• 烦躁 / 昏迷前运动征象 • 运动征象通常是对称的 • 瞳孔反应一般保持不变 • 常见肌阵挛、扑翼样震颤、震颤和全身性癫痫发作 • 酸碱失衡常伴有代偿性通气改变 • 周期性交替凝视偏差 • 全身：精神状态改变，脑干功能正常（特别是瞳孔正常）。脑电图上可能出现的三相波 • 兴奋性昏迷（可卡因、苯丙胺、苯环利定、三环类抗抑郁药） • 发热、瞳孔散大（除苯环利定的瞳孔缩小）和癫痫发作 • 镇静剂（酒精、苯二氮䓬类、巴比妥类药物、抗癫痫药） • 共济失调，眼球运动受损但瞳孔正常 • 阿片类药物引起的瞳孔缩小
精神疾病	• 转换障碍 • 抑郁 • 精神病——畸张症	• 强制闭眼 • 瞳孔有反应性或扩张，无反应 • 不可预测的眼脑反射：冷热试验表现出眼球震颤 • 运动张力正常或不一致 • 无病理反射 • 清醒型脑电图

ADEM，急性播散性脑脊髓炎；CO_2，二氧化碳；EEG，脑电图；ICH，颅内血肿；SAH，蛛网膜下腔出血；SDH，硬膜下血肿。From Parrillo JE，Dellinger RP：Critical care medicine，principles of diagnosis and management in the adult，ed 5，Philadelphia，2019，Elsevier.

表 14-3　脑疝综合征的类型

综合征	机制	影像学表现	临床表现
钩回	• 内侧颞叶通过切迹开口向下移位至后颅窝 • 见于单侧半球性肿块病变的患者	• 对侧颞角变宽 • 同侧环池和桥前池扩大 • 钩回伸入鞍上池	• 同侧瞳孔扩大和眼肌麻痹 • 对侧或同侧偏瘫 • 去大脑僵直状态
中央（小脑幕裂孔）	• 大脑半球和基底核向下移位，压迫间脑和中脑，并使其通过小脑幕切迹从头侧向尾侧移位	• 脑沟消失 • 鞍上池闭塞 • 四叠体池受压并向后移位	• 中等大小固定的瞳孔 • 早期昏迷 • 去大脑僵直状态 • 潮式呼吸 • 尿崩症
扣带回（大脑镰下）	• 前镰下扣带回侧移	• 同侧额角减小 • 不对称前镰 • 同侧侧脑室腔闭塞 • 透明隔移位	• 瞳孔反应迟钝 • 头痛 • 对侧肢体偏瘫
上升的	• 小脑幕下肿块效应，突出于小脑幕开口，压迫小脑幕边缘的中脑和小脑结构	• 中脑顶部旋转外观 • 双侧环池和四叠体池狭窄	• 渐进性木僵 • 恶心和呕吐
小脑扁桃体	• 小脑扁桃体突出入枕骨大孔，压迫相邻的髓质和上颈髓	• 小脑扁桃体轴位于齿突水平，矢状位于枕骨大孔下方 5 mm（儿童为 7 mm）	• 库欣三联征 • 昏迷 • 双侧手臂感觉异常

From Parrillo JE，Dellinger RP：Critical care medicine，principles of diagnosis and management in the adult，ed 5，Philadelphia，2019，Elsevier.

表 14-4　意识障碍的神经影像学和电生理学技术及相关表现

技术	测量	优势	局限性	植物人状态	最小意识状态	昏迷
FDG-PET	代谢	相对直接测量神经元能量代谢（葡萄糖摄取）	电离（限制重复检查）	基于体素的：外侧和内侧额顶叶皮质代谢降低	左半球代谢功能障碍	
功能性 MRI	CBF	高分辨率灰白质结构成像（DTI）和功能成像（波谱成像，静息状态、被动状态及激活状态下的 CBF 模式）	对运动伪影敏感需要镇静 / 麻醉 与铁磁材料（神经 / 血管阻断植入器，泵，电极）不兼容	激活状态功能磁共振成像： 低水平皮质激活 DMN- 部分保留	激活状态功能磁共振成像： 接近正常的高水平皮质激活	
EEG/ERP	电	可重复，便携且费用低廉	来自肌肉、眼和自主神经失调的伪影 信号源的重构具有难度		脑电图：夜间和快速眼动睡眠期间的慢波活动	ERP，对正中神经的电刺激没有皮质反应，预后差
EEG-TMS	电	立体定向刺激的连通性检查	刺激区域受到肌肉伪影的限制	TMS 触发简单的局部 EEG 反应，类似于深度睡眠 / 麻醉	远处皮质区域的复杂激活	

CBF，脑血流量；DMN，默认模型网络；DTI，弥散张量成像；EEG，脑电图；ERP，事件相关电位；FDG，18F- 脱氧葡萄糖；MRI，磁共振成像；PET，正电子发射断层成像；TMS，经颅磁刺激

From Parrillo JE，Dellinger RP：Critical care medicine，principles of diagnosis and management in the adult，ed 5，Philadelphia，2019，Elsevier.

第 15 章　休克

Shock

ICD-10CM # R57.9 休克，非特异性

R57.0 心源性休克

R57.1 低血容量性休克

R57.8 其他休克

冯黎　译　童瑾　胡晶晶　审校

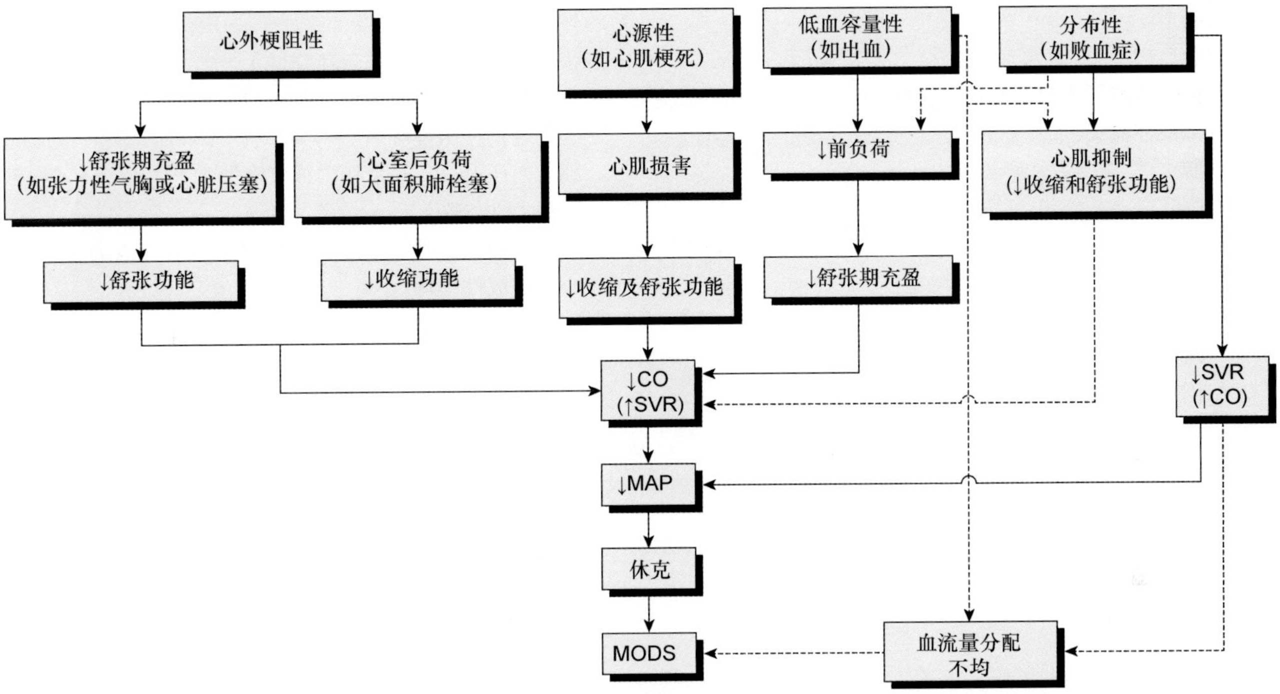

图 15-1　不同形式的休克之间的相互关系。对于心源性、低血容量和阻塞性休克，低血压主要是由于心输出量减少，其次是全身血管阻力增加。对于分布性（特别是败血性）休克，低血压主要归因于全身血管阻力的降低以及心输出量的继发性增加。在许多形式的休克中，血流动力学特征受低血容量、心肌抑制（缺血性或其他）和血管功能障碍（可能影响后负荷）等因素的影响。主要的病理生理通路用粗实线表示。CO，心输出量；MAP，平均动脉压；MODS，多器官功能障碍综合征；SVR，全身血管阻力（From Parrillo JE，Dellinger RP：Critical care medicine，principles of diagnosis and management in the adult，ed 5，Philadelphia，2019，Elsevier.）

框 15-1　休克时有效组织灌注的决定因素

1. 心血管功能（全身灌注 / 心输出量）
   - 心功能
     - 前负荷
     - 后负荷
     - 收缩性
     - 心率
   - 静脉回心血量
     - 右心房压（取决于心功能）
     - 平均循环压
     - 压力血管容积
     - 平均血管顺应性
     - 静脉血管阻力
     - 血流分布
2. 心输出量分布
   - 内在调节系统（局部组织因子）
   - 外在调节系统（交感神经 / 肾上腺活动）
   - 解剖性血管病
   - 外源性血管活性剂（正性肌力药、血管加压素、血管扩张剂）
3. 微血管功能
   - 毛细血管前和毛细血管后括约肌功能
   - 毛细血管内皮完整性
   - 微血管阻塞（纤维蛋白、血小板、WBC、RBC）
4. 局部氧气的释放和扩散
   - 氧合血红蛋白亲和力
   - RBC 2,3-DPG
   - 血 pH
   - 温度
5. 细胞能量的生成 / 利用能力
   - 柠檬酸（Kreb）循环
   - 氧化磷酸化途径
   - 其他能量代谢途径（如 ATP 利用）

2,3-DPG，2,3- 二磷酸甘油酸；ATP，三磷酸腺苷；RBC，红细胞；WBC，白细胞 .

From Parrillo JE，Dellinger RP：Critical care medicine，principles of diagnosis and management in the adult，ed 5，Philadelphia，2019，Elsevier.

框 15-2　休克分类

1. 低血容量性（血容量减少）
    - 出血
        - 创伤
        - 胃肠道
        - 腹膜后
    - 血管内液体消耗（非出血性）
        - 外部液体流失
            - 脱水
            - 呕吐
            - 腹泻
            - 多尿
        - 间隙液再分配
            - 热伤
            - 创伤
            - 过敏反应
        - 血管容量增加（静脉扩张）
            - 脓毒症
            - 过敏反应
            - 毒素 / 药物
2. 心源性
    - 肌病
        - 心肌梗死
            - 左心室
            - 右心室
        - 心肌挫伤（创伤）
        - 心肌炎
        - 心肌病
        - 缺血后心肌顿抑
        - 败血症性心肌抑制
        - 药物毒性
            - 蒽环类药物的心脏毒性
            - 钙通道阻滞剂
        - 机械性
            - 瓣膜功能衰竭（狭窄或反流）
            - 高血压性心脏病
            - 室间隔缺损
        - 心律失常
            - 心动过缓
                - 窦性（如迷走神经性晕厥）
                - 房室传导阻滞
            - 心动过速
                - 室上性
                - 室性
3. 心外梗阻性
    - 舒张充盈受损（心室前负荷降低）
        - 直接静脉阻塞（腔静脉）
            - 胸腔内梗阻性肿瘤
        - 胸腔内压升高（跨壁压力梯度降低）
            - 张力性气胸
            - 机械通气［呼气末正压（PEEP）或容积衰竭］
        - 心脏顺应性降低
            - 缩窄性心包炎
            - 心脏压塞
                - 急性
                    - 心肌梗死后游离壁破裂
                    - 创伤性
                    - 出血性（抗凝）
                - 慢性
                    - 恶性的
                    - 尿毒症的
                    - 特发性的
    - 收缩功能受损（心室后负荷增加）
        - 右心室
            - 肺栓塞（大量）
            - 急性肺动脉高压
        - 左心室
            - 鞍状栓子
            - 主动脉夹层
4. 分布性
    - 败血症（细菌、真菌、病毒、立克次体）
    - 中毒性休克综合征
    - 过敏性，类过敏性
    - 神经源性（脊髓休克）
    - 内分泌性
        - 肾上腺危象
        - 甲状腺危象
    - 中毒性（如硝普钠、溴铵）

From Parrillo JE，Dellinger RP：Critical care medicine，principles of diagnosis and management in the adult，ed 5，Philadelphia，2019，Elsevier.

框 15-3　对休克的心血管 / 代谢代偿反应

1. 维持平均循环压（静脉压）
   - 容量
     - 液体从组织间隙（Starling 效应）和细胞内间隙（渗透性）重新分配至血管腔内
     - 肾脏液体流失减少
     - 肾小球滤过率降低
     - 醛固酮升高
     - 血管升压素增加
   - 压力
     - 静脉容量减少（张力容量增加）交感神经活性增加
     - 循环（肾上腺）肾上腺素增加
     - 血管紧张素增加
     - 血管升压素增加
2. 最大程度提高心脏功能
   - 增加收缩力
   - 交感神经刺激
   - 肾上腺刺激
3. 灌注再分配
   - 全身动脉张力的外在调节
   - 重要器官（心脏、大脑）的优势性自身调节
4. 优化氧卸载
   - 红细胞 2,3-DPG 增加
   - 组织酸中毒
   - 发热
   - 组织反应 PO_2 下降

2,3-DPG，2,3- 二磷酸甘油酸；PO_2，氧分压

From Parrillo JE，Dellinger RP：Critical care medicine，principles of diagnosis and management in the adult，ed 5，Philadelphia，2019，Elsevier.

框 15-4　休克处理的总体方法：直接目标

总体
- 查找休克的原因并采取特殊的治疗措施（例如：败血症使用抗生素或心脏压塞使用心包穿刺术）

血流动力学
- MAP > 65 mmHg（存在冠状动脉疾病或慢性高血压时更高）
- CVP = 8 ～ 12 mmHg/PAOP = 12 ～ 15 mmHg（心源性休克时可能更高）[a]
- CI > 2.1 L/（min · m^2）[a]

优化氧输送
- 血红蛋白 > 7 ～ 9 g/dl；休克后，血红蛋白 > 7 g/L 是足够的
- 动脉血氧饱和度 > 92%
- MvO_2 > 60%，$ScvO_2$ > 70%
- 血清乳酸正常化（至 < 2.2 mmol/L）

逆转器官系统功能障碍
- 逆转脑病
- 维持尿量 > 0.5 ml/（kg · h）

CI，心脏指数；CVP，中心静脉压；MAP，平均动脉压；MvO_2，混合静脉血氧饱和度；PAOP，肺动脉阻塞压；$ScvO_2$，中心静脉血氧饱和度

[a] 可选

From Parrillo JE，Dellinger RP：Critical care medicine，principles of diagnosis and management in the adult，ed 5，Philadelphia，2019，Elsevier.

表 15-1　休克的器官系统功能障碍

中枢神经系统	脑病（缺血性或败血症） 皮质坏死
心脏	心动过速，心动过缓 室上性心动过速 室性异位搏动 心肌缺血 心肌抑制
呼吸系统	急性呼吸衰竭 急性呼吸窘迫综合征
肾脏	肾前性肾衰竭 急性肾小管坏死
胃肠道系统	肠梗阻 糜烂性胃炎 胰腺炎 无结石胆囊炎 结肠黏膜下出血 细菌 / 抗原的腔内移位
肝脏	缺血性肝炎 “休克”肝 肝内胆汁淤积
血液系统	弥散性血管内凝血 稀释性血小板减少症
代谢	高血糖 糖原分解 糖异生 低血糖（晚期） 高甘油三酯血症
免疫系统	肠屏障功能低下 细胞免疫抑制 体液免疫抑制

From Parrillo JE，Dellinger RP：Critical care medicine，principles of diagnosis and management in the adult，ed 5，Philadelphia，2019，Elsevier.

第 16 章　低血容量性休克

Hypovolemic shock

ICD-10CM # R57.1 低血容量性休克

王楠　译　方年新　审校

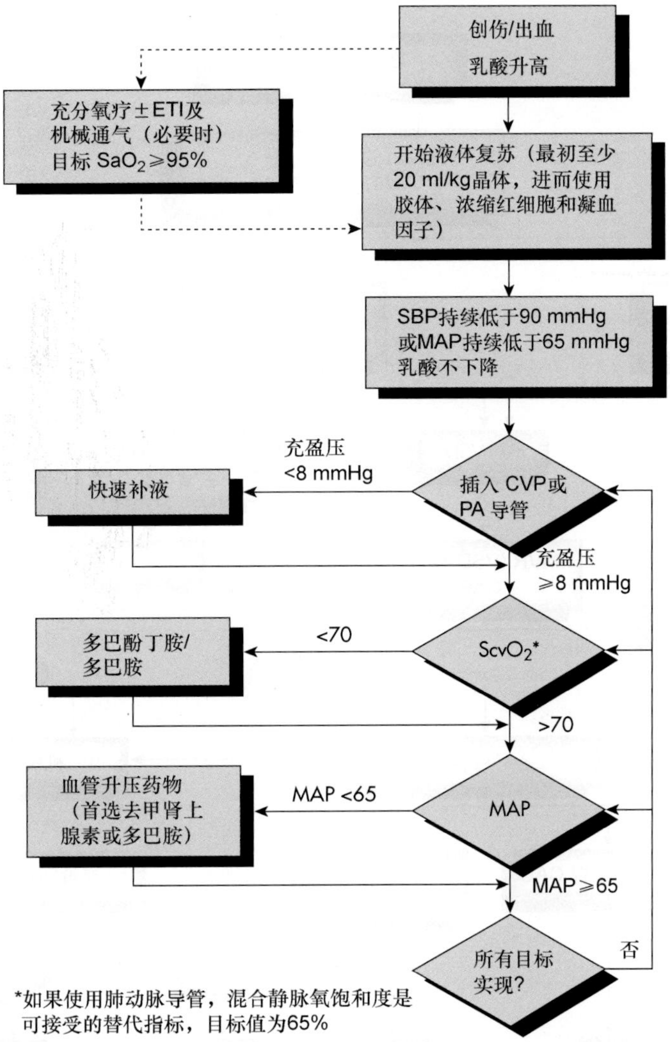

图 16-1　低血容量性休克处理方案。 CVP，中心静脉压；ETI，气管插管；MAP，平均动脉压；PA，肺动脉；SaO_2，氧饱和度；SBP，收缩压；$ScvO_2$，中心静脉氧饱和度。（From Parrillo JE，Dellinger RP：Critical care medicine：principles of diagnosis and management in the adult，ed 4，Philadelphia，2014，Elsevier.）

表 16-1　出血后低血容量性休克严重程度的临床分类

特征	Ⅰ级	Ⅱ级	Ⅲ级	Ⅳ级
失血量				
ml	＜ 750	750 ～ 1500	＞ 1500 ～ 2000	＞ 2000
%	＜ 15	15 ～ 30	＞ 30 ～ 40	＞ 40
心率（次 / 分）	＜ 100	＞ 100	＞ 120	＞ 140
血压	正常	正常	降低	降低
脉压	正常	降低	降低	降低
呼吸频率	14 ～ 20	20 ～ 30	30 ～ 40	＞ 40
尿量（ml/h）	＞ 30	20 ～ 30	5 ～ 15	可以忽略不计
精神状态	略焦虑	轻度焦虑	焦虑，错乱	错乱，昏睡
补液（ml/h）	晶体	晶体 / 胶体	晶体和血液	晶体和血液

From Parrillo JE，Dellinger RP：Critical care medicine：principles of diagnosis and management in the adult，ed 4，Philadelphia，2014，Elsevier.

第 17 章　心源性休克

Cardiogenic Shock

ICD-10CM # R57.0 心源性休克

刘岗　译　张小芳　审校

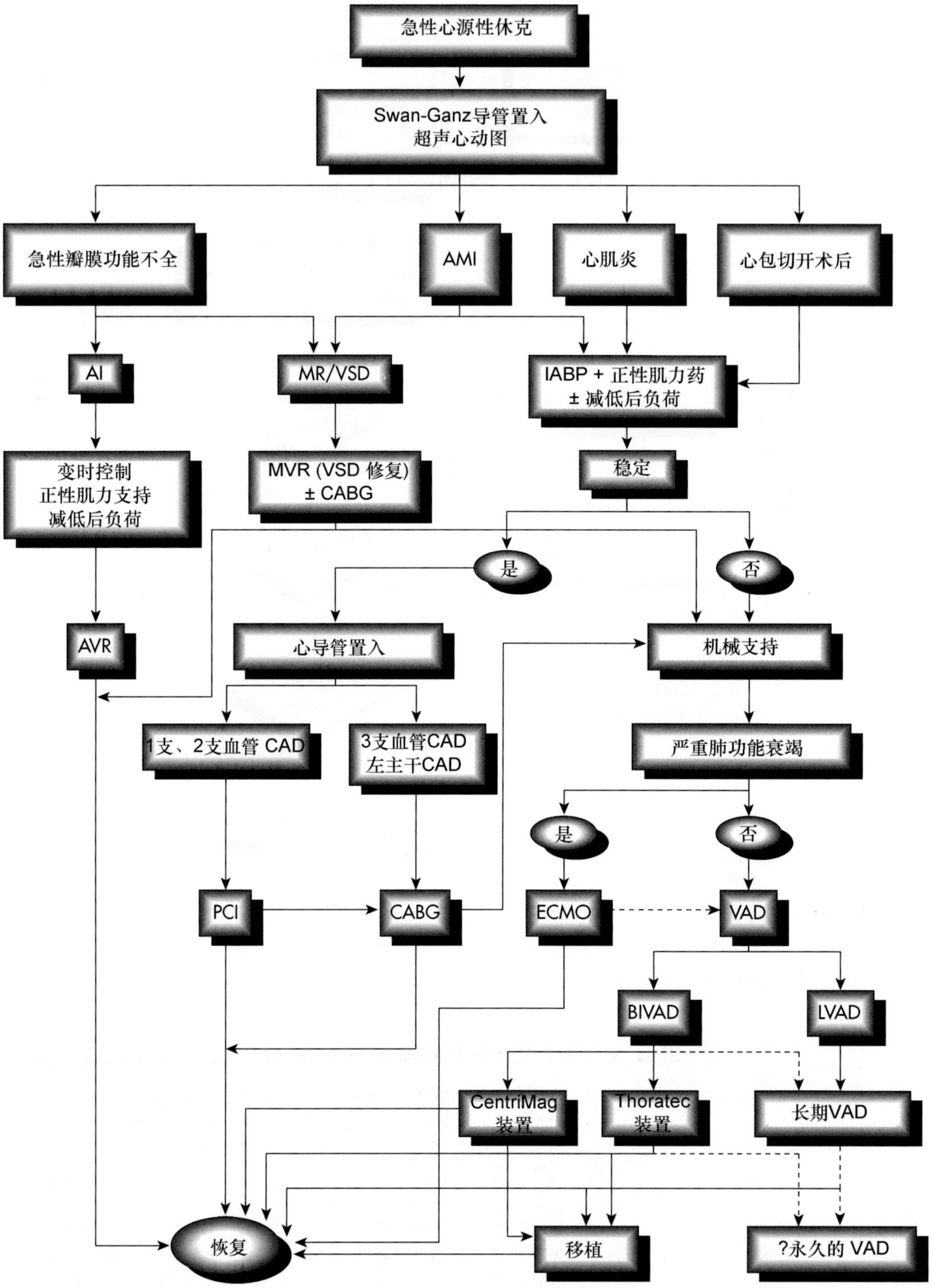

图 17-1　急性心源性休克的治疗流程。 AI，主动脉瓣关闭不全；MR，二尖瓣反流；VSD，室间隔缺损；AMI，急性心肌梗死；IABP，主动脉内球囊反搏；MVR，二尖瓣修复；VSD，室间隔修复；CABG，冠状动脉旁路移植术；CAD，冠状动脉疾病；PCI，经皮冠状动脉介入治疗；VAD，心室辅助装置；LVAD，左心室辅助装置；BIVAD，双心室辅助装置；ECMO，体外膜肺氧合（From Vincent JL et al：Textbook of critical case，ed 7，Philadelphia，2017，Elsevier.）

第 18 章　心搏骤停

Cardiac Arrest

欧英炜　译　南勇　审校

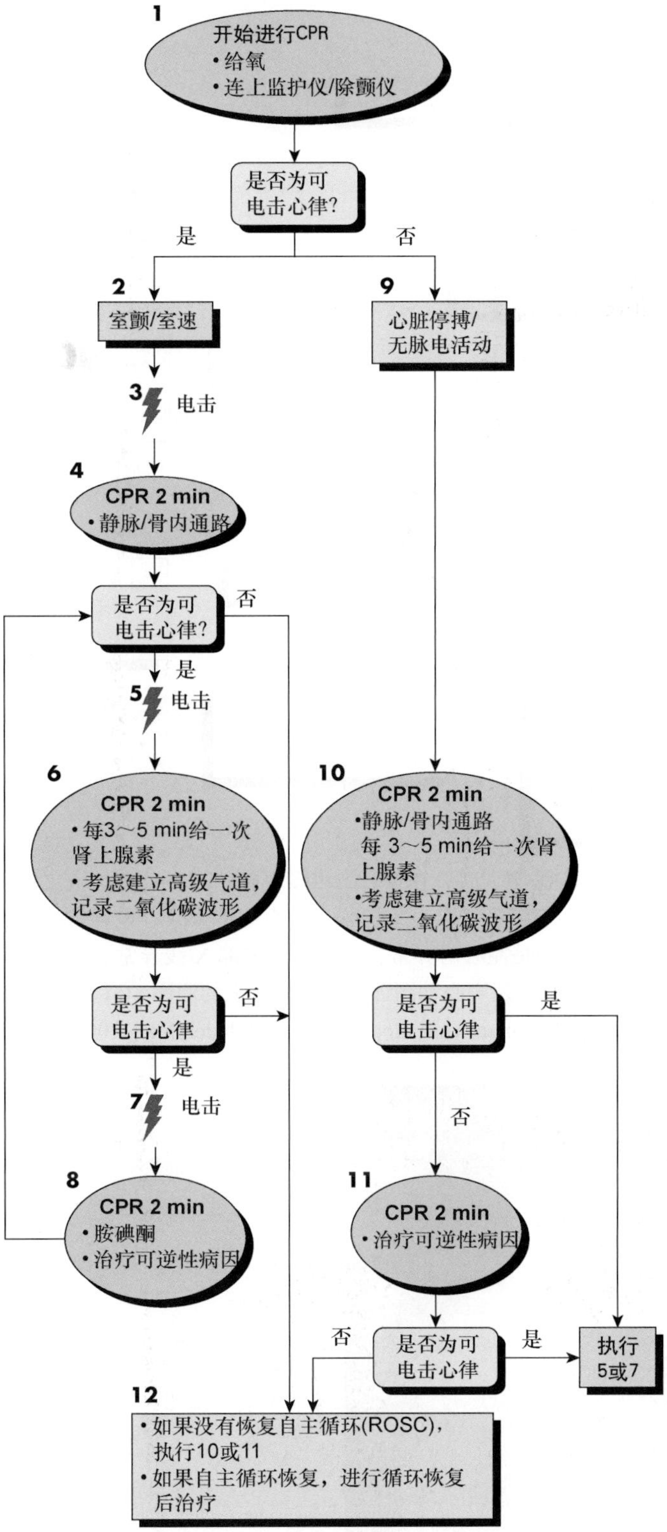

CPR 质量
- 用力按压（深度至少为2英寸或5 cm）并快速(100～120次/分)，使胸壁完全回弹
- 尽量减少胸外按压过程中断
- 避免过度通气
- 每2 min轮换一次按压员
- 如果没有高级气道，应采用30：2的按压-通气比率
- 二氧化碳波形图定量分析
  - 如果$PetCO_2$<10 mmHg，则应提高CPR质量
- 动脉内压力
  - 如果舒张压小于<20 mmHg, 尝试提高CPR质量

除颤电击能量
- 双相波: 使用制造商建议能量 (如初始能量为120～200 J); 如果未知，使用允许的最大能量，第二次及随后的能量应与第一次相当，而且可考虑更高的能量
- 单相波: 360 J

药物治疗
- 肾上腺素静脉/骨内注射剂量:
每3～5 min给1 mg
- 胺碘酮静脉/骨内注射剂量: 首次剂量: 300 mg，推注；第二剂: 150 mg

高级气道
- 气管插管或声门上高级气道
- 通过记录二氧化碳波动图或二氧化碳测定确认并监测气管插管的位置
- 置入高级气道后，每6 s进行1次通气（10次/分），并持续进行胸外按压

心搏骤停后自主循环恢复（ROSC）
- 脉搏和血压
- $PetCO_2$突然持续升高（通常≥40 mmHg）
- 动脉内监测到自发的动脉压力波

可逆病因
- 低血容量
- 缺氧
- 氢离子(酸中毒)
- 低钾血症/高钾血症
- 低体温
- 张力性气胸
- 心脏压塞
- 中毒
- 血栓形成，肺部
- 血栓形成，冠状动脉

图 18-1　高级生命支持（ACLS）流程图。 CPR，心肺复苏；$PetCO_2$，呼气末二氧化碳分压（From Link MS et al：Part 7：adult advanced cardiovascular life support：2015 American Heart Association guidelines update for cardiopulmonary resuscitation and emergency cardiovascular care. Circulation. 2015；132（18 suppl 2）：S444-S464. In Parrillo JE，Dellinger RP：Critical care medicine，principles of diagnosis and management in the adult，ed 5，Philadelphia，2019，Elsevier.）

第 19 章　心脏肥大的胸部 X 线表现

Cardiomegaly on Chest X-Ray

ICD-10CM # I51.7 心脏肥大
Q24.8 其他特殊的先天性心脏畸形
I11.9 无心力衰竭的高血压性心脏病
I11.0 高血压性心脏病伴心力衰竭
Q23.8 其他先天性主动脉瓣和二尖瓣畸形

冯黎　王慧　译　童瑾　胡晶晶　审校

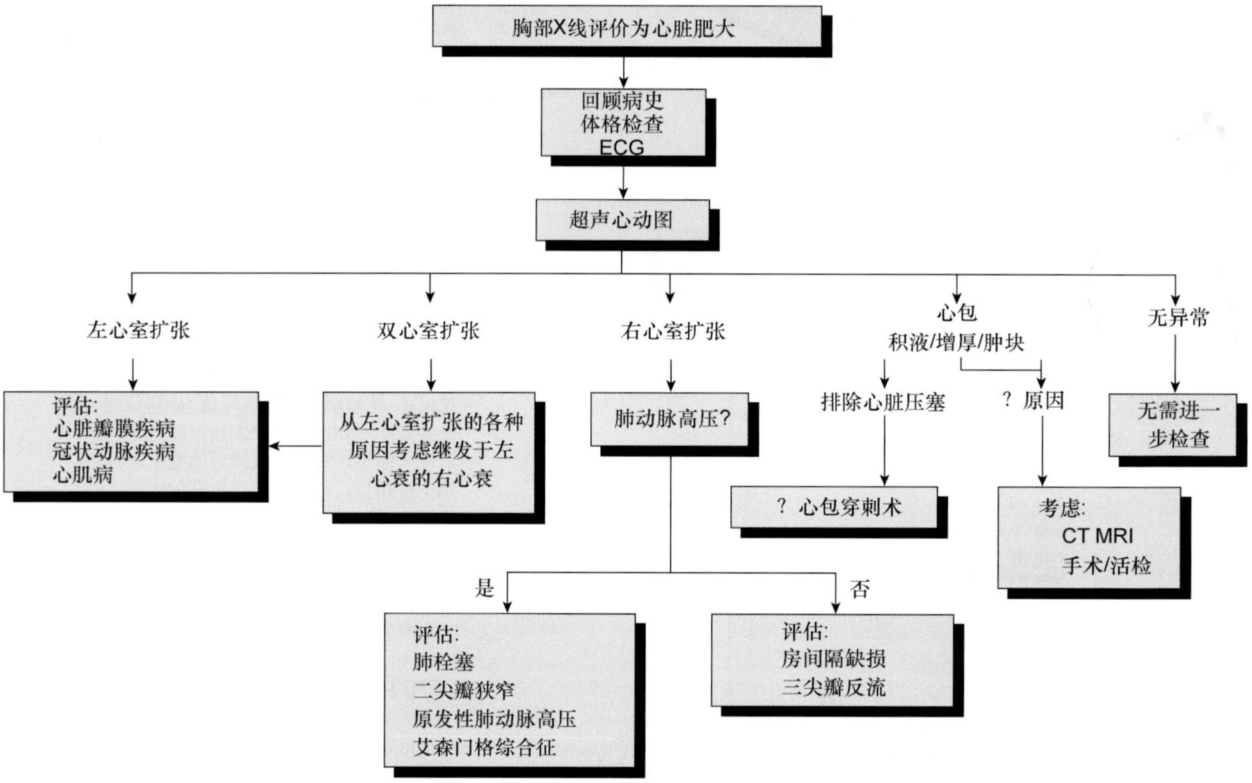

图 19-1　心脏肥大患者的诊断流程。当胸部 X 线检查发现心脏肥大时，在进行二维多普勒超声心动图检查之前，应回顾病史和体格检查，并进行心电图检查。心脏肥大可以通过左心室扩张、双心室扩张、右心室扩张或心包异常来解释，也可以在超声心动图上发现它是假象。很少有独立的心房异常，特别是左心房异常，可能导致胸部 X 线异常，但不会引起真正的心脏肥大。根据超声心动图的发现，进一步的检查可以帮助阐明超声心动图证实的心脏肥大的原因。CT，计算机断层成像；MRI，磁共振成像。（From Goldman L，Braunwald E［eds］：Primary cardiology，ed 2，Philadelphia，2003，Saunders.）

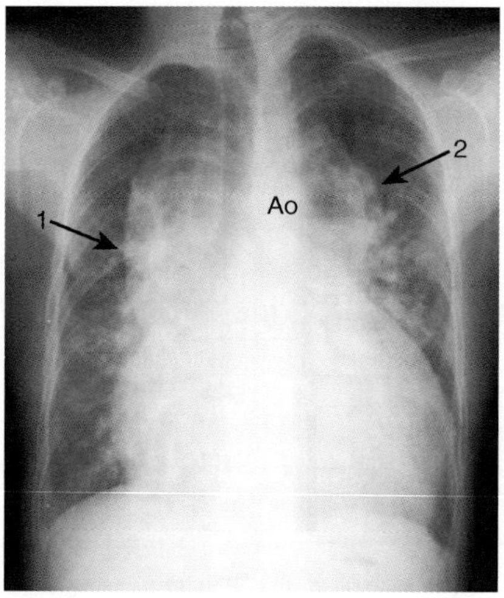

图 19-2　伴有呼吸急促加剧的 36 岁男子的"雪人"心脏。后前位胸片检查显示心脏扩大，肺血流量增加。上纵隔增宽是左侧垂直静脉（箭头 2 所示）和右侧上腔静脉（箭头 1 所示）扩张的结果。原气管部位被正常的左侧主动脉弓（Ao）替代。（From Boxt LM，Abbara S：Cardiac imaging：the requisites，ed 4，Philadelphia，2016，Elsevier.）

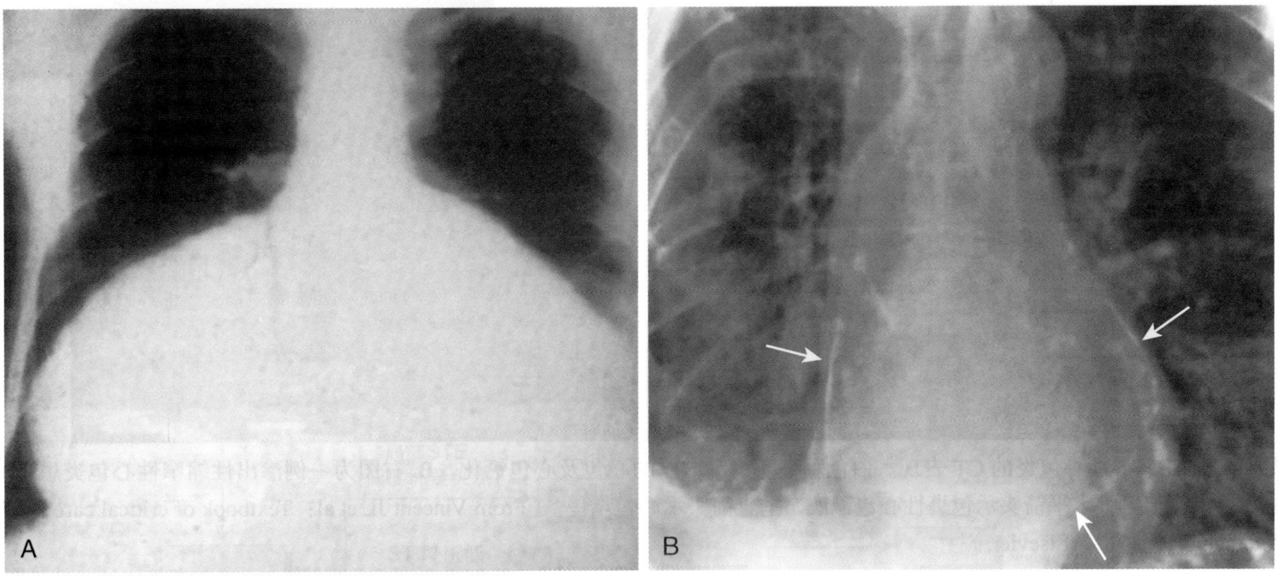

图 19-3　大量心包积液患者的胸部 X 线检查。A.“水瓶”征；**B.** 患有缩窄性心包炎和心包钙化（白箭所示）的患者。（From Vincent JL et al：Textbook of critical care，ed 7，Philadelphia，2017，Elsevier.）

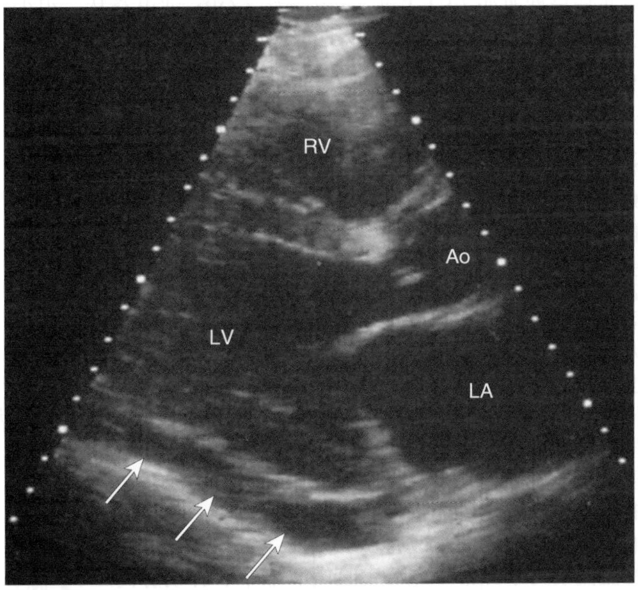

图 19-4　少量到中量心包积液（白箭所示）的超声心动图表现。Ao，主动脉根；LA，左心房；LV，左心室；RV，右心室。（From Vincent JL et al：Textbook of critical care，ed 7，Philadelphia，2017，Elsevier.）

第 21 章　心肌病

Cardiomyopathy

ICD-10CM # I42.5 其他限制型心肌病
I42.8 其他心肌病

杨小艳　译　杨礼腾　审校

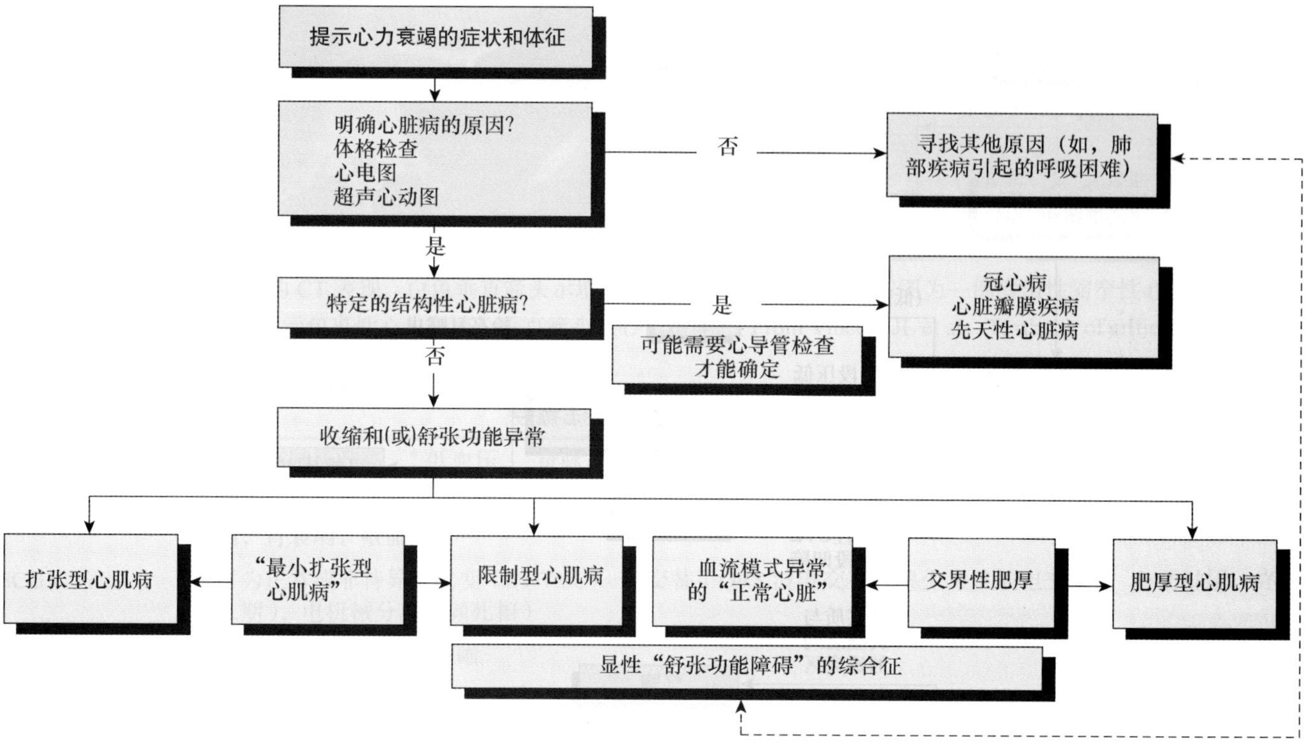

图 21-1　心肌病分类的初步方法。对心力衰竭的症状或体征的评估首先包括确认这些症状或体征可以归因于心脏原因。尽管从常规的体格检查和心电图检查中可以得出明显的结论，但超声心动图有助于确认心脏病，并为其他心脏疾病提供线索，如提示原发性心脏瓣膜疾病或先天性心脏病的局灶性异常。排除这些情况后，心肌病通常被认为是扩张型、限制型或肥厚型，如图所示。心脏结构和收缩功能明显正常的患者偶尔会发现异常的心内血流模式，与舒张功能障碍相一致，但也应该仔细评估其症状的其他原因。大多数有所谓舒张功能障碍的患者也至少表现出左心室肥厚的临界标准，通常是在慢性高血压和糖尿病的情况下。射血分数中度降低而无明显扩张或限制型心肌病有时被称为最小扩张型心肌病，这可能代表一种不明状况或急性和慢性疾病之间的过渡。（From Goldman L，Schafer AI：Goldman Cecil medicine，ed 25，Philadelphia，2016，Saunders.）

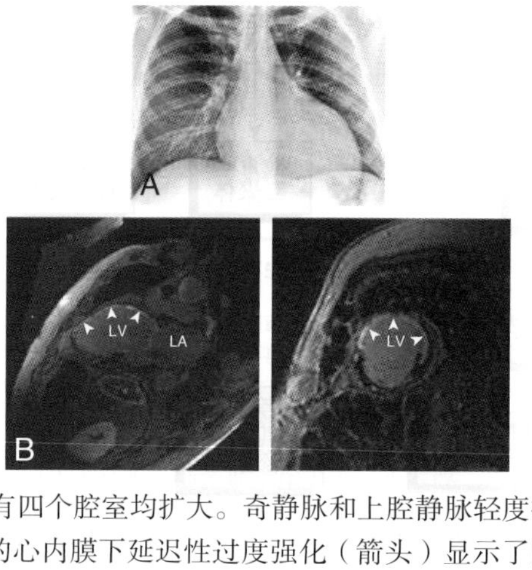

图 21-2　扩张型心肌病。A. 心脏显示所有四个腔室均扩大。奇静脉和上腔静脉轻度扩张，反映中心静脉压高。**B.** 延迟增强磁共振显示缺血性扩张型心肌病。广泛的心内膜下延迟性过度强化（箭头）显示了陈旧性心肌梗死的特征——它遵循血管区域（左前降支），其基于心内膜下层，并且受累的心肌变薄。LA，左心房；LV，左心室（Boxt LM，Abbara S：Cardiac imaging：the requisites，ed 4，Philadelphia，2016，Elsevier.）

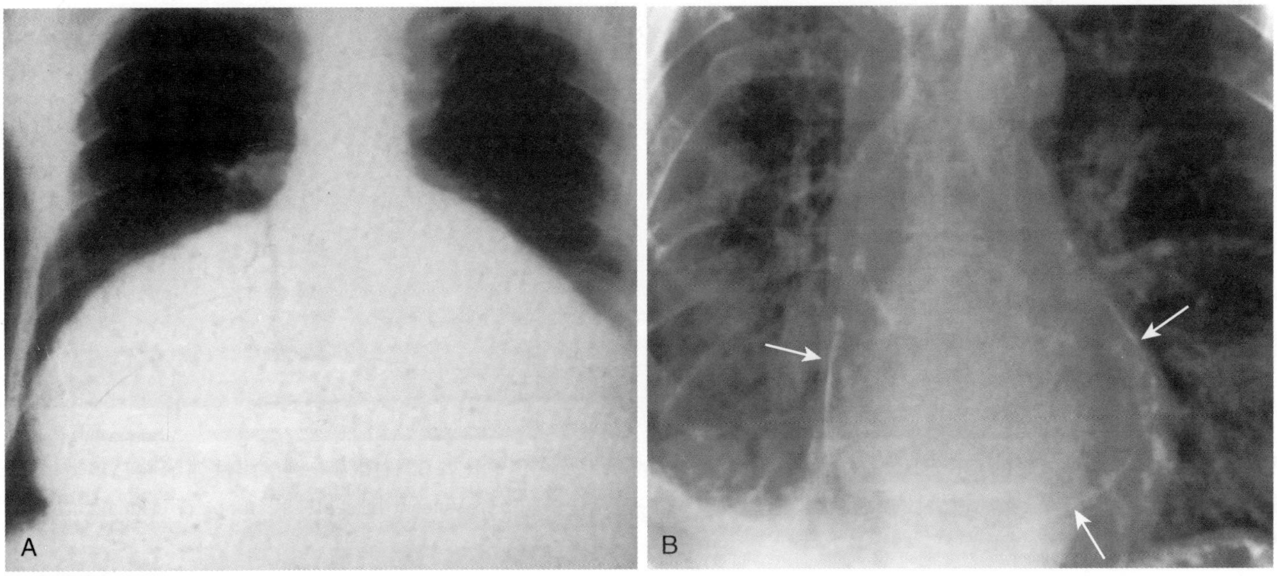

图 19-3　大量心包积液患者的胸部 X 线检查。A.“水瓶”征；**B.** 患有缩窄性心包炎和心包钙化（白箭所示）的患者。（From Vincent JL et al：Textbook of critical care，ed 7，Philadelphia，2017，Elsevier.）

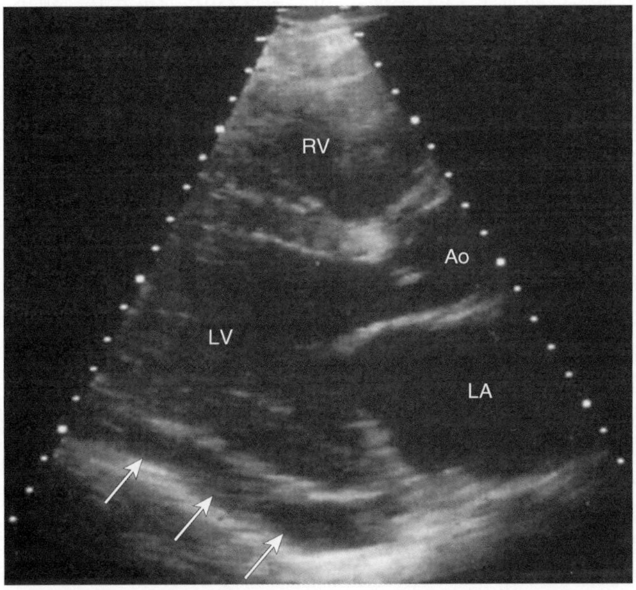

图 19-4　少量到中量心包积液（白箭所示）的超声心动图表现。Ao，主动脉根；LA，左心房；LV，左心室；RV，右心室。（From Vincent JL et al：Textbook of critical care，ed 7，Philadelphia，2017，Elsevier.）

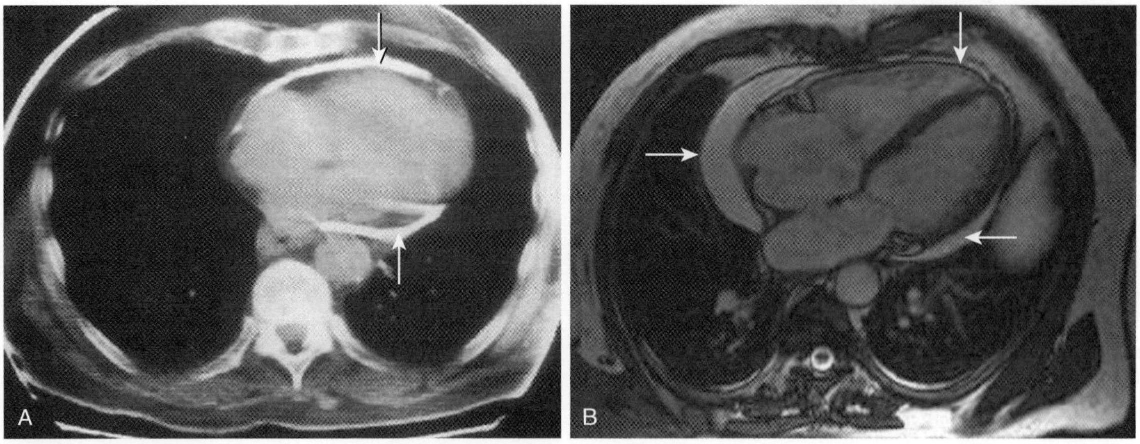

图 19-5 A. 缩窄性心包炎的 CT 表现。白色垂直箭头示增厚的心包及心包钙化。**B.** 右图为一例渗出性缩窄性心包炎患者的磁共振成像结果。水平箭头示包裹性心包积液，垂直箭头示心包增厚。（From Vincent JL et al：Textbook of critical care，ed 7，Philadelphia，2017，Elsevier.）

表 19-1 心脏压塞的诊断

临床表现	全身静脉压升高，[*] 低血压，[†] 奇脉，[‡] 心动过速，[§]呼吸困难，或无肺部体征的呼吸急促
诱因	药物（环孢素，抗凝剂，溶栓药），近期心脏手术史，器械留置，胸部钝器伤，恶性肿瘤，结缔组织病，肾衰竭，败血症[‖]
ECG	可为正常或非特异性改变（ST-T 波），电交替（QRS 波电交替，很少为 T 波电交替），心动过缓（终末期），电机械分离（濒死相）
胸部 X 线	心脏轮廓增大，肺部清晰
M 型 / 二维超声心动图	右心室前游离壁舒张性塌陷[¶]，右心房塌陷，左心房及左心室（极少）塌陷，舒张期左心室壁增厚"假性肥大"，下腔静脉扩张（吸气无塌陷），"摆动心脏"
彩色多普勒	吸气时三尖瓣血流增加，二尖瓣血流减少（呼气时相反） 呼气时体静脉的收缩和舒张血流减少，心房收缩时的反向血流增加
M 型彩色多普勒	二尖瓣 / 三尖瓣血流的呼吸波动明显
心导管检查	确认血流动力学损害的诊断和量化 右心房压力升高（维持收缩压 x 下降和舒张压 y 下降、消失或减低） 心包内压也升高，实际上与右心房压相同（吸气时两种压力都下降） 右心室舒张中期压力升高，与右心房和心包内压相同（无骤降和平稳状态） 肺动脉舒张压轻度升高，可能与右心室压相对应 肺毛细血管楔压也升高，几乎等于心包内压和右心房压 左心室收缩压和主动脉压可能正常或降低 记录心包抽吸术后血流动力学改善 ** 检测并存的血流动力学异常（左心室衰竭、缩窄、肺动脉高压） 检测相关心血管疾病（心肌病、冠状动脉病变）
右心室 / 左心室造影	心房塌陷和小的过度活跃的心室腔
冠状动脉造影	舒张期冠状动脉压迫

* 颈静脉扩张在低血容量患者或"外科压塞"中不明显。证实压塞或经心包引流后，颈部静脉出现吸气性压力升高或无明显下降（Kussmal 征），提示有渗出性收缩性疾病

‡ 心率通常大于每分钟 100 次，但甲状腺功能减退或尿毒症患者的心率可能较慢

† 奇脉定义为吸气相收缩压下降大于 10 mmHg，而舒张压保持不变。只需通过感觉脉搏即可轻松检测，在吸气过程中脉搏会明显减少。当患者正常呼吸时，临床上典型的奇脉是明显的。当这个征象只出现在深吸气时，应该谨慎解释。用血压计评估奇脉的量级，如果存在奇脉，则在整个呼吸周期中，只有在给定血压的呼气过程中，才能很好地听到第一个 Korotkoff 音。因此，给血压计袖带充气超过患者的收缩压，然后在临床医生观察呼吸时相的同时，慢慢放气。在放气期间，第一次 Korotkoff 音是断续的，与患者呼吸周期的相关性确定这个时点，呼气时可听到此音，但当患者吸气时声音消失。随着袖带压力进一步下降，当在整个呼吸周期中都能听到第一血压声音时，到达另一个时点。这两个时点之间的收缩压差即是对奇脉的临床测量。合并房间隔缺损和重度主动脉瓣反流的心脏压塞患者无奇脉

§ 患者偶尔会血压升高，尤其是有高血压病史者

‖ 发热性心脏压塞可能被误诊为败血症性休克

¶ 右心室压升高、右心室肥厚或右心室梗死患者可无右心室塌陷

** 如果心包积液引流后，心包内压不低于心房压，则应考虑渗出性收缩性疾病

From Vincent JL et al：Textbook of critical care，ed 7，Philadelphia，2017，Elsevier.

第 20 章　胸痛

Chest Pain

ICD-10CM # R07.2 心前区痛
R07.3 前胸壁痛
R07.4 胸痛

王楠　译　方年新　审校

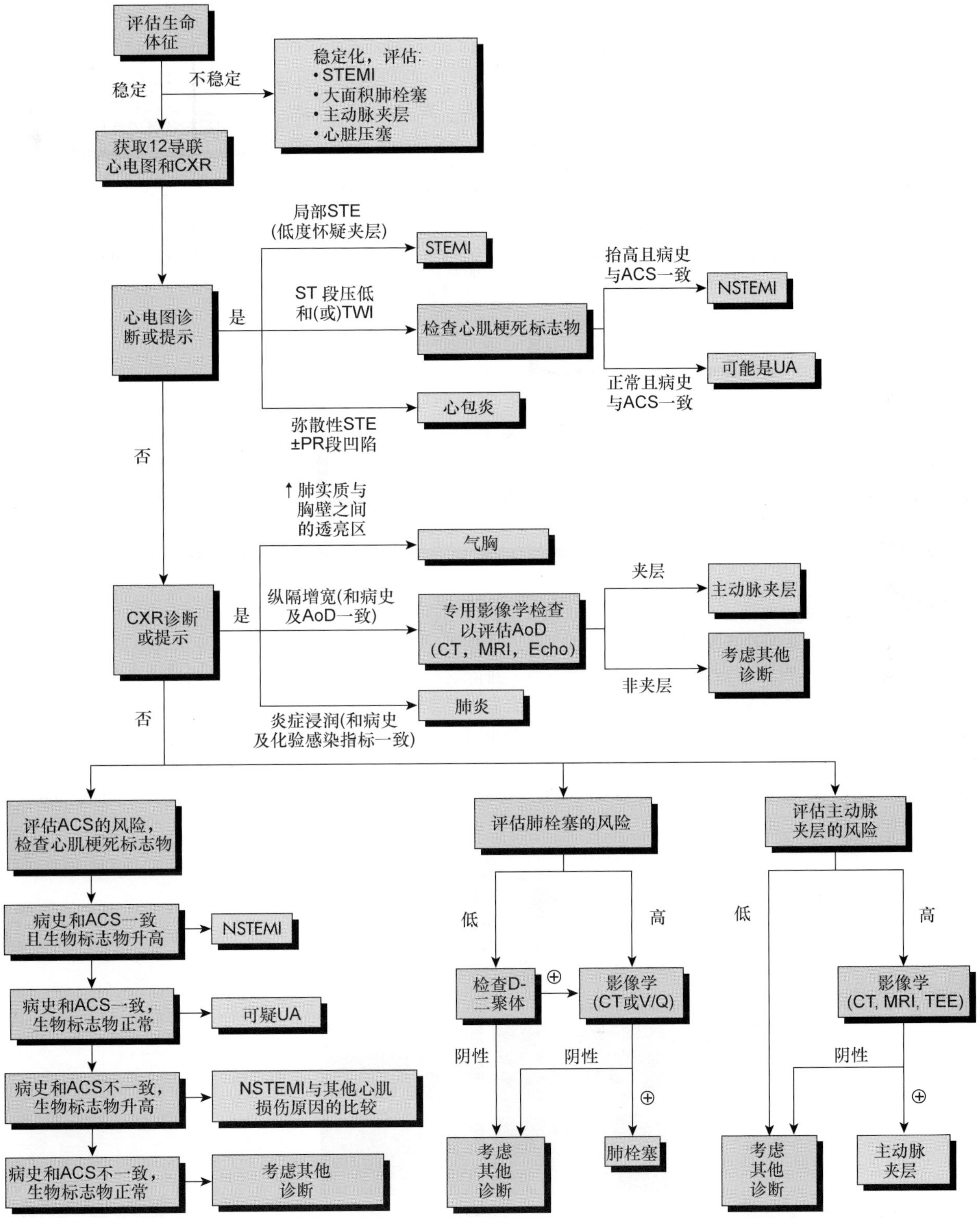

图 20-1　胸痛患者初步诊断的流程。ACS，急性冠脉综合征；AoD，主动脉夹层；CT，计算机断层成像；CXR，胸部 X 线片；Echo，超声心动图；MRI，磁共振成像；NSTEMI，非 ST 段抬高型心肌梗死；STE，ST 段抬高；STEMI，ST 段抬高型心肌梗死；TEE，经食管超声心动图；UA，不稳定型心绞痛；TWI，T 波倒置；V/Q，通气灌注扫描。（From Zipes DP：Braunwald's heart disease，a textbook of cardiovascular medicine，ed 11，Philadelphia，2019，Elsevier.）

第 21 章　心肌病
Cardiomyopathy

ICD-10CM # I42.5 其他限制型心肌病
I42.8 其他心肌病

杨小艳　译　杨礼腾　审校

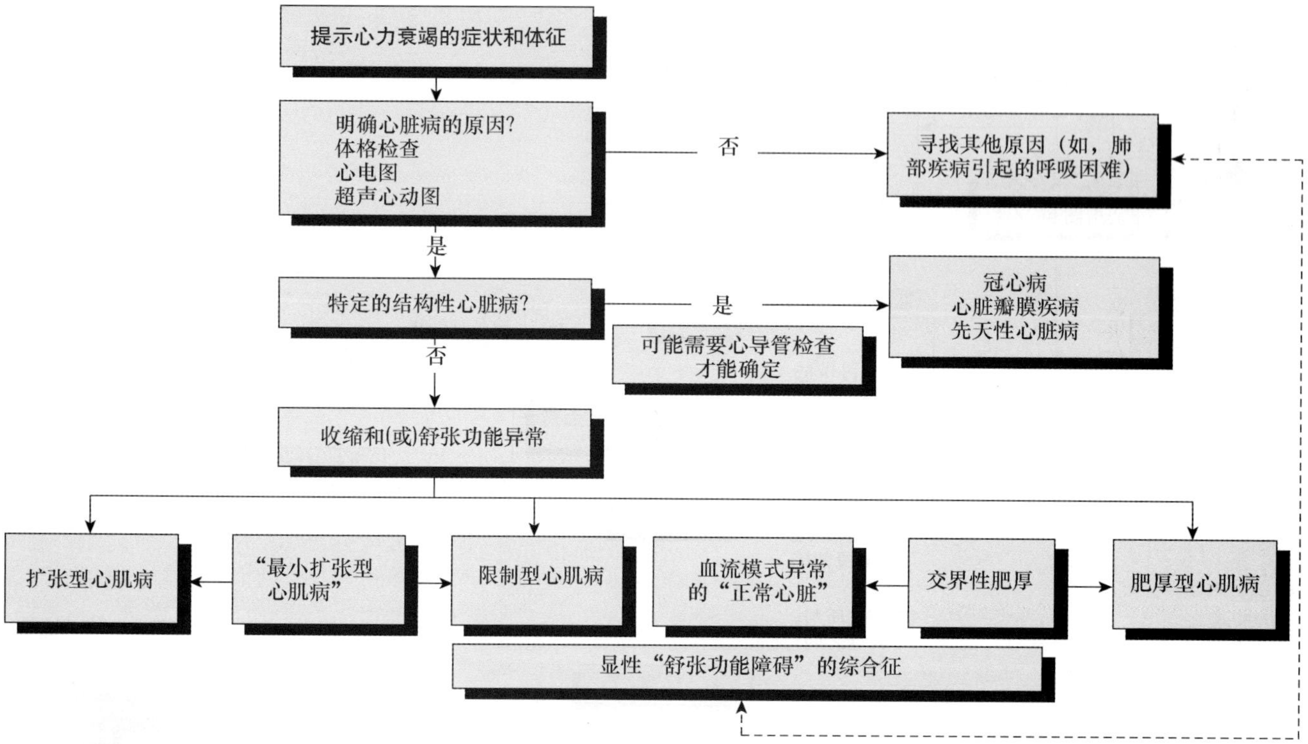

图 21-1　心肌病分类的初步方法。对心力衰竭的症状或体征的评估首先包括确认这些症状或体征可以归因于心脏原因。尽管从常规的体格检查和心电图检查中可以得出明显的结论，但超声心动图有助于确认心脏病，并为其他心脏疾病提供线索，如提示原发性心脏瓣膜疾病或先天性心脏病的局灶性异常。排除这些情况后，心肌病通常被认为是扩张型、限制型或肥厚型，如图所示。心脏结构和收缩功能明显正常的患者偶尔会发现异常的心内血流模式，与舒张功能障碍相一致，但也应该仔细评估其症状的其他原因。大多数有所谓舒张功能障碍的患者也至少表现出左心室肥厚的临界标准，通常是在慢性高血压和糖尿病的情况下。射血分数中度降低而无明显扩张或限制型心肌病有时被称为最小扩张型心肌病，这可能代表一种不明状况或急性和慢性疾病之间的过渡。（From Goldman L，Schafer AI：Goldman Cecil medicine，ed 25，Philadelphia，2016，Saunders.）

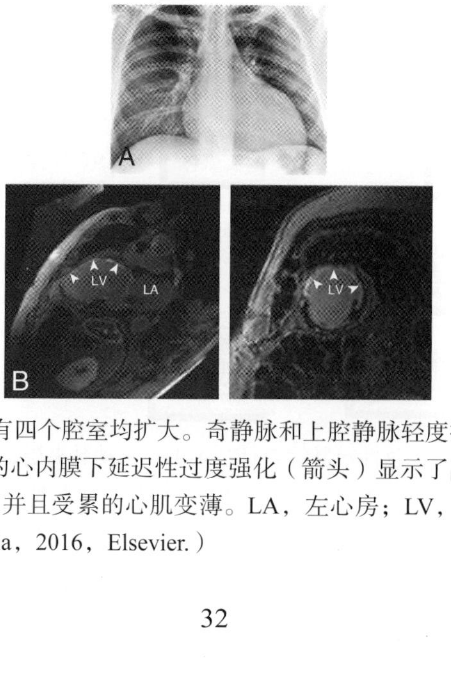

图 21-2　扩张型心肌病。A. 心脏显示所有四个腔室均扩大。奇静脉和上腔静脉轻度扩张，反映中心静脉压高。**B.** 延迟增强磁共振显示缺血性扩张型心肌病。广泛的心内膜下延迟性过度强化（箭头）显示了陈旧性心肌梗死的特征——它遵循血管区域（左前降支），其基于心内膜下层，并且受累的心肌变薄。LA，左心房；LV，左心室（Boxt LM，Abbara S：Cardiac imaging：the requisites，ed 4，Philadelphia，2016，Elsevier.）

表 21-1　心肌病的表型和基因组分类

类型	表型组			基因组		
	形态	生理功能	病理	全身性症状或疾病，临床相关特征，经典危险因素，关联	非综合征型，通常是单基因	综合征
扩张型（DCM）	LV/RV 扩张，室壁很少增厚或无增厚	收缩力降低是主要的缺陷；不同程度的舒张功能障碍	心肌细胞肥大；散发性纤维化	高血压；使用酒精；甲状腺功能亢进症，黏液性水肿；持续性心动过速；毒素，如化疗，特别是蒽环类药物；放射；妊娠	涉及超过 30 个基因的多样化基因体	各种相关疾病，特别是肌肉营养不良（MD）：Emery-Dreifuss MD，肢带型 MD，Duchenne/Becker MD；远端型肌病；Barth 综合征；Kearns-Sayre；其他
限制型（RCM）	通常腔室大小正常；最小程度的壁厚	收缩力正常或接近正常；舒张末期充盈压显著增加	具体到类型，诊断：淀粉样变，铁、糖原贮积病，其他	心内膜纤维化，淀粉样变，结节样病变，硬皮病，Churg-Strauss 综合征，胱氨酸病，淋巴瘤，弹性假黄瘤，高嗜酸性粒细胞综合征，类癌	如果与系统性遗传病（如血色沉着病）无关，最常见的遗传原因是肉瘤基因突变	戈谢病，血色瘤病，法布里病，家族性淀粉样变，黏多糖症，努南综合征
肥厚型（HCM）	通常腔室大小正常或缩小；室壁明显增厚，尤指间隔肥厚	收缩功能增强或正常	心肌细胞肥大，典型的错位排列	重度高血压可与临床、形态学诊断相一致	肌瘤蛋白编码基因的突变	Noonan/Leopard，Danon，Fabry，WPW，Friedrich 共济失调，MERRF，MELAS
致心律失常性心肌病（ACM）	弥散性纤维脂肪浸润，典型的是 RV，但也常累及 LV；RV 扩张，LV 扩张或两者都有，虽然不普遍，但也很常见	早期或晚期的室性心律失常（VT、VF），收缩力降低伴进行性疾病；可类似扩张型心肌病	脂肪替代岛灶；纤维化	掌跖角化病；纳克斯（Naxos）综合征中的毛发表现	编码桥粒蛋白质的基因突变	纳克斯综合征
左心室致密化不全（LVNC）	非致密心肌与致密心肌比率增加；正常腔室尺寸因 DCM 表型而异	正常至降低的收缩功能	心肌正常，范围与其他共存心肌病一致	在其他类型的心肌病中已经观察到表型	各种与心脏疾病相关的基因，但不确定器官发生过程中的遗传原因还是发育缺陷	
浸润性	通常壁厚，偶尔出现扩张	限制性生理表现；收缩功能轻度降低	具体到类型，诊断：淀粉样变，铁、糖原贮积病，其他		请参阅上面的 RCM	请参阅上面的 RCM

续表

类型	表型组			基因组		
	形态	生理功能	病理	全身性症状或疾病，临床相关特征，经典危险因素，关联	非综合征型，通常是单基因	综合征
炎性	正常或扩张而没有肥大	收缩功能降低	炎性浸润	高嗜酸性粒细胞综合征，急性心肌炎		
缺血	正常或扩大，无肥大	收缩功能减退	心肌梗死的面积	高胆固醇血症、高血压、糖尿病、吸烟、家族史	家族性高胆固醇血症；其他遗传性脂质疾病	家族性高胆固醇血症
感染		正常或扩张，无肥大	收缩功能减退	特定感染	病毒性（尤其是急性心肌炎）；原虫（如查加斯病）；细菌性、直接感染（如莱姆病）；或由系统性毒素（链球菌、革兰氏阴性菌等）引起的急性细胞毒性	对感染的遗传易感性和（或）对感染原的可变反应

LV，左心室；MELAS，线粒体脑病、乳酸酸中毒和卒中样症状；MERRF，伴粗糙红色纤维的肌阵挛癫痫；RV，右心室；VF，心室颤动；VT，室性心动过速。From Mann DL，Zipes DP，Libby P，Bonow RO：Braunwald's heart disease，ed 10，Philadelphia，2015，Elsevier.

第 22 章 室性期前收缩（早搏）

Premature Ventricular Complexes

ICD-10CM # I49.40 非特异性过早去极化

杨小艳 译 杨礼腾 审校

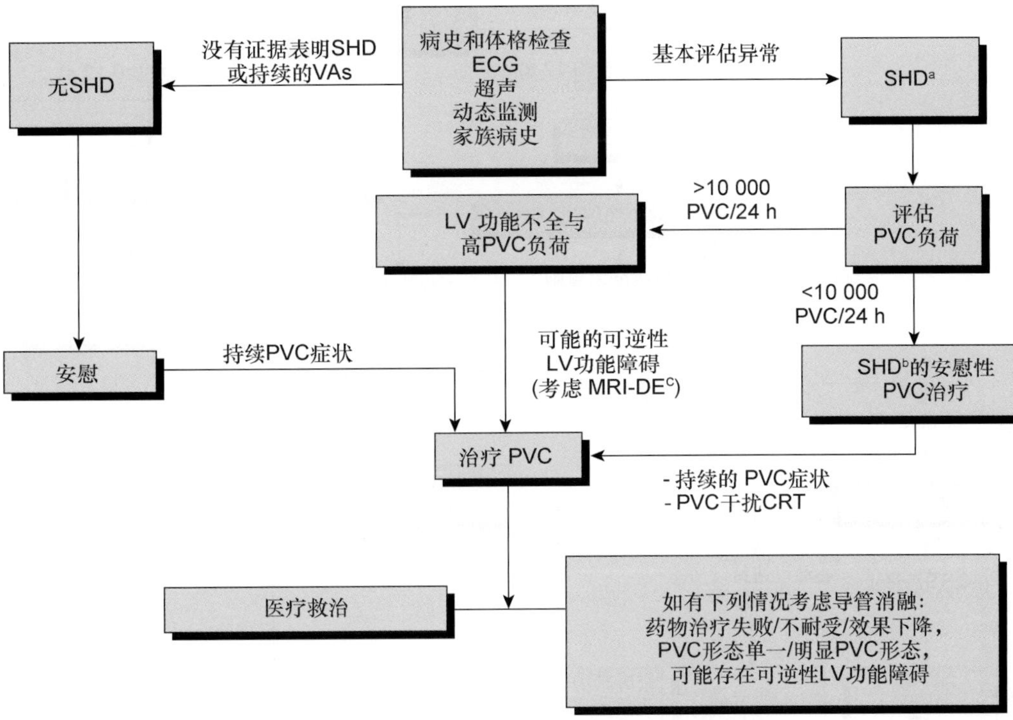

图 22-1 室性早搏（PVC）的处理。CRT，心脏再同步化治疗；ECG，心电图；LV，左心室；MRI-DE，磁共振成像延迟增强；PVC，室性早搏；SHD，结构性心脏病；VAs，室性心律失常。（From Parrillo JE，Dellinger RP：Critical care medicine，principles of diagnosis and management in the adult，ed 5，Philadelphia，2019，Elsevier.）

第 23 章　心动过速诊断方法

Tachycardia，Diagnostic Approach

ICD-10CM # R00.0 非特异性心动过速

杨小艳　译　杨礼腾　审校

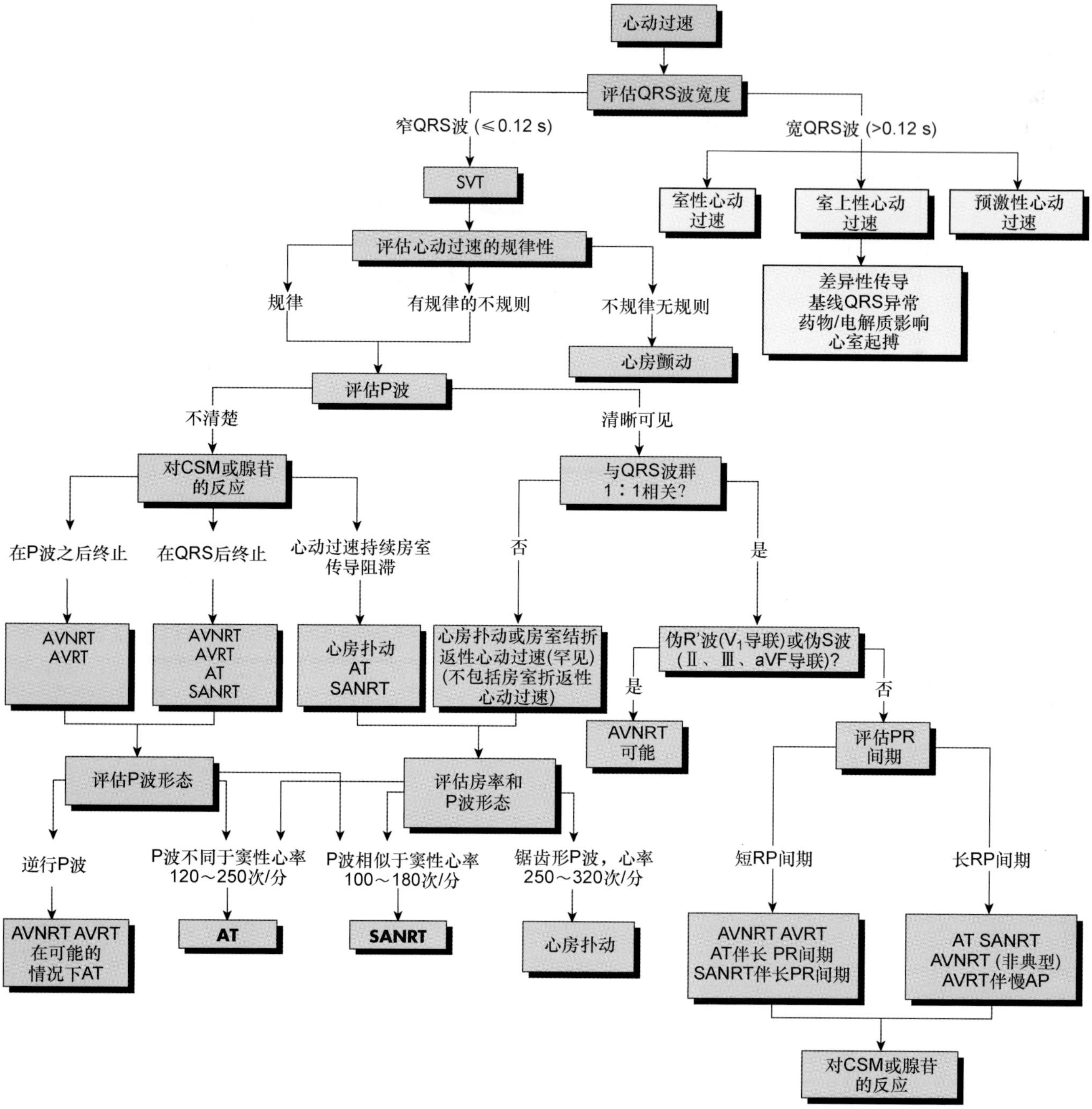

图 23-1　根据发作期间 12 导联心电图逐步诊断心动过速类型的方法。第一步确定心动过速是有宽的还是窄的 QRS 波群。对于宽 QRS 波心动过速，见表 23-1；流程的其余部分有助于诊断窄 QRS 波心动过速的类型。AP，旁路；AT，房性心动过速；AVNRT，房室结折返性心动过速；AVRT，房室折返性心动过速；CSM，颈动脉窦按摩；SANRT，窦房结折返性心动过速。(From Zipes DP：Braunwald's heart disease，a textbook of cardiovascular medicine，ed 11，Philadelphia，2019，Elsevier.)

表 23-1　宽 QRS 波心动过速的心电图鉴别诊断

支持室上性心动过速	支持室性心动过速
由早搏 P 波启动	由早搏 QRS 波群启动
心动过速复合波与静息节律相同	心动过速与窦性心律时室性早搏相同
启动前的“长-短”序列	启动前的“短-长”序列
在 RR 间期改变之前 PP 间期改变	在 PP 间期改变之前 RR 间期的改变
QRS 波形符合差异性传导（V_1、V_6）	QRS 波形不符合差异性传导（V_1、V_6）
用迷走神经动作减慢或终止	AV 分离或其他非 1：1 AV 关系
QRS 发作到其峰值（正或负）< 50 ms	QRS 发作至其峰值（正或负）≥ 50 ms
	融合节律，夺获节律
QRS 间期≤ 0.14 s	QRS 间期> 0.14 s
正常 QRS 轴（0 到+ 90°）	电轴左偏（尤其是− 90° 到 180°）
	R 波演变模式一致
	静息节律引起的对侧束支传导阻滞模式
	在 aVR 导联中初始 R、q 或 r 波> 40 ms 或 Q 波有凹痕
	心前区导联无“rS”复合波

AV，心房心室

From Zipes DP：Braunwald’s heart disease，a textbook of cardiovascular medicine，ed 11，Philadelphia，2019，Elsevier.

第 24 章　窄 QRS 波心动过速

Tachycardia, Narrow Complex

杨小艳　译　杨礼腾　审校

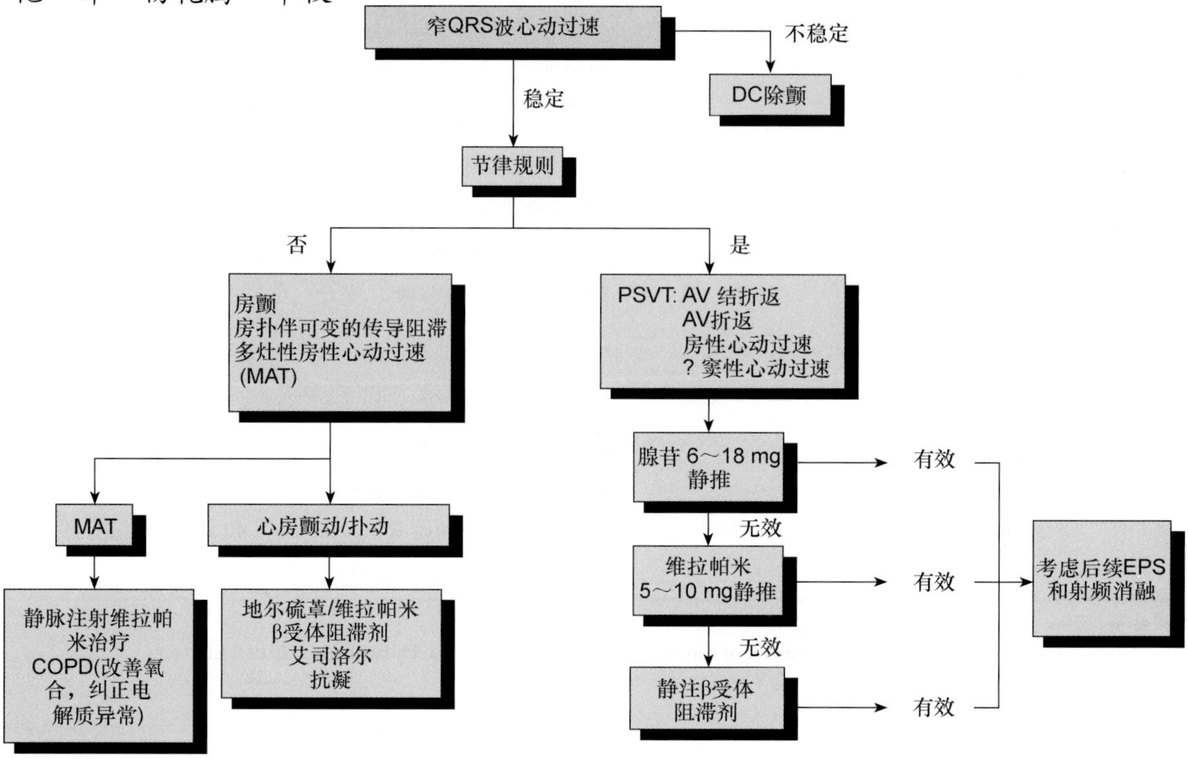

图 24-1　窄 QRS 波心动过速的评价和处理。AV，房室；COPD，慢性阻塞性肺疾病；DC，直流电；EPS，电生理学检查；PSVT，阵发性室上性心动过速

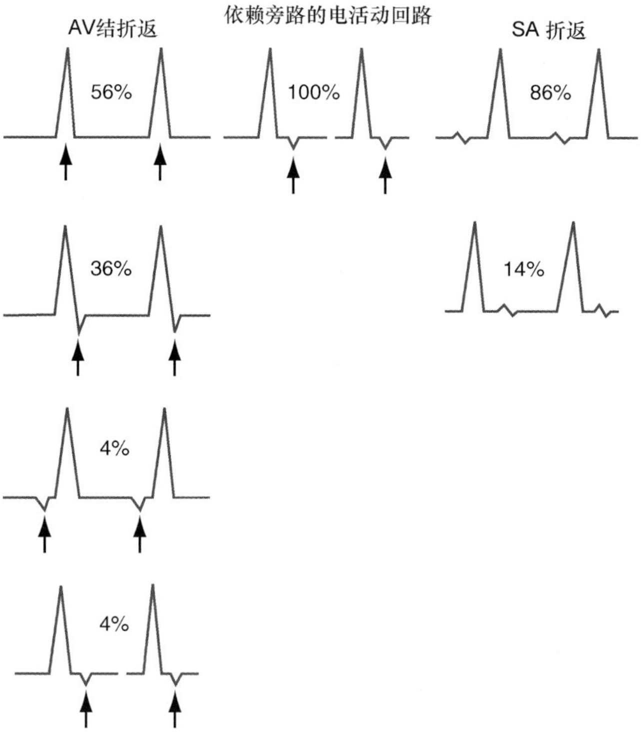

图 24-2　P 波在常见规则窄 QRS 波心动过速病因中的位置。AV，房室；SA，窦房。(From Marriott HJL，Conover MB：Advanced concepts in dysrhythmias，2nd ed. St Louis，Mosby，1989. In Marx JA et al：Rosen's emergency medicine，ed 8，Philadelphia，2014，Saunders.)

第 25 章　宽 QRS 波心动过速

Tachycardia，Wide QRS

ICD-10CM # R00.00 非特异性心动过速

杨小艳　译　杨礼腾　审校

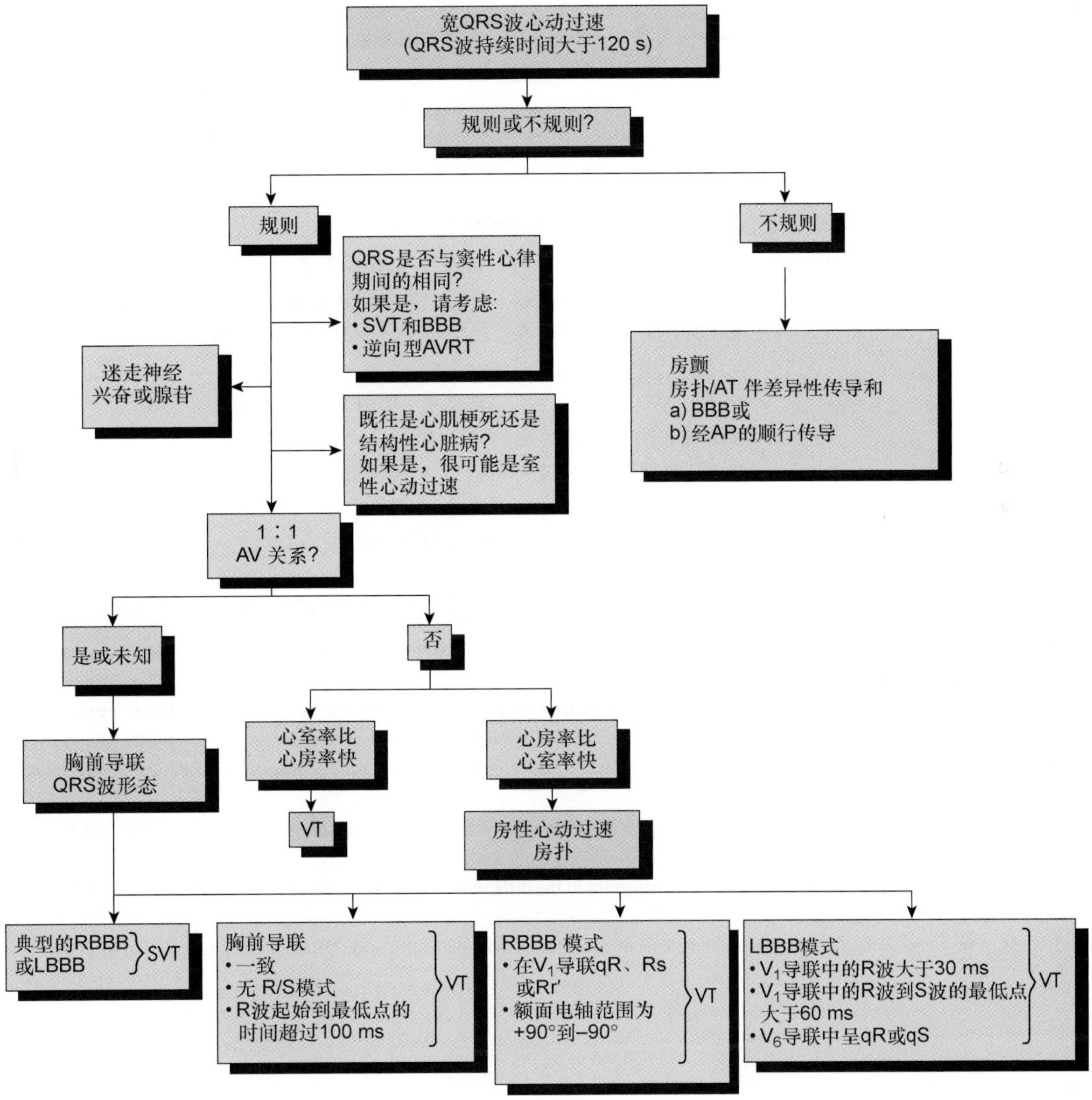

图 25-1　宽 QRS 波心动过速的诊断流程。 AP，旁路；AT，房性心动过速；AV，房室；AVRT，AV 折返性心动过速；LBBB，左束支传导阻滞；RBBB，右束支传导阻滞；BBB，束支传导阻滞；SVT，室上性心动过速；VT，室性心动过速。（From Bloomstrom-Lundqvist C et al：ACC/AHA/ESC guidelines for the management of patients with supraventricular arrhythmias—executive summary：a report of the American College of Cardiology/American Heart Association Task Force on Practice Guidelines and the European Society of Cardiology Committee for Practice Guidelines［Writing Committee to Develop Guidelines for the Management of Patients with Supraventricular Arrhythmias］. Circulation 108：1871，2003；Mann DL et al：Braunwald's heart disease，ed 10，Philadelphia，2015，Elsevier.）

表 25-1　不同标准中倾向宽 QRS 波室性心动过速患者的判断步骤标准

ACC/AHA/ESC 流程图 [*]	Kindwall 标准 [†]	Wellens 标准 [‡]	Brugada 标准 [§]	Miller 标准 [§]
参阅上图	在 V_1 或 V_2 导联中 R 波＞ 30 ms → VT	AV 分离→ VT	所有胸前导联均无 RS 波群 → VT	在 aVR 导联中以 R 波起始→ VT
	在 V_6 导联中无 Q 波 → VT	QRS 波宽度＞ 140 ms → VT	任何胸前导联的最长 R/S 间期＞ 100 ms → VT	aVR 导联中初始 r 或 q 波＞ 40 ms 持续时间→ VT
	V_1 或 V_2 中 R 波至 S 波最低点＞ 60 ms → VT	电轴左轴＞－ 30°→ VT	AV 分离→ VT	aVR 负向波起始的下降支有凹痕，并且在 aVR 导联有明显的负向 QRS 波→ VT
	在 V_1 或 V_2 导联中下行的 S 波有切迹→ VT	如果是 RBBB 形态，则 V_1 导联中为单相或双相 QRS 波 → SVT 或在 V_6 导联中 R/S 的比率＜ 1 → VT 如果是 LBBB 形态，在 V_1 ～ V_2 导联是 S 波→ VT	如果是 RBBB 形态，在 V_1 导联中为单相 R 或 qR → VT R 高于 R′ → VT V_6 导联 rS → VT 如果是 LBBB 形态，初始 R 波＞ 40 ms → VT V_1 或 V_2 导联 S 波顿挫或有切迹→ VT V_6 导联初始 Q 波或 QS 波→ VT	在 aVR 导联中，初始 40 ms 的 mV 除以终末 40 ms（v_i/v_t ms ≤ 1）→ VT

ACC，美国心脏病学会；AHA，美国心脏协会；ESC，欧洲心脏病学会；LBBB，左束支传导阻滞；RBBB，右束支传导阻滞。[‖] Vereckei A，Duray G，Szénási G et al：New algorithm using only lead aVR for differential diagnosis of wide QRS complex tachycardia. Heart Rhythm 5：89，2008.

[*] Blomström-Lundqvist C et al：ACC/AHA/ESC guidelines for the management of patients with supraventricular arrhythmias—executive summary：a report of the American College of Cardiology/American Heart Association Task Force on Practice Guidelines and the European Society of Cardiology Committee for Practice Guidelines（Writing Committee to Develop Guidelines for the Management of Patients With Supraventricular Arrhythmias）. Circulation 108：1871，2003.

[†] Kindwall KE，Brown J，Josephson ME：Electrocardiographic criteria for ventricular tachycardia in wide complex left bundle branch block morphology tachycardias. Am J Cardiol 61：1279，1988.

[‡] Wellens HJ，Bär FW，Lie KI：The value of the electrocardiogram in the differential diagnosis of a tachycardia with a widened QRS complex. Am J Med 64：27，1978.

[§] Brugada P et al：A new approach to the differential diagnosis of a regular tachycardia with a wide QRS complex. Circulation 83：1649，1991.

第 26 章　心室颤动或无脉性室性心动过速

Ventricular Fibrillation or Pulseless Ventricular Tachycardia

ICD-10CM # I49.01 心室颤动

亢锴　译　童瑾　胡晶晶　审校

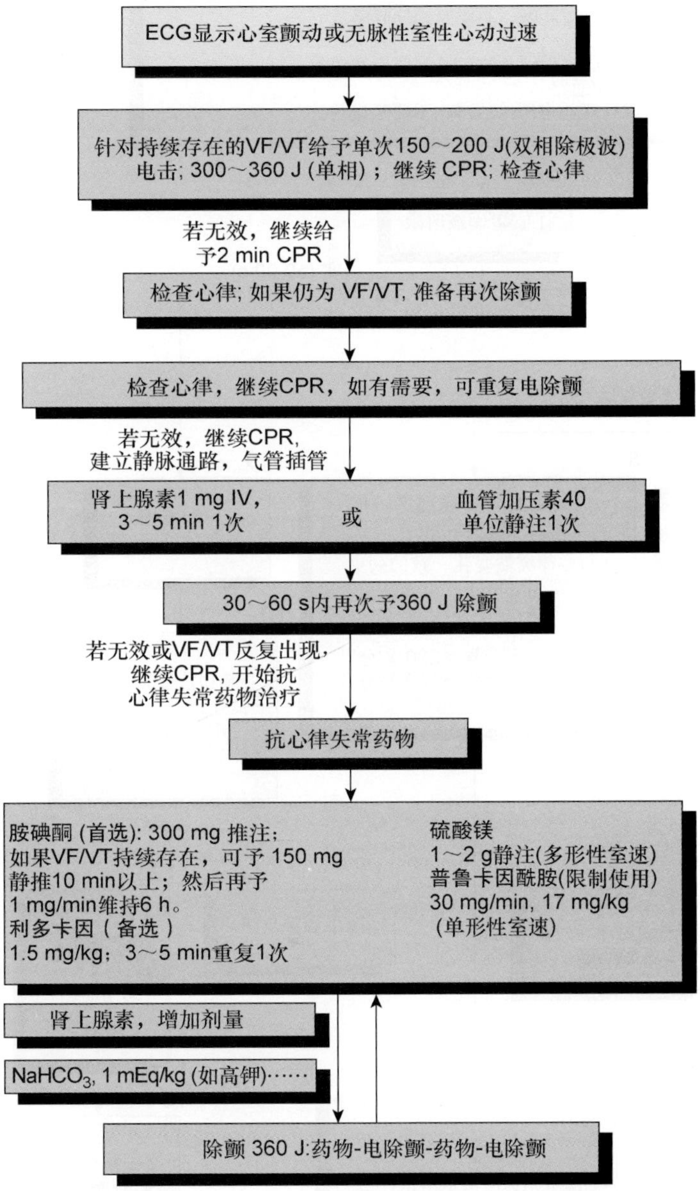

图 26-1　心室颤动（VF）或无脉性室性心动过速（VT）高级心肺复苏（ACLS）流程。注意：在 2008 版建议中，在休克时除采取标准 CPR 抢救外，还可采取 200 次连续按压方式进行抢救，该方法在未来的指南中尚待进一步深入研究。CPR，心肺复苏术；ECG，心电图。（From Goldman L，Schafer AI：Goldman Cecil medicine，ed 25，Philadelphia，2016，Saunders.）

第 27 章　儿科心动过速

Tachycardia，Pediatric Patient

ICD-10CM # R00.0 非特异性心动过速

杨小艳　译　杨礼腾　审校

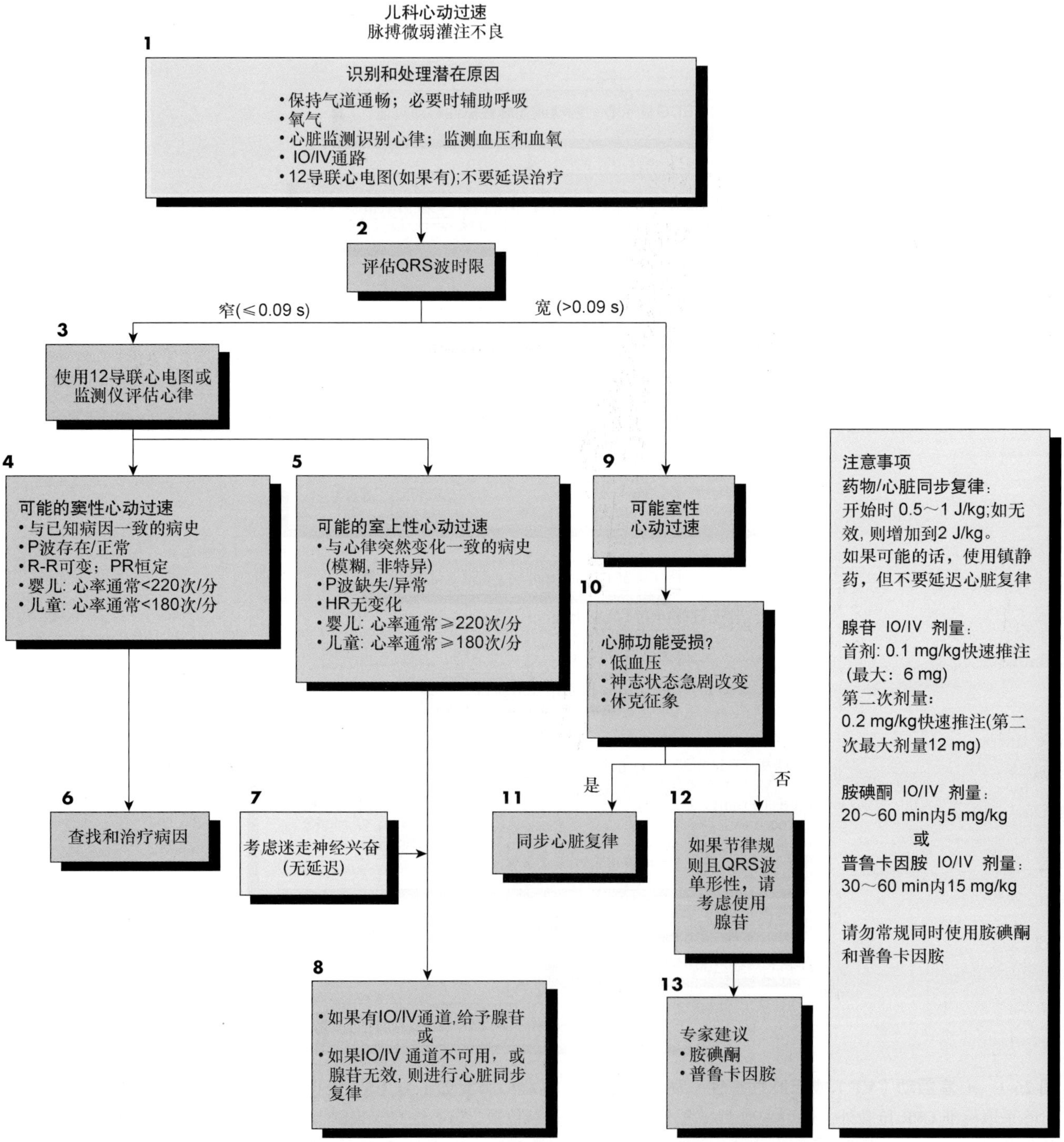

图 27-1　美国心脏协会室性心律失常治疗指南。HR，心率；IO，骨内；IV，静脉内。（From Fuhrman BP，Zimmermann JJ：Fuhrman & Zimmerman's pediatric critical care，ed 5，Philadelphia，2017，Elsevier.）

第 28 章　创伤性主动脉损伤

Traumatic Aortic Injury

ICD-10CM # S25.00XA 初次就诊的非特异性胸主动脉损伤

吴文娟　译　陈俊文　审校

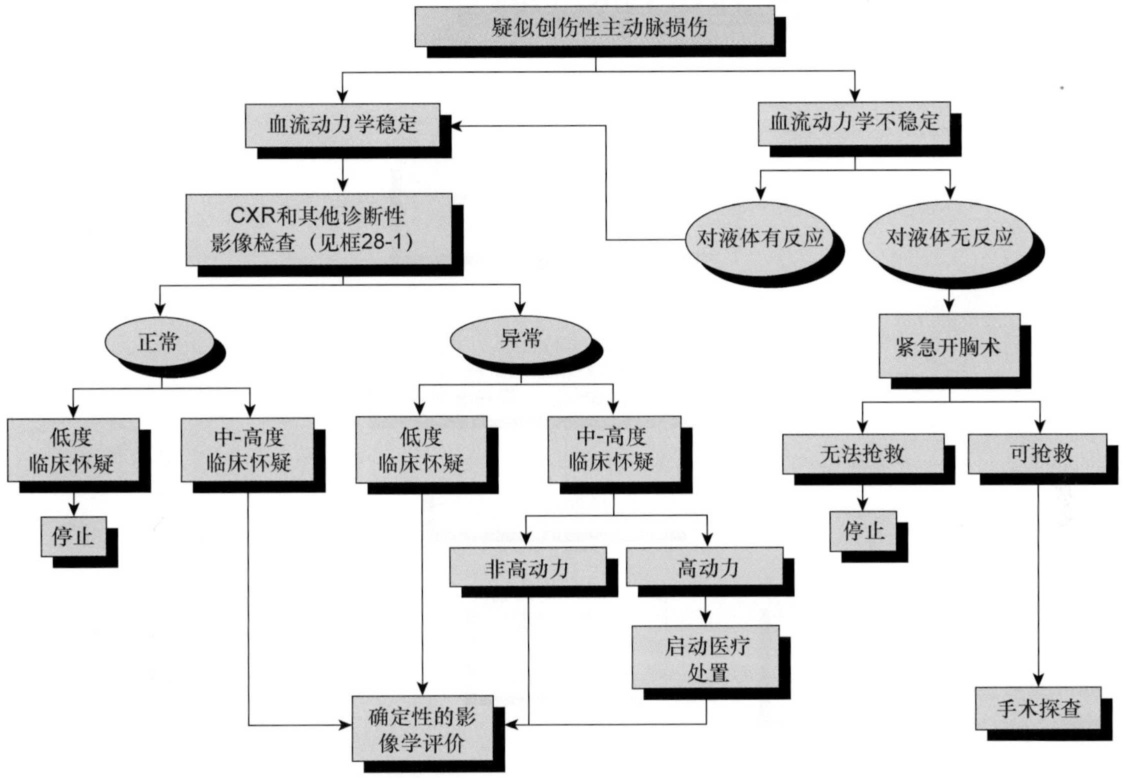

图 28-1　疑似创伤性主动脉损伤的诊断管理流程。CXR，X 线胸片。（Modified from Adams JG et al：Emergency medicine：clinical essentials，ed 2，Philadelphia，2013，Elsevier.）

框 28-1　大血管损伤影像学检查的利弊

胸片

利

- 价格低廉
- 可在床旁进行
- 易于解读

弊

- 非特异性
- 创伤性主动脉损伤的假阴性率为 7% ～ 10%

CT 血管造影

利

- 识别纵隔血肿并鉴别其原因
- 识别包括内膜撕裂在内的主动脉损伤
- 创伤性主动脉损伤的灵敏度和特异度接近 100%

弊

- 对非主动脉血管损伤界定不清
- 需要相对血流动力学稳定性以行检查

主动脉造影术

利

- 传统“金标准”
- 对分支血管损伤的诊断有益
- 界定可疑的计算机断层血管造影结果

弊

- 难以在紧急情况下做此检查
- 需要血流动力学相对稳定

经食管超声心动图

利

- 可以在床旁进行
- 不受身体状态限制

弊

- 紧急情况下不易应用
- 颈椎不稳或疑似食管创伤患者禁用

第 29 章　血栓性微血管病的鉴别诊断

Thrombotic Microangiopathies, Differential Diagnosis

ICD-10CM # M31.1 血栓性微血管病

林玉蓉　译　柳威　审校

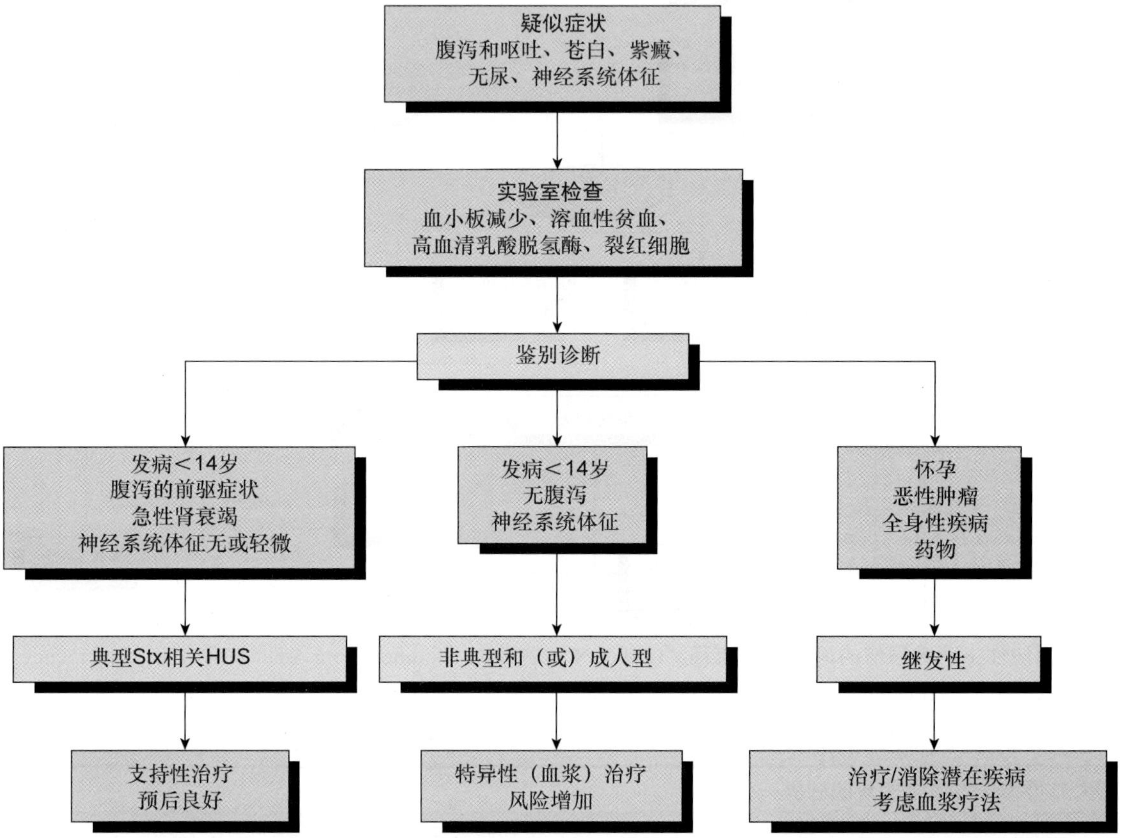

图 29-1　血栓性微血管病的鉴别诊断流程。有症状的患者应检查微血管病溶血的特异性体征。成人须排除疾病的继发形式。早期诊断有助于确定最合适的治疗方法。Stx 相关溶血性尿毒症综合征（HUS）患儿须行支持治疗。成人和非典型患者应考虑特定疗法。继发性疾病治疗的根本是治疗和（或）消除潜在因素。Stx，志贺毒素。（From Feehally J，Floege J，Johnson RJ：Comprehensive clinical nephrology，ed 3，St Louis，2007，Mosby.）

第 30 章　心悸、头晕和（或）晕厥

Palpitations，Dizziness，and/or Syncope

ICD-10CM # R42 头晕和眩晕
R55 晕厥和晕倒

孟伟民　译　童瑾　胡晶晶　审校

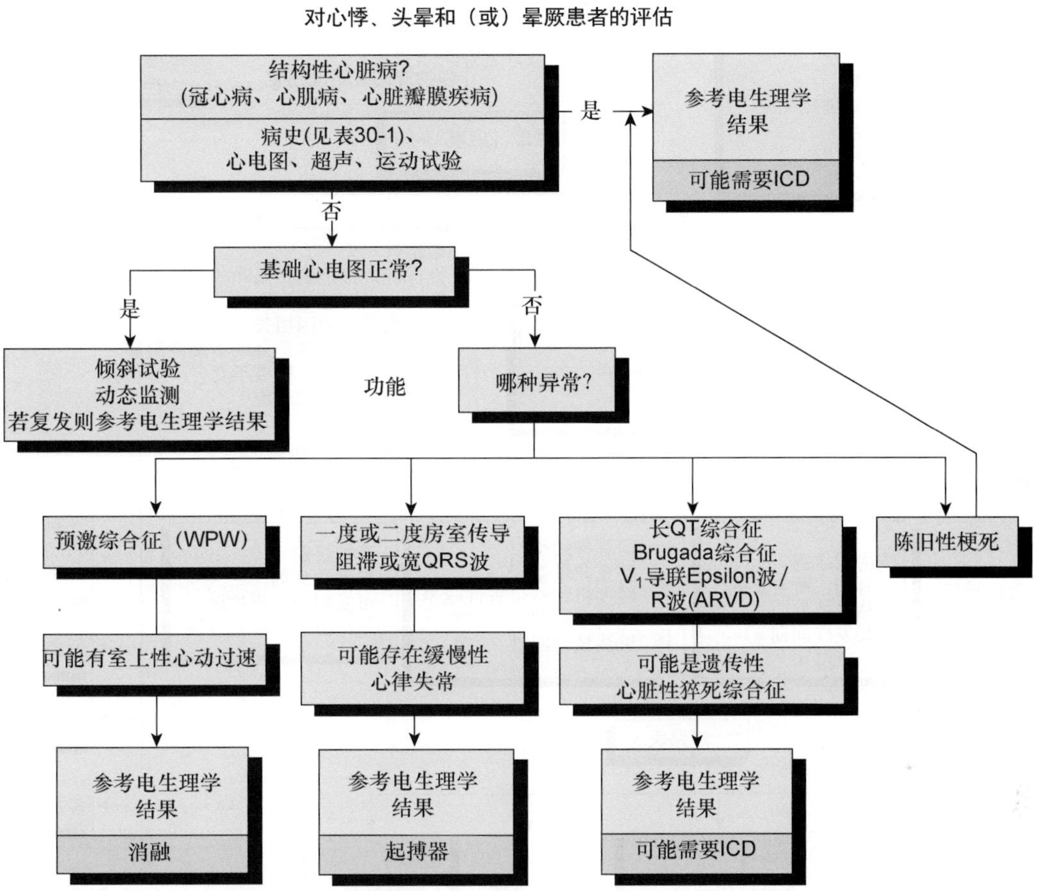

图 30-1　评估有心悸、头晕或晕厥症状的患者的流程图。ARVD，致心律失常性右心室发育不良；ICD，埋藏式心脏复律除颤器。（From Goldman L，Schafer AI：Goldman Cecil medicine，ed 25，Philadelphia，2016，Saunders.）

表 30-1　心悸患者病史中应包含的项目

是否发生心悸：	如果是，要考虑：
是孤立的"跳动"还是连续性"跳跃"？	期外收缩
起病突然，心率 120 次 / 分或以上，心律齐或不齐？	阵发性心动过速
症状是否与运动或兴奋有关？	心房颤动、心房扑动、甲状腺功能亢进、贫血、发热状态、低血糖、焦虑状态
虽然不一定是突然发作，但病情迅速进展，与运动或兴奋无关？	出血、低血糖、肾上腺髓质瘤
与用药有关吗？	烟草、咖啡、茶、酒、肾上腺素、麻黄素、氨茶碱、阿托品、甲状腺素、单胺氧化酶抑制剂
与站立有关吗？	直立（体位）性低血压
在中年女性中，伴有面红和出汗？	更年期综合征
有时心率正常、节律规整？	焦虑状态

From Goldman L，Braunwald E：Chest discomfort and palpitation. In Isselbacher KJ，Braunwald E et al［eds］：Harrison's principles of internal medicine，ed 13，New York，1994，McGraw-Hill.

第 31 章　眩晕
Vertigo

ICD-10CM # R42 头晕目眩
H81.13 双侧良性阵发性眩晕
H81.49 起源于中枢神经系统的眩晕，无特异性
H81.399 其他非耳源周围性眩晕
H81.23 双侧前庭神经炎

欧英炜　译　南勇　审校

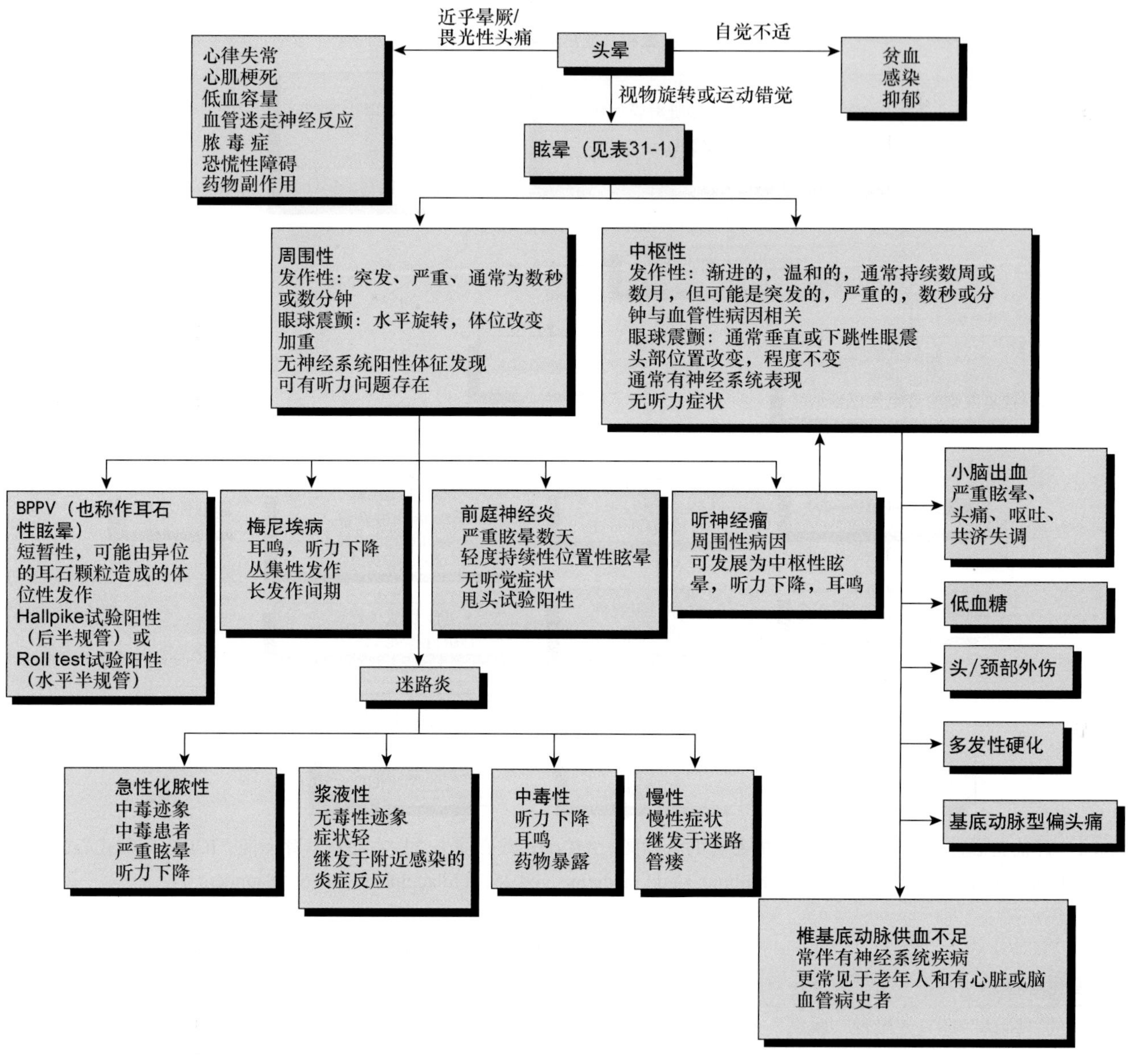

图 31-1　头晕和眩晕诊断流程图。BPPV，良性阵发性位置性眩晕。（From Marx JA et al：Rosen's emergency medicine，ed 8，Philadelphia，2014，Saunders.）

表 31-1　真性眩晕患者的鉴别诊断

病因	病史	伴随症状	体格检查
周围性			
1. 良性阵发性位置性眩晕	短暂性，位置性，疲劳易发作	恶心，呕吐	单一体位可以导致眩晕。Hallpike 试验（后半规管）阳性或 Roll-test 试验（水平半规管）阳性
2. 迷路炎			
A. 浆液性	轻到重度的位置性症状。通常合并或前驱存在耳、鼻、咽喉或脑膜的感染	可伴有轻到重度的听力丧失	无中毒症状患者通常仅有轻微体温升高
B. 急性化脓性	同时存在内耳的急性渗出性感染，症状较重	通常有严重的听力丧失，恶心，呕吐	发热患者有中毒迹象。急性中耳炎
C. 中毒性	症状逐渐进展：由药物中毒引起，继续用药，则症状发展更快	听力丧失可快速且严重，伴恶心，呕吐	听力丧失。慢性期常有共济失调
3. 梅尼埃病	反复发作的严重眩晕，通常持续数小时，突发起病，可丛集发作。发作间期较长	恶心呕吐，耳鸣，听力丧失	不存在位置性眼震
4. 前庭神经炎	突然发作的严重眩晕，随后数天内逐渐减轻，可持续数周至数月。位置改变时症状可有加重。有时在首次发作前存在前驱感染或中毒。30 ～ 50 岁发病率最高	恶心，呕吐，无听力症状	可有朝向受累侧的自发性眼震
5. 听神经瘤	逐渐起病，症状逐渐加重。后期可出现神经系统体征。最常见于 30 ～ 60 岁女性	听力丧失，耳鸣。随着肿瘤增大可出现真性共济失调和神经症状	单侧听力逐渐下降。随着肿瘤增大出现真性躯干共济失调和其他神经系统体征。可有角膜反射的减弱或缺失。可有听神经受累症状
中枢性			
1. 血管疾病			
A. 椎基底动脉供血不足	高龄患者无明显诱因下出现孤立性新发眩晕时应考虑此病。可能有既往动脉粥样硬化病史。可与颈部创伤同时出现。首次发作通常持续数秒至数分钟	通常有头痛。常伴有构音障碍、共济失调、肢体无力、肢体麻木、复视。耳鸣和耳聋较少见	可伴有神经系统异常体征，但初发时可表现正常
B. 小脑出血	突然出现的严重症状	头痛，呕吐，共济失调	有中毒迹象。可有辨距不良、真性共济失调、同侧外展神经麻痹
C. 小脑后下动脉闭塞（Wallenberg 综合征）	伴有明显神经系统主诉的眩晕	恶心，呕吐，痛温觉缺失，共济失调，声音嘶哑	病灶同侧面部痛温觉缺失、病灶对侧肢体痛温觉缺失，软腭及咽喉肌瘫痪，霍纳综合征（同侧上睑下垂、瞳孔缩小、面部少汗）
2. 头部外伤	症状在头部外伤时或头部外伤后短期内出现。外伤后位置相关的症状最常见。自限性症状，持续数周至数月	通常伴有轻微恶心	偶有颅底骨折
3. 基底动脉型偏头痛	眩晕通常在头痛后出现，患者过去可有类似发作病史，多数患者存在偏头痛家族史。通常在青春期起病	通常在头痛前出现构音障碍，共济失调，视觉障碍，感觉异常	痫性发作

续表

病因	病史	伴随症状	体格检查
4. 多发性硬化	眩晕症状占 7% ～ 10%，1/3 的患者在病程中出现。起病较重，类似内耳迷路疾病。常伴随其他神经系统症状或体征的发作史	严重的恶心呕吐	可能有水平、旋转或垂直眼震。眩晕症状消退后，眼球震颤可能持续存在。双侧核间性眼球麻痹和共济失调性眼球运动提示多发性硬化
5. 颞叶癫痫	可为该部分患者的首发或显著症状	记忆损害，幻觉，失神状态	可有失语症或抽搐
6. 低血糖症	可发生在糖尿病患者以及任何有不明原因症状的其他患者	出汗，焦虑	可出现心动过速、精神状态改变

From Marx JA et al：Rosen's emergency medicine，ed 8，Philadelphia，2014，Saunders.

第 32 章 卒中 Stroke

ICD-10CM # I67.89 其他脑血管疾病

张路 译 冯黎 审校

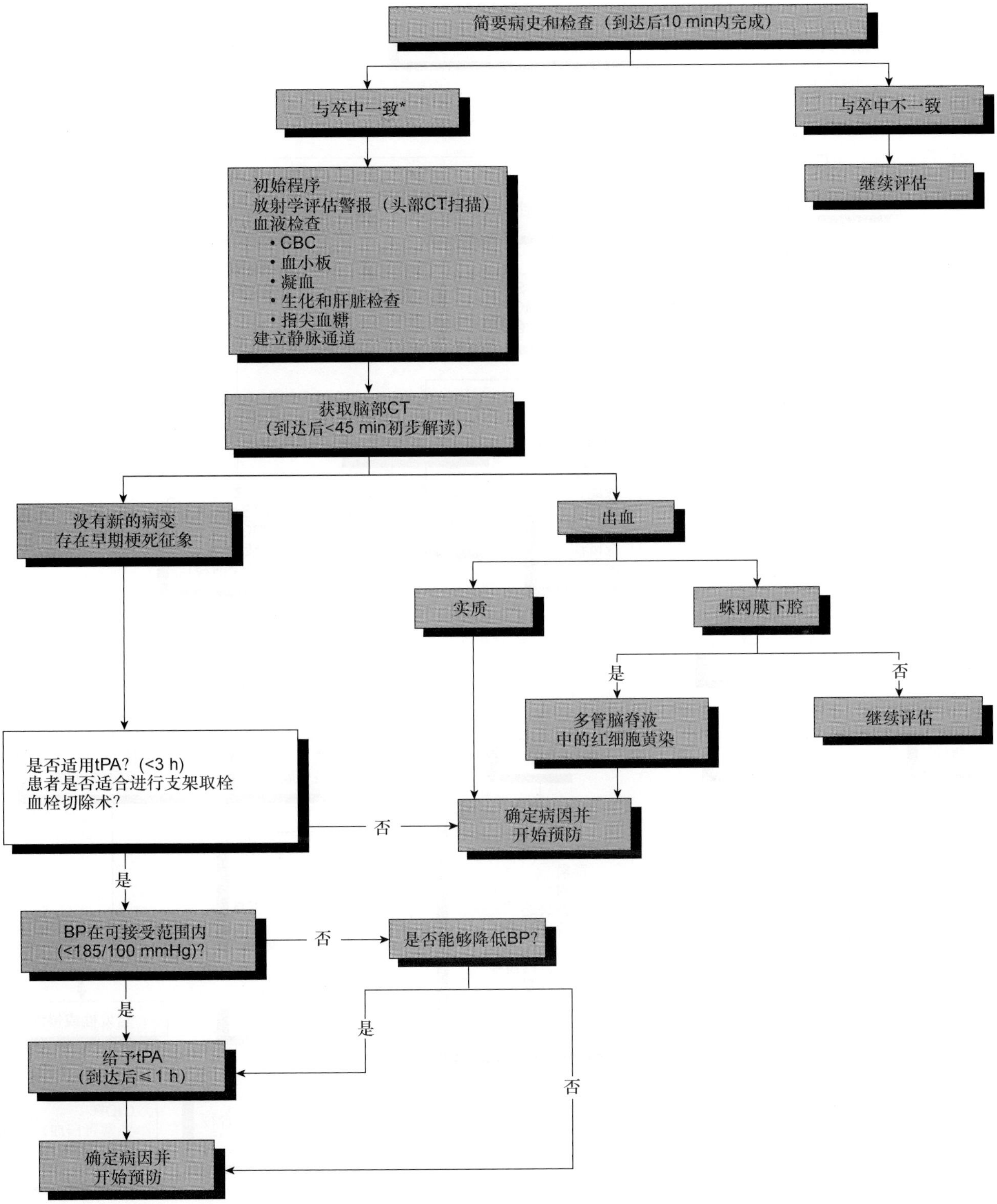

*注：关于该主题的更多信息请参见《Ferri临床诊疗指南——神经系统疾病诊疗速查手册》

图 32-1 疑似卒中患者的紧急评估方法。BP，血压；CBC，全血细胞计数；CT，计算机断层成像；tPA，组织型纤溶酶原激活剂。（From Goldman L，Schafer AL［eds］：Cecil textbook of medicine，ed 24，Philadelphia，2012，Saunders.）

第 33 章　周围神经病

Peripheral Neuropathy

ICD-10CM # G60.9 遗传性和特发性神经病，非特异性
G57.10 感觉异样性股痛，非特指下肢
G90.09 其他特发性周围自主神经病

林玉蓉　译　柳威　审校

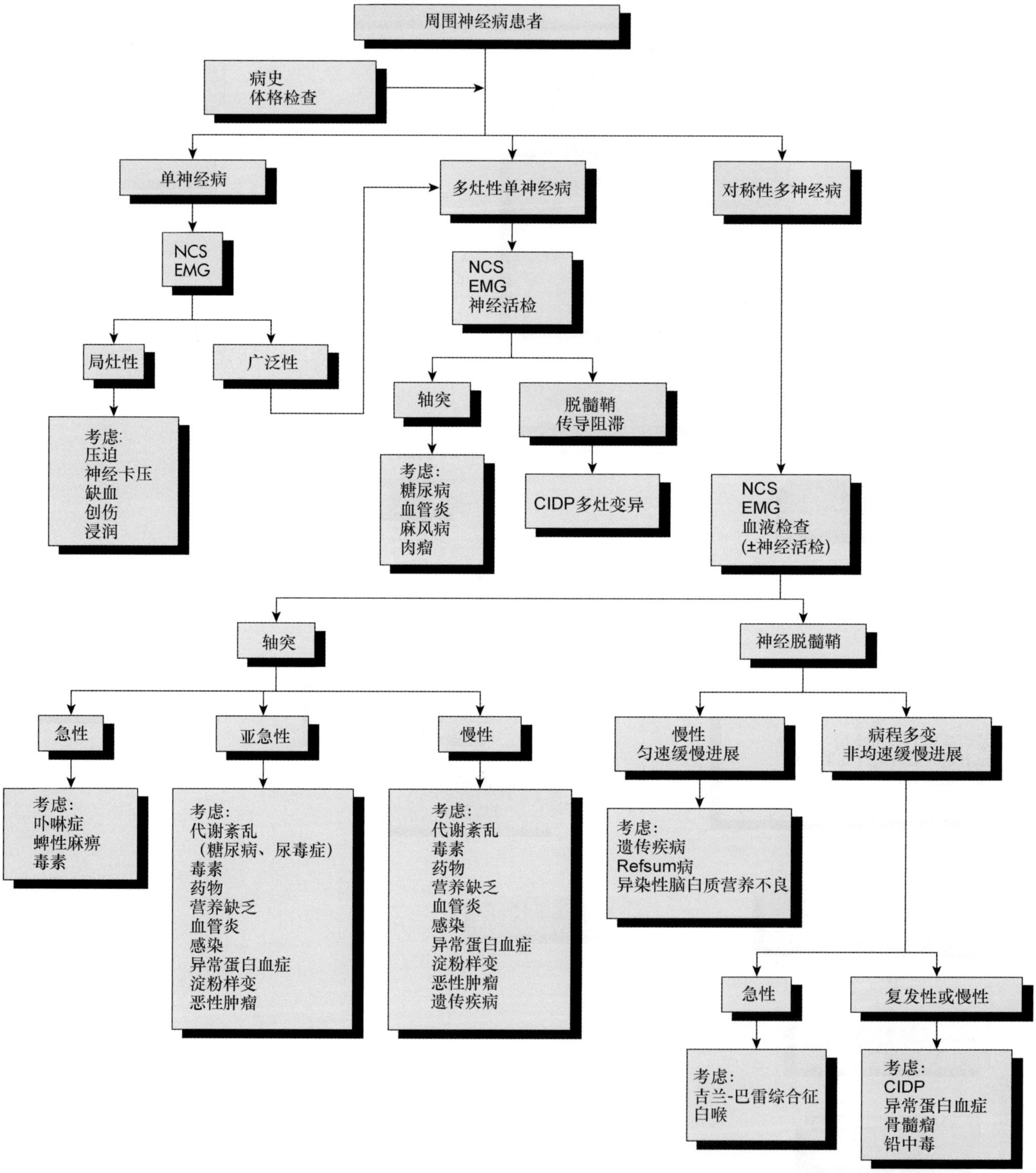

图 33-1　周围神经病变患者的诊疗流程。CIDP：慢性炎性脱髓鞘性多神经根病；EMG：肌电图；NCS：神经传导检查。（Modified from Greene HL，Johnson WP，Lemcke DL：Decision making in medicine，ed 2，St Louis，1988，Mosby.）

第 34 章　咽痛

Sore Throat

ICD-10CM # J02.9 急性咽炎，非特异性
J31.2 慢性咽炎
J02.0 链球菌性咽炎

亢锴　译　童瑾　胡晶晶　审校

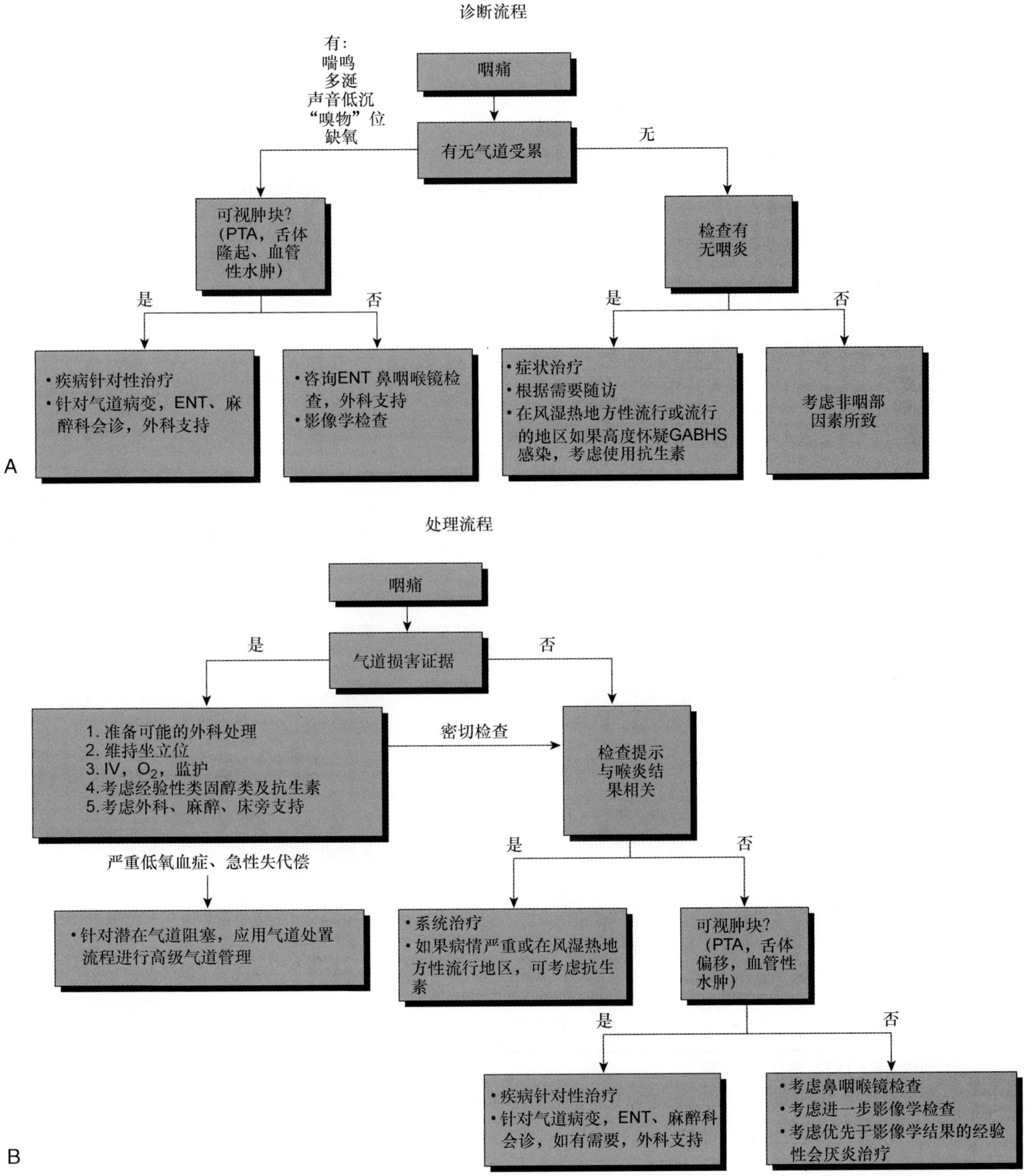

图 34-1　咽痛的临床诊断（A）及处理（B）流程。可参阅《Ferri 临床诊疗指南——呼吸系统疾病诊疗速查手册》。ENT，耳鼻喉；GABHS，A 组 β 溶血性链球菌；IV，静脉通路；PTA，扁桃体周围脓肿。（From Marx JA et al：Rosen's emergency medicine，ed 8，Philadelphia，2014，Saunders.）

表 34-1　咽痛的鉴别诊断

咽炎类型	患者特性	症状性质	易感因素	体格检查结果	诊断性检查
无咽部溃疡					
病毒	所有年龄	咽痛，快速发作 全身症状	—	渗出液可能少于链球菌感染	—
传染性单核细胞增多症	青少年及青年人群 老人少见	逐渐发生	—	低热，偶尔渗出液，颈后淋巴结肿大 肝脾肿大	传染性单核细胞试验
链球菌性咽炎	患者多小于 25 岁，尤其是 6 ～ 12 岁	咽痛，发作迅速，较少全身症状	秋冬季 家庭聚集性链球菌感染 糖尿病	明显红斑和咽喉肿胀 体温＞ 101℉（38.3℃），颈前部触痛结节 瘢痕性皮疹 扁桃体渗出，可能多于病毒感染	培养 快速链球菌抗原筛查 抗链球菌溶血素滴度升高
淋球菌性咽喉炎	男性同性恋和肛门生殖器淋病者最常见	通常无症状	口交	—	培养
鼻窦炎伴鼻后滴漏综合征	成人	通常为轻度咽痛，卧位加重	—	鼻窦炎的证据 鼻后滴漏	CT 或可弯曲鼻咽喉镜局部镜检（顽固性病例）
变应性咽炎	—	—	季节性变应原病	不发热 间歇性鼻后滴漏综合征 咽喉部因微量注射而肿胀	变应原测试
合并咽部溃疡					
疱疹性咽峡炎	儿童更常见	扁桃体、悬雍垂或舌体痛性溃疡	免疫缺陷，夏季与秋季发病	囊疱 1 ～ 2 mm 溃疡	血清学试验
梭形螺旋体感染（Vincent 咽峡炎）	不注意口腔卫生的儿童及成人	痛性溃疡 牙龈出血，口臭	—	无疱疹 溃疡性牙龈炎 2 ～ 30 mm 灰色、坏死性溃疡，假膜	革兰氏染色，螺旋体
念珠菌病	儿童 免疫缺陷患者 经常使用抗生素患者	—	免疫抑制 抗生素 吸入性类固醇	3 ～ 11 mm 溃疡 无囊疱	KOH 涂片，真菌培养
单纯疱疹	儿童更多见	不是咽痛的常见病因	免疫抑制	1 ～ 2 mm 痛性溃疡 嘴唇、齿龈、颊部、舌体疱疹	察恩柯（Tzanck）涂片，不太敏感 病毒培养，PCR，单纯疱疹 病毒抗体检测

CT，计算机断层成像；PCR，聚合酶链反应

Modified from Seller RH，Symons AB：Differential diagnosis of common complaints，ed 7，Philadelphia，2018，Elsevier.

第 35 章　慢性咳嗽

Cough, Chronic

尹雯　译　杨礼腾　审校

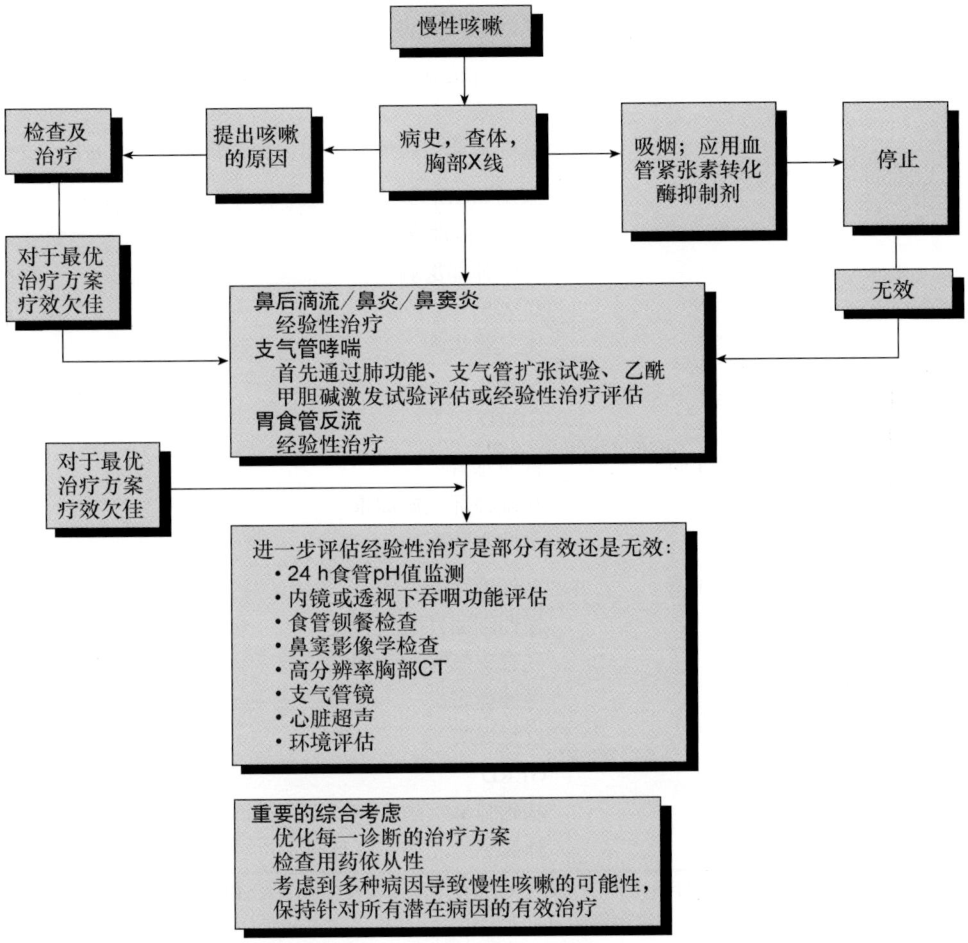

图 35-1　持续＞8 周慢性咳嗽的诊治流程图。CT，计算机断层成像。（From Goldman L，Schafer AI：Goldman's Cecil medicine，ed 24，Philadelphia，2012，Saunders.）

表 35-1　评估慢性咳嗽病因的诊断性检查的特点

检查	诊断	阳性预测值（%）	阴性预测值（%）
鼻窦影像学	鼻窦炎	57 ～ 81	95 ～ 100
乙酰甲胆碱激发试验	支气管哮喘	60 ～ 82	100
改良食管钡餐检查	GERD，食管狭窄	38 ～ 63	63 ～ 93
食管 pH 值监测 *	GERD	89 ～ 100	＞ 100
支气管镜	支气管内肿块 / 病变	50 ～ 89	100

* 24 h 食管 pH 值监测。GERD，胃食管反流病

From Goldman L，Schafer AI［eds］：Goldman's Cecil medicine，ed 24，Philadelphia，2012，Saunders.

表 35-2　成人及儿童咳嗽的定义及常见病因

年龄组	咳嗽类型	病程	常见病因
成人	急性	＜ 3 周	普通感冒 肺部疾病加重（如：支气管哮喘） 急性环境暴露 急性心肺疾病
	亚急性	3 ～ 8 周	感染后咳嗽 百日咳 基础肺部疾病加重（如：支气管哮喘、COPD、支气管扩张）
	慢性	＞ 8 周	服用 ACEI 吸烟 / 慢性支气管炎 基础肺部疾病 UACS 支气管哮喘 NAEB GERD
儿童	急性	＜ 4 周	普通感冒 基础肺部疾病加重 急性心肺疾病
	慢性	＞ 4 周	支气管哮喘 慢性细菌性支气管炎 气管支气管软化症 慢性鼻窦炎 反复误吸 GERD 基础肺部疾病（如：支气管扩张症） 肺部感染（如：百日咳）

ACEI，血管紧张素转化酶抑制剂；COPD，慢性阻塞性肺疾病；GERD，胃食管反流病；NAEB，非哮喘性嗜酸性粒细胞性支气管炎；UACS，上气道咳嗽综合征。

From Adkinson NF et al：Middleton's allergy principles and practice，ed 8，Philadelphia，2014，Saunders.

框 35-1　成人慢性咳嗽诊断及治疗中的误区

综合考虑

- 当患者胸部影像学检查阴性或几乎正常且不吸烟、不服用 ACEI 药物时，没有考虑到 UACS、支气管哮喘 /NAEB 和（或）GERD 的可能性
- 因为患者临床或影像学资料显示有“明显的”导致咳嗽的病因（如：孤立肺结节，肺间质纤维化），而没有考虑 UACS、支气管哮喘 /NAEB 和（或）GERD 这些鉴别诊断
- 没有意识到可能同时存在多种咳嗽病因
- 诊断性治疗维持时间太短，不足以准确评价治疗疗效
- 没有完善支气管镜检查明确气道情况，就过早诊断为“不明原因”咳嗽
- 没有进行咳嗽病因的全面评估，就错误诊断为“不明原因”咳嗽或心因性咳嗽

上气道咳嗽综合征

- 没有意识到 UACS 可以表现为有痰的咳嗽
- 没有意识到慢性咳嗽可以是 20%UACS 患者的唯一表现
- 没有意识到鼻窦炎是 UACS 的病因之一
- 错误认为选择性组胺 H_1 受体拮抗剂对于非过敏性原因导致的 UACS 有效
- 因常年性鼻部症状忽略过敏性鼻炎这一病因
- 对于存在鼻息肉的患者忽略阿司匹林加重性疾病

支气管哮喘 /NAEB

- 没有意识到这些疾病可以表现为有痰的咳嗽
- 没有意识到慢性咳嗽有时可以是支气管哮喘（亦称为咳嗽变异性哮喘）的唯一表现
- 仅当激发试验结果一项与诊断一致时，就错误认定支气管激发试验阳性（如：乙酰甲胆碱激发试验）意味着支气管哮喘
- 当支气管激发试验阴性时，没有考虑 NAEB 这一病因
- 没有意识到吸入药物有时也可以诱发咳嗽
- 没有考虑职业性和环境因素导致的支气管哮喘 /NAEB

胃食管反流病

- 没有意识到 GERD 有时可以表现为有痰的咳嗽
- 没有意识到慢性咳嗽有时可以是 GERD 的唯一表现（也称为隐匿性 GERD）
- 仅因咳嗽没有随胃肠道症状缓解而改善，就认定不可能由 GERD 导致咳嗽而错误排除 GERD 这一诊断
- 没有考虑到非酸反流，并且错误认为胃酸抑制剂对于所有 GERD 导致的咳嗽均有效
- 没有用 24 h 食管 pH 及阻抗监测来评估 GERD 治疗是否充分
- 没有考虑可能影响 GERD 治疗疗效的合并症（如：睡眠呼吸暂停）及药物（如：硝酸盐、黄体酮）
- 没有意识到当强化药物治疗无效时外科治疗可能有效

血管紧张素转化酶抑制剂

- 仅因为咳嗽出现在应用 ACEI 之前，就没有意识到 ACEI 是导致慢性咳嗽的原因之一
- 因为咳嗽没有在停用 ACEI 药物 1 ～ 3 周之内缓解，就得出 ACEI 不是慢性咳嗽病因的错误结论

ACEI，血管紧张素转化酶抑制剂；GERD，胃食管反流病；NAEB，非哮喘性嗜酸性粒细胞性支气管炎；UACS，上气道咳嗽综合征。
From Adkinson NF et al：Middleton’s allergy principles and practice，ed 8，Philadelphia，2014，Saunders.

第 36 章　呼吸困难
Dyspnea

ICD-10CM # R06.9 非特异性呼吸异常

亢锴　译　童瑾　胡晶晶　审校

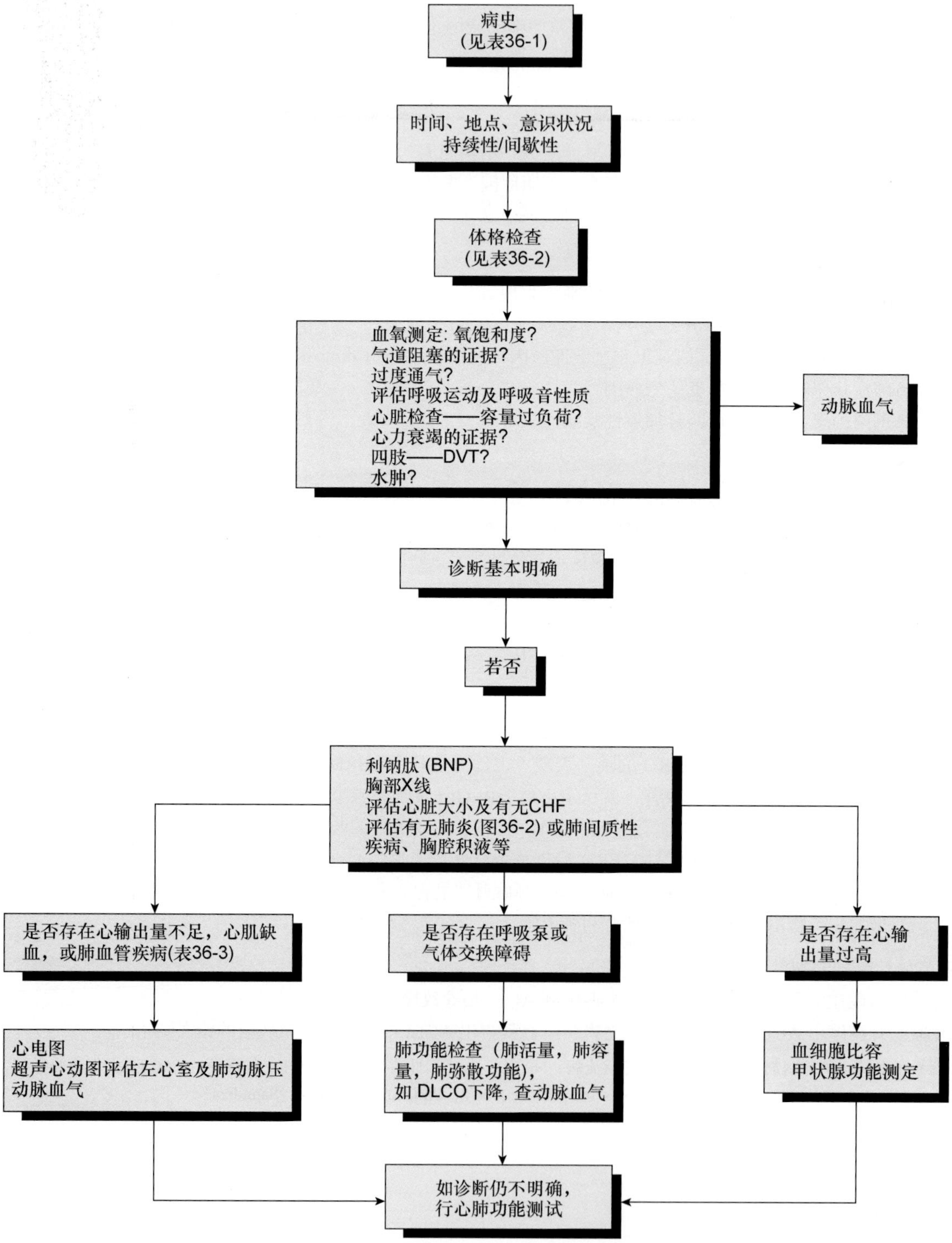

图 36-1　呼吸困难患者评估流程。此流程实际进行的速度及完整性应取决于患者临床症状的严重程度及是否典型，不能拘泥于形式一成不变。例如：一例严重急性呼吸困难的患者，动脉血气分析也许会是当务之急的实验室检查。然而流程中针对慢性不明原因呼吸困难患者此项检查可能会排在更后的检查序列中。如果依据现场情况能有效明确治疗获益时，可以当机立断，及时给予支气管扩张剂进行试验性药物治疗。CHF，充血性心衰；DLCO，肺一氧化碳弥散量；DVT，深静脉血栓形成。（Modified from Schwartzstein RM，Feller-Kopman D：Approach to the patient with dyspnea. In Braunwald E，Goldman L［eds］：Primary cardiology，ed 2，Philadelphia，2003，Saunders.）

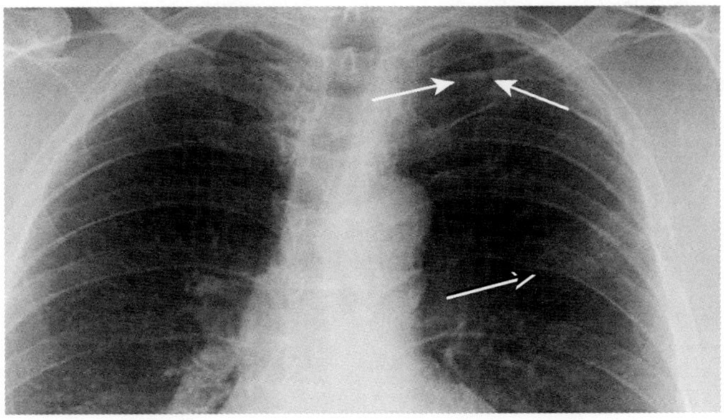

图 36-2　1 例咳嗽及发热患者的胸片　黑色箭头显示左肺中野片状淡薄密度增高影，提示肺炎改变。此外，白色箭头显示左肺尖病变，疑似肿瘤可能。因有多重结构重叠，且包括第一肋骨及锁骨，肺尖常被定义为胸片检查上容易漏诊的危险区域，每例胸片均需严格检查肺尖部位避免遗漏诊断。（From Soto JA，Lucey BC：Emergency radiology：the requisites，ed 2，Philadelphia，2017，Elsevier.）

表 36-1　急性呼吸困难的鉴别诊断

器官 / 系统	危重症诊断	急症诊断	非急症诊断
肺	气道阻塞 肺栓塞 非心源性肺水肿 过敏反应 通气衰竭	自发性气胸 支气管哮喘 肺源性心脏病 误吸 肺炎（CAP 评分＞ 70）	胸腔积液 肿瘤 肺炎（CAP 评分≤ 70） COPD
心脏	肺水肿 心肌梗死 心脏压塞	心包炎	先天性心脏病 心脏瓣膜疾病 心肌病
与呼吸用力度正常或增加相关的疾病			
腹腔疾病		机械性阻碍 低血压，脏器破裂所致脓毒症，肠梗阻，炎症或感染	妊娠 腹水，肥胖
精神疾病			过度换气综合征 躯体化障碍 惊恐发作
代谢性或内分泌疾病	中毒 酮症酸中毒	肾衰竭 电解质异常 代谢性酸中毒	发热 甲状腺疾病
感染	会厌炎	肺炎（CAP 评分＞ 70）	肺炎（CAP 评分≤ 70）
外伤	张力性气胸 心脏压塞 连枷胸	单纯性气胸，血胸 横膈破裂	肋骨骨折
血液学	一氧化碳中毒 急性胸部综合征	贫血	
与呼吸用力度下降有关的疾病			
神经肌肉性疾病	CVA，颅内损伤 有机磷中毒	多发性硬化 吉兰-巴雷综合征 蜱性麻痹	ALS 多发性肌炎 卟啉症

ALS，肌萎缩侧索硬化；CAP，社区获得性肺炎；COPD，慢性阻塞性肺疾病；CVA，脑血管意外。From Marx JA et al：Rosen's emergency medicine，ed 8，Philadelphia，2014，Saunders.

表 36-2 体格检查关键结果

症状	体格检查	倾向性诊断
生命体征	呼吸急促	肺炎、气胸
	呼吸减慢	颅内损伤或食物中毒
	心动过速	PE，外伤性胸部损伤
	低血压	张力性气胸
	发热	肺炎，PE
一般表现	恶病质，体重下降	恶性肿瘤，获得性免疫缺陷，分枝杆菌感染
	肥胖	通气不足，睡眠呼吸暂停，PE
	妊娠	PE
	桶状胸	COPD
	“嗅物”位	会厌炎
	端坐体位	COPD 或严重哮喘发作
	外伤性损伤	气胸（单纯性、张力性），肋骨骨折，连枷胸，血胸，肺挫伤
皮肤与指甲	烟草污渍或气味	COPD，恶性疾病，感染
	杵状指	慢性低氧血症，心内分流，肺血管异常
	皮肤与结膜苍白	贫血
	肌肉萎缩	神经肌肉性疾病
	擦伤	胸壁：肋骨骨折，气胸
		弥漫性：血小板减少症，长期应用类固醇类药物，抗凝药物
	皮下气肿	肋骨骨折，气胸，气管 / 支气管断裂
	荨麻疹，风疹	变态反应，感染，蜱传播疾病
颈部	喘鸣	上气道水肿或感染，异物，外伤，过敏反应
	JVD	张力性气胸，COPD 或哮喘急性发作，液体超负荷或 CHF，PE
肺部检查	喘鸣	CHF，过敏反应
		支气管痉挛
	啰音	CHF，肺炎，PE
	单侧减低	气胸，胸腔积液，实变，肋骨骨折或顿挫伤，肺挫伤
	咯血	恶性，感染，出血疾病，CHF
	咳痰	感染（病毒、细菌）
	胸膜摩擦音	胸膜炎
	呼吸运动异常（如：陈-施呼吸）	颅内损伤
胸部检查	触诊时捻擦感、疼痛	肋骨 / 胸骨骨折
	皮下气肿	气胸，气管 / 支气管破裂
	胸腹矛盾呼吸	膈肌损伤伴膈疝；颈髓损伤
	连枷节段	连枷胸，肺挫伤
心脏检查	心脏杂音	PE
	S_3 或 S_4 奔马律	PE
	S_2 亢进	PE
	心音低钝遥远	心脏压塞
四肢	小腿压痛，霍曼（Homans）征	PE
	水肿	CHF
神经检查	局灶功能缺失（运动、感觉、认知）	卒中，颅内出血导致呼吸中枢功能异常；如系长期的，需考虑吸入性肺炎的风险
	系统性功能缺失	神经肌肉性疾病
	弥漫性减弱	代谢性疾病或电解质紊乱（低钙血症、低镁血症、低磷血症），贫血
	反射减弱	高镁血症
	上行性麻痹	吉兰-巴雷综合征

CHF，充血性心力衰竭；COPD，慢性阻塞性肺疾病；JVD，颈静脉充盈；PE，肺栓塞。From Marx JA et al：Rosen’s emergency medicine，ed 8，Philadelphia，2014，Saunders.

表 36-3　引起呼吸困难的常见疾病

疾病名称	呼吸困难病史	相关症状	体格检查及体征	实验室检查
肺栓塞	HPI：突发的，胸膜炎疼痛，固定（旅游、近期手术） PMH：恶性肿瘤，DVT，PE，高凝状态，口服避孕药，肥胖	出汗，劳力性呼吸困难	心动过速，呼吸急促，低热	• 血氧饱和度，ABG（A-a 梯度），D- 二聚体 • 心电图（心律失常，右心劳损） • CXR（韦特马克征，驼峰征），螺旋 CT，MRV • 肺血管造影 • DVT 超声检查阳性
肺炎	发热，排痰性咳嗽，胸痛	食欲减退，恶寒，恶心，呕吐，劳力性呼吸困难，咳嗽	发热，心动过速，呼吸急促，啰音，呼吸音减低	CXR，CBC，痰和血培养
细菌性	SH：吸烟　血氧饱和度测定			如果意识状态改变需行二氧化碳波形描记，若不可行则考虑 ABG，需考虑酸碱紊乱或高碳酸血症
病毒性	暴露（如流感、水痘）			
机会致病菌	免疫功能障碍，化疗			
真菌或寄生虫	暴露（如鸟类），缓慢侵袭	反复发热、干咳		
气胸	突然发作：外伤，胸痛，瘦高男性更易发生自发性气胸	局限性胸痛	呼吸音减低，皮下气肿，胸壁创伤或胸壁不稳定	• CXR：气胸，肋骨骨折，血胸 • 超声：气胸，胸腔积液
单纯性气胸				超声有阳性发现
张力性气胸	单纯性气胸的失代偿	出汗	JVD，气管偏移，心音低钝遥远，心源性休克	临床诊断：需要立即减压，可通过床边超声验证
COPD 或哮喘	吸烟，药物不良反应，上呼吸道感染症状，天气突变 PMH：环境过敏原 FH：支气管哮喘	气短，出汗	• 辅助呼吸肌用力收缩，端坐体位，发绀 • 二氧化碳体积描记图示鲨鱼鳍样外观	• CXR：排除炎性浸润，气胸、肺不张（黏液栓） • 超声：鉴别排除心衰 二氧化碳描记波形
恶性肿瘤	体重下降，吸烟，或职业暴露	吞咽困难	咯血	CXR，胸部 CT：肿块，肺门淋巴结肿大，灶性肺不张
液体超负荷	• 渐行性发作，饮食无节制或药物不良反应，胸痛 • PMH：新近的 MI，糖尿病，CHF	严重者端坐呼吸，PND	JVD，外周水肿，S_3 或 S_4 奔马律，新发心律失常，肝颈静脉回流征阳性	• CXR 或超声：胸腔积液，间质性肺水肿，Kerley B 线，心脏肥大 • 心电图：缺血、心律失常 • NT-ProBNP
过敏反应	暴露于变应原后的骤然发作	吞咽困难	口腔肿胀，喘鸣、哮鸣，荨麻疹	

A-a，肺泡-动脉；ABG，动脉血气；CBC，全血细胞计数；CHF，充血性心衰；CT，计算机断层成像；CXR，胸部 X 线检查；DVT，深静脉血栓；FH，家族史；HPI，现病史；JVD，颈静脉充盈；MI，心肌梗死；MRV，磁共振静脉造影术；NT-proBNP，N 端 B 型利钠肽前体；PE，肺栓塞；PMH，既往史；PND，夜间阵发性呼吸困难；SH，社会史

From Marx JA et al：Rosen’s emergency medicine，ed 8，Philadelphia，2014，Saunders.

第 37 章　职业性哮喘
Occupational Asthma

ICD-10CM # J45 哮喘

亢锴　译　童瑾　胡晶晶　审校

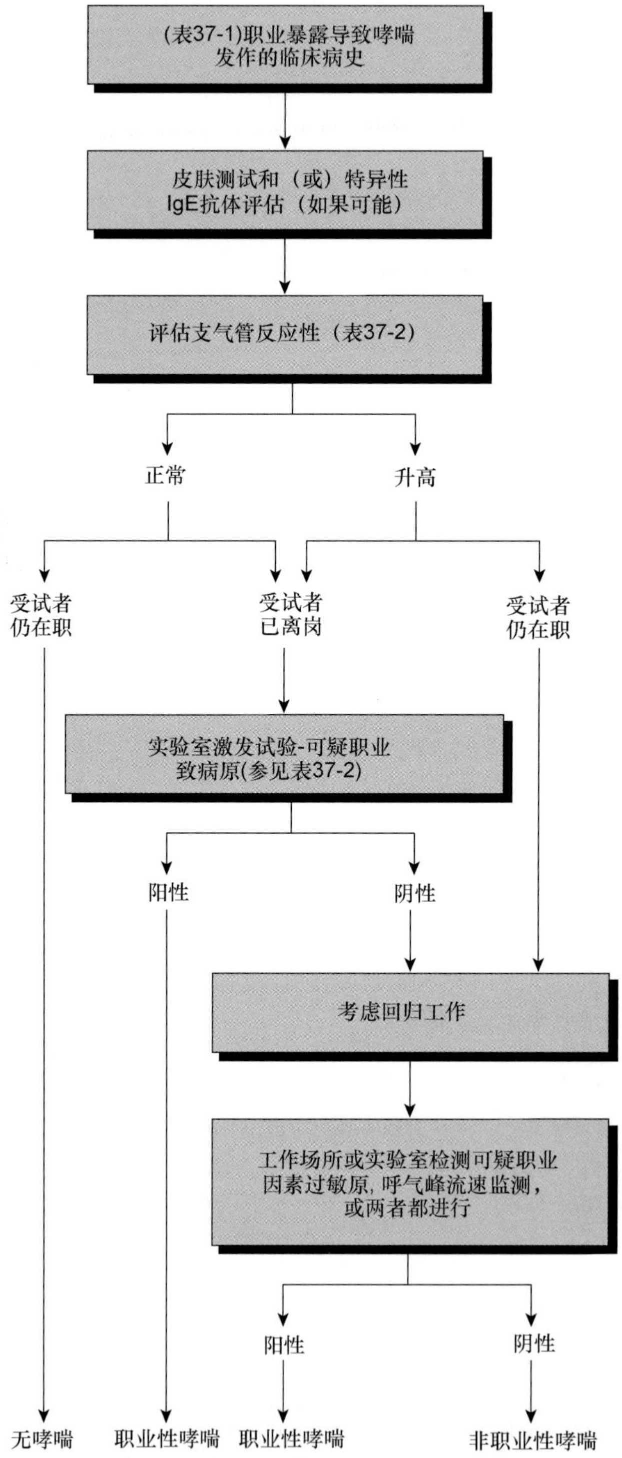

图 37-1　职业性哮喘调查流程。IgE，免疫球蛋白 E。（From Adkinson NF et al：Middleton's allergy principles and practice，ed 8，Philadelphia，2014，Saunders.）

表 37-1　潜伏期职业性哮喘与变应原介导的哮喘的鉴别

	潜伏期职业性哮喘	变应原介导的哮喘
潜伏期	变异性较大，至少数周	数分钟或数小时内症状发作
机制	免疫致敏	?
病理生理	类似普通哮喘	大量上皮细胞脱落合并早期胶原沉积，无嗜酸性粒细胞参与氧化过程
频度	85% ～ 90% 的职业时间	10% ～ 15% 的职业时间
症状	主要为喘鸣	主要为咳嗽
功能	气道对乙酰甲胆碱反应程度严重	气道对乙酰甲胆碱反应程度不严重
对支气管扩张剂的反应	＋＋＋	＋＋
对类固醇的反应	＋＋＋	＋＋
随时间的改善	通常较佳	中度、轻度或无变化

From Mason RJ et al：Murray & Nadel's textbook of respiratory medicine，ed 5，Philadelphia，2010，Saunders.

表 37-2　职业性哮喘诊断性测试的优势与不足

诊断性测试	优势与不足
评估支气管反应性	● 简单，廉价 ● 可确定哮喘诊断 ● 对职业性哮喘诊断率较低，某些情况下脱离工作场所后缺乏 NSBHR 并不能排除职业性哮喘诊断
免疫测试	● 易于操作，廉价 ● 商业化成品可供选用（皮肤斑贴试验、HMW 药物特异性 IgE 检测） ● 除乳胶外缺乏职业性变应原标准化测试 ● 可供某些 LMW 制剂（酐类、酸类、异氰酸酯类、醛类）的特异性 IgE 检测，但敏感度较低 ● 识别致敏原而非疾病本身
PEF 监测	● 廉价 ● 需要工人配合 ● 依从性低（＜ 60%） ● 可能存在结果伪造 ● 需要脱离工作岗位 2 周，对工作人员来说有时并不现实 ● 当从职业暴露中移除时有可能易于执行操作 ● 解释结果无固定模式 ● 解释结果需要结合经验
实验室特定物质吸入测试	● 当测试阳性时可确定职业性哮喘诊断 ● 可能存在假阴性测试 ● 花费较大 ● 在少数研究中心可以进行测试
工作场所特定物质吸入测试	● 如果测试结果阴性可排除职业性哮喘诊断 ● 需要日常的工作条件 ● 花费较大
无创气道炎症测试	痰细胞计数 ● 可能存在偏差或掺假 ● 为职业性哮喘提供辅助诊断依据 ● 花费较大 ● 并非广泛可用 ● 不能确定或排除职业性哮喘 呼气一氧化氮检测 ● 易于执行 ● 结果不恒定 ● 解释较困难 ● 结果易受多种因素影响

HMW，高分子量；IgE，免疫球蛋白 E；LMW，低分子量；NSBHR，非特异支气管高反应性；PEF，呼气峰流速。From Adkinson NF et al：Middleton's allergy principles and practice，ed 8，Philadelphia，2014，Saunders.

第 38 章　恶性气道阻塞

Airway Obstruction, Malignant

亢锴　译　童瑾　胡晶晶　审校

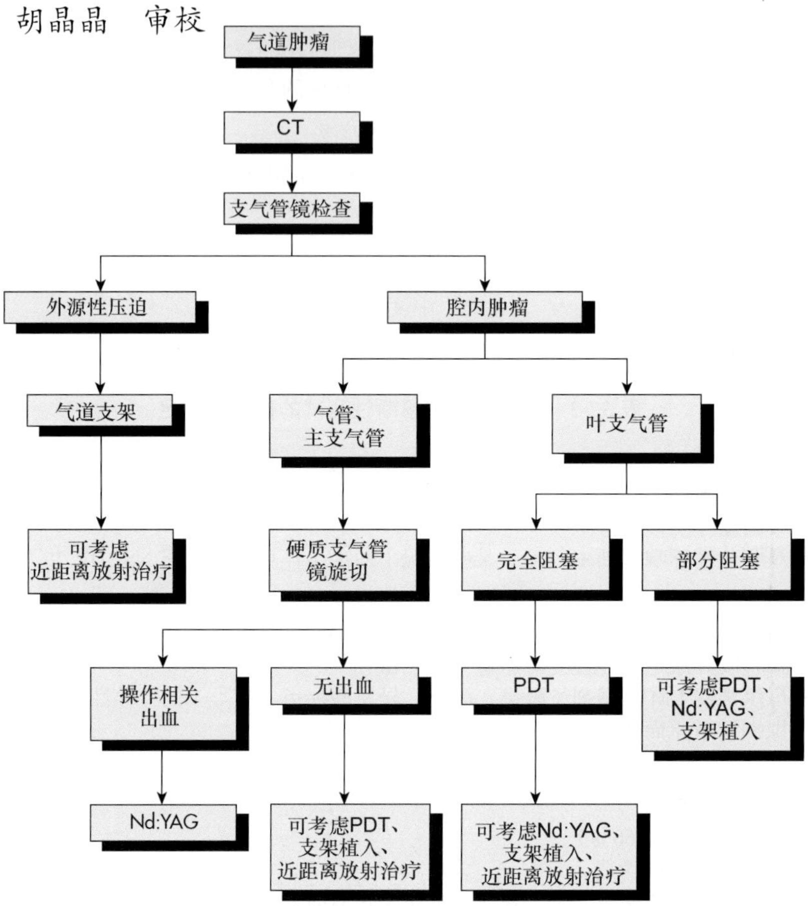

图 38-1　恶性气道阻塞诊治流程。 CT，计算机断层成像；Nd：YAG，钕-钇-铝-石榴石激光疗法；PDT，光动力治疗 .（From Sellke FW，del Nido PJ，Swanson SJ：Sabiston & Spencer surgery of the chest，ed 9，2016，Elsevier.）

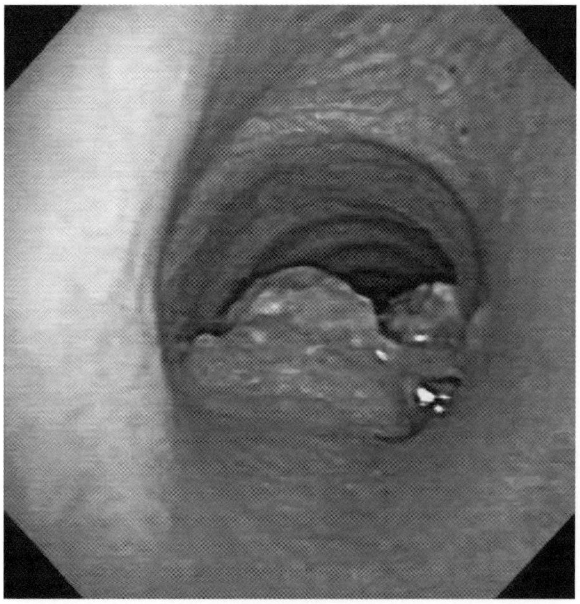

图 38-2　气管外生型鳞状细胞癌。（From Sellke FW，del Nido PJ，Swanson SJ：Sabiston & Spencer surgery of the chest，ed 9，2016，Elsevier.）

第 39 章　肺结节

Pulmonary Nodule

ICD-10CM # R91 肺球形阴影

尹雯　译　杨礼腾　审校

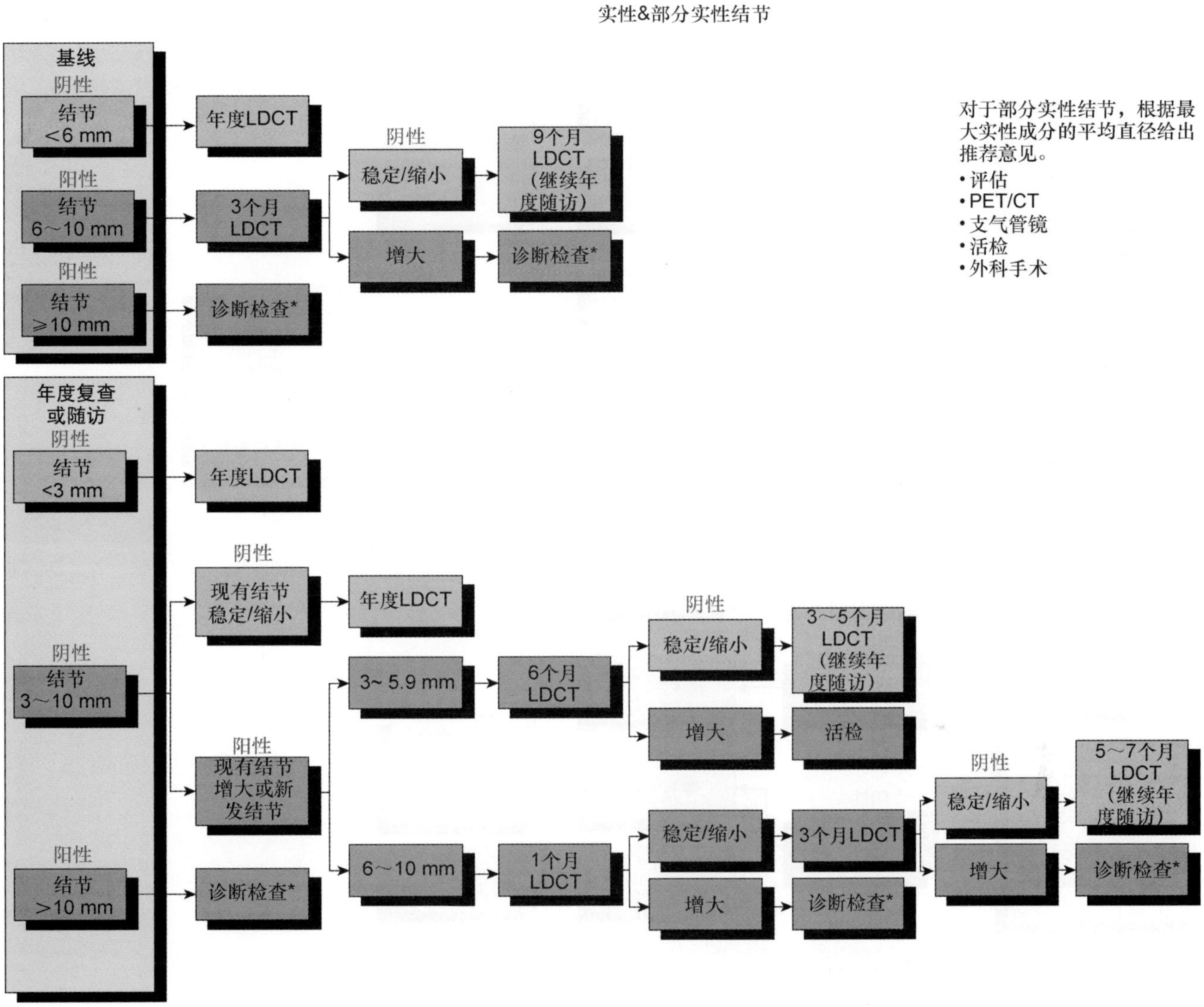

A

图 39-1　针对实性和部分实性（A）以及非实性（B）肺结节的诊断流程图。该诊治流程图由胸外科、放射科、呼吸科、肿瘤科以及病理科医师在内的多学科小组讨论形成。* 诊断检查由诊治医生权衡决定，但应包括 PET/CT 以及气管镜或 CT 引导下组织活检，或针对高度可疑的肺结节进行微创手术。CT，计算机断层成像；LDCT，低剂量计算机断层成像；PET，正电子发射断层成像。（From Sellke FW，del Nido PJ，Swanson SJ：Sabiston & Spencer surgery of the chest，ed 9，Philadelphia，2016，Elsevier. The Fleishner Society recommendations for computed tomography follow-up of pulmonary nodules are summarized in Tables 45-47 ）。

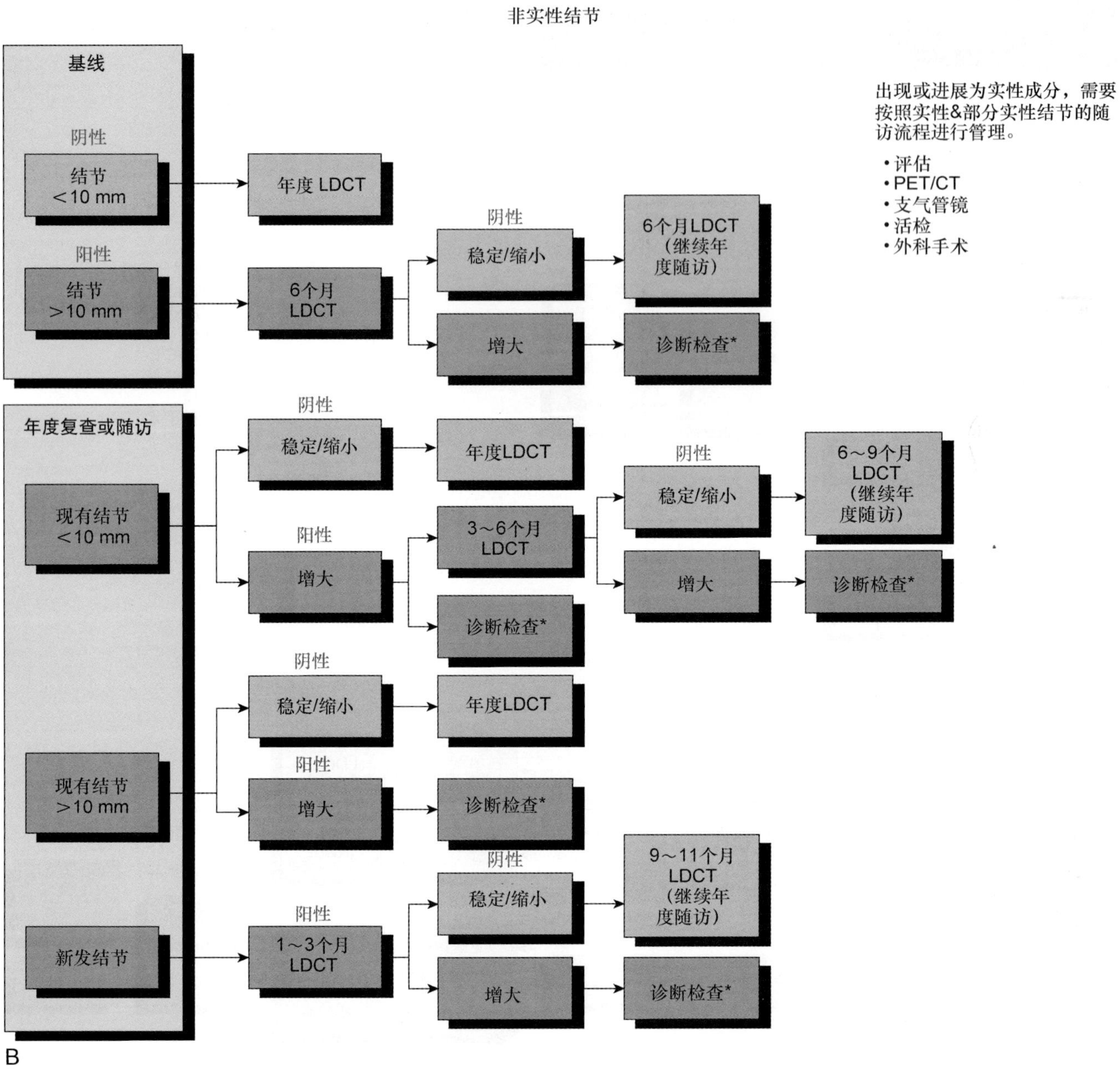
非实性结节
基线
阴性
结节
<10 mm
年度 LDCT
阳性
结节
>10 mm
6个月
LDCT
阴性
稳定/缩小
6个月LDCT
（继续年
度随访）
增大
诊断检查*
出现或进展为实性成分，需要按照实性&部分实性结节的随访流程进行管理。
•评估
•PET/CT
•支气管镜
•活检
•外科手术
年度复查或随访
现有结节
<10 mm
阴性
稳定/缩小
年度LDCT
阳性
增大
3～6个月
LDCT
诊断检查*
阴性
稳定/缩小
6～9个月
LDCT
（继续年
度随访）
增大
诊断检查*
现有结节
>10 mm
阴性
稳定/缩小
年度LDCT
阳性
增大
诊断检查*
新发结节
阳性
1～3个月
LDCT
阴性
稳定/缩小
9～11个月
LDCT
（继续年
度随访）
增大
诊断检查*
B

图 39-1（续）

表 39-1　Fleischner 协会针对实性结节的 CT 随访建议 *

结节大小	低风险患者	高风险患者
≤ 4 mm	无需 CT 随访（选择性随访）	12 个月 CT 随访，如稳定，无需继续随访
＞ 4 ～ 6 mm	12 个月 CT 随访。如稳定，无需继续随访	6 ～ 12 个月 CT 随访，如稳定，18 ～ 24 个月 CT 随访
＞ 6 ～ 8 mm	6 ～ 12 个月 CT 随访，如稳定，18 ～ 24 个月 CT 随访	3 ～ 6 个月 CT 随访，如稳定，9 ～ 12 个月、24 个月 CT 随访
＞ 8 mm	选择：3、9、24 个月 CT 随访；PET-CT；活检；电视辅助胸腔镜	

* 结节大小是指长宽的平均值。低风险患者：极少吸烟或不吸烟，或没有其他已知的危险因素；高风险患者：吸烟或存在其他已知的危险因素。

From Webb WR，Brant WE，Major NM：Fundamentals of body CT，ed 4，Philadelphia，2015，Saunders.

表 39-2　Fleischner 协会针对孤立性磨玻璃结节（Ground-Glass Opacity，GGO）或部分 GGO 结节的 CT 随访建议

结节类型	建议	补充说明
孤立性纯 GGO ≤ 5 mm	无需 CT 随访	行 1 mm 层厚 CT 扫描以明确结节为纯 GGO
孤立性纯 GGO ＞ 5 mm	3 个月 CT 随访；如果持续存在，年度随访至少 3 年	PET 扫描价值有限，不推荐
孤立性部分实性结节	3 个月 CT 随访，如果持续存在且实性成分＜ 5 mm，年度随访至少 3 年；如果持续存在且实性成分≥ 5 mm，则活检或手术切除	如结节＞ 1 cm，考虑正电子发射断层成像（PET）

From Webb WR，Brant WE，Major NM：Fundamentals of body CT，ed 4，Philadelphia，2015，Saunders.

表 39-3　Fleischner 协会针对多发磨玻璃结节（Ground-Glass Opacity，GGO）或部分 GGO 结节的 CT 随访建议

结节类型	建议	补充说明
多发纯 GGO ≤ 5 mm	2 年、4 年 CT 随访	考虑其他 GGO 的病因
多发纯 GGO ＞ 5 mm；没有主要病灶	3 个月 CT 随访；如持续存在，年度随访至少 3 年	PET 扫描价值有限，不推荐
主要为部分实性结节	3 个月 CT 随访；如持续存在，活检或手术切除，尤其是实性成分≥ 5 mm 的结节	主要病灶怀疑肺癌的患者需要考虑保肺手术

From Webb WR，Brant WE，Major NM：Fundamentals of body CT，ed 4，Philadelphia，2015，Saunders.

第 40 章　创伤性气胸

Pneumothorax，Traumatic

ICD-10CM # S27.0 创伤性气胸

王楠　译　方年新　审校

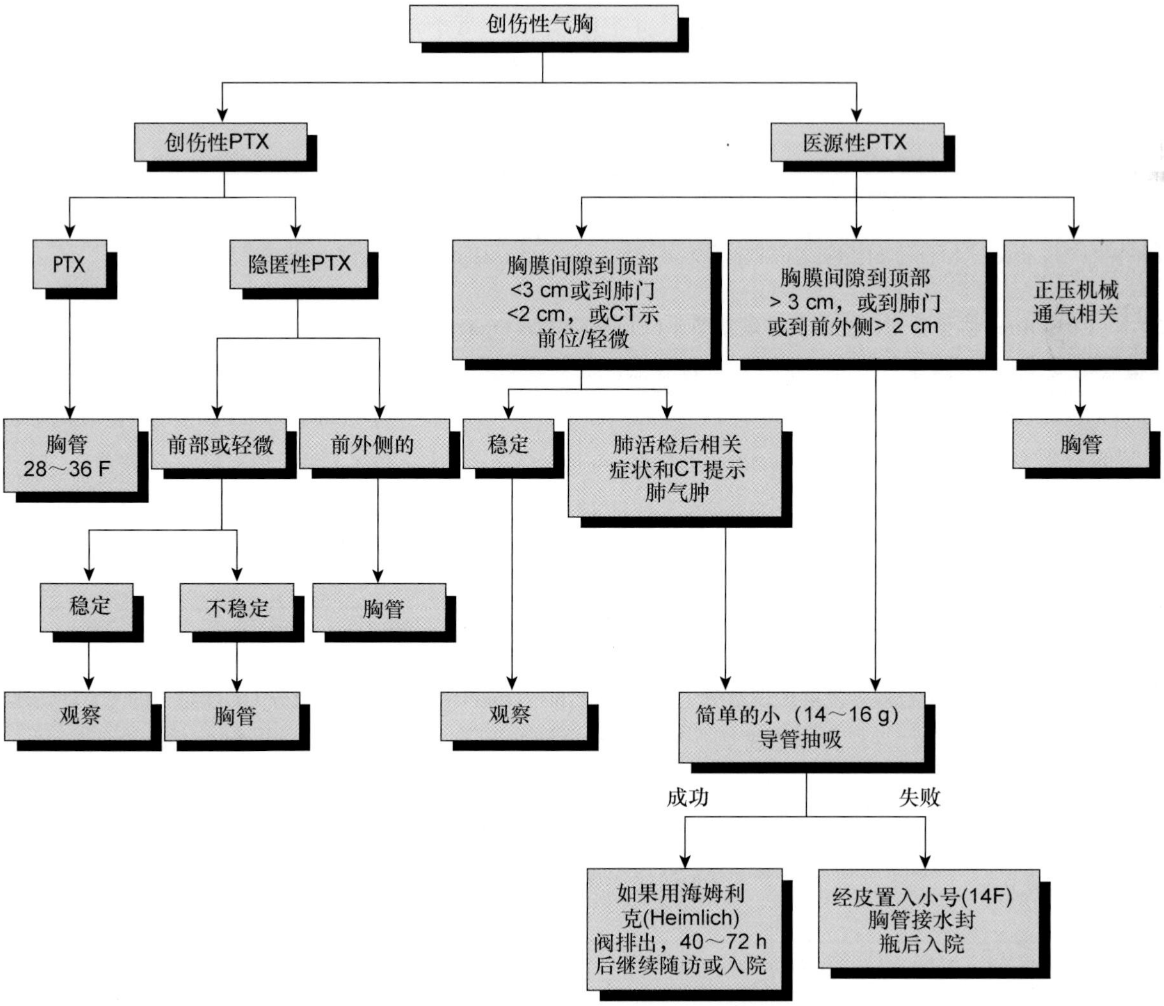

图 40-1　治疗创伤性气胸的流程。CT，计算机断层成像；PTX，气胸。（From Adams JG et al：Emergency medicine：clinical essentials，ed 2，Philadelphia，2013，Elsevier.）

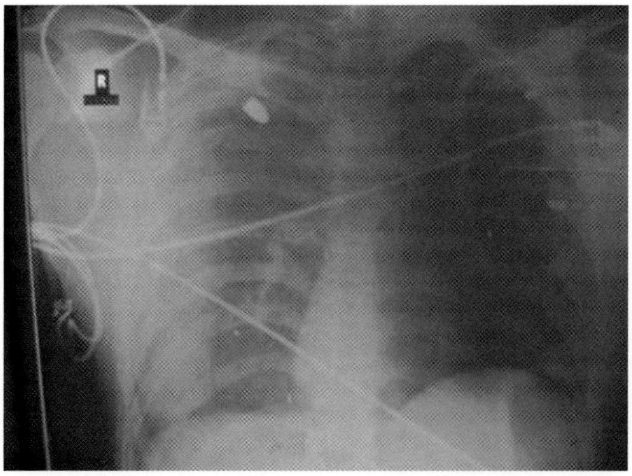

图 40-2　继发于枪伤的血胸。可见右侧胸部模糊，右肺上叶可见子弹。（From Marx JA et al：Rosen's emergency medicine，ed 8，Philadelphia，2014，Saunders.）

第 41 章 呼吸机相关性肺炎

Ventilator-Associated Pneumonia

ICD-10CM # J15.9 非特异性细菌性肺炎
J15.1 假单胞菌肺炎
J15.6 需氧革兰氏阴性菌肺炎
J15.212 耐甲氧西林金黄色葡萄球菌肺炎

亢锴 译 童瑾 胡晶晶 审校

患者应用呼吸机后当病情处于稳定或改善状态，我们称之为处于一个基线水平。临床上将基线定义为≥2天稳定或*FiO_2及PEEP的每日最小量下降
该基线所定义的2天是指排除先前每日最小量（PEEP值或吸入氧浓度）上升的1天
*每日最小量即每天最低的吸入氧浓度或PEEP数值，并可维持1 h以上

↓

应用呼吸机病情处于一个稳定或改善阶段后，以下方面至少可提示患者的氧合处于恶化状况：
1）在每日最小量*FiO_2基线期间，每日最小FiO_2增加≥0.20（20%），持续2天以上
2）在每日最小量*PEEP基线期间，每日最小PEEP值†增加≥3 cmH_2O，持续2天以上
*每日最小量指的是每天最低的FiO_2或PEEP值，并维持至少1 h以上
†每日最小PEEP值（0～5 cmH_2O）被认为与监测VAE的目的等同

↓

呼吸机相关疾病（VAC）

↓

在机械通气3天或3天后，以及在发生氧合下降之前或之后连续2天内，患者符合以下两个标准：
1) 体温 >38°C 或 <36°C, 或白细胞计数≥12 000 /mm^3 或≤4000 /mm^3
2) 新抗菌药物开始应用且持续使用≥4天

↓

呼吸机相关的感染并发症（IVAC）

↓

在应用机械通气3天或3天后，以及在发生氧合下降之前或之后连续2天内，下列情况可能需要考虑(需要全面系统考虑且排除特例):
1) 标准1: 除对气道内脓性分泌物的采集需求外，气道分泌物涂片定量或半定量的采样分析也是至关重要的
- 气道内吸引，≥105 CFU/ml相当于半定量阳性检查结果
- 支气管肺泡灌洗，≥104 CFU/ml相当于半定量阳性检查结果
- 肺组织≥104 CFU/ml相当于半定量阳性检查结果
- 保护性刷取标本≥103 CFU/ml相当于半定量阳性检查结果

2) 标准 2: 脓性气道分泌物 (从肺内、气管或支气管咳出的痰液，每低倍镜视野下≥25个中性粒细胞，≤10鳞状上皮细胞†涂片阳性培养结果)†加下述样本培养阳性(定性或定量或半定量培养，不符合标准1)
- 痰液
- 支气管内吸引
- 支气管肺泡灌洗
- 肺组织
- 保护性刷取标本

†如果实验室报告为半定量结果，这些结果必须符合上述定量阈值，请参阅VAE方案中使用脓性呼吸道分泌物筛选标准的附加说明。

3) 标准 3: 下述任一阳性检查:
- 胸腔积液培养（或胸腔穿刺时获取涂片或是初次放置的胸腔引流管所得，而不是从留置的引流管获得）
- 肺部组织学:1.肺脓肿形成或灶性实变伴大量中性粒细胞在肺泡与细支气管内积聚。2.侵袭性肺部真菌病证据（菌丝、假菌丝或酵母菌）。3.肺部组织经免疫组化分析、细胞学或显微镜学检查，怀疑有下列病毒感染证据：
- 军团菌属诊断检测
- 呼吸道分泌物流感病毒、呼吸道合胞病毒、腺病毒、副流感病毒、鼻病毒、人类偏肺病毒冠状病毒等诊断检测

↓

可能的呼吸机相关性肺炎（PVAP）

图 41-1 呼吸机相关事件诊疗流程。FiO_2，吸入氧浓度；PEEP，呼气末正压。VAE，呼吸机相关事件。(From Centers for Disease Control and Prevention：Ventilator-associated event [VAE]，device-associated module. NHSN Patient Safety Component Manual，pp 10-1-10-46，January 2015 [modified April 2015] . Available at www.cdc.gov/nhsn/pdfs/pscmanual/pcsmanual_current.pdf) .

第 42 章 肺泡出血

Alveolar Hemorrhage

ICD-10CM # 因具体诊断而异

王慧 冯黎 译 童瑾 胡晶晶 审校

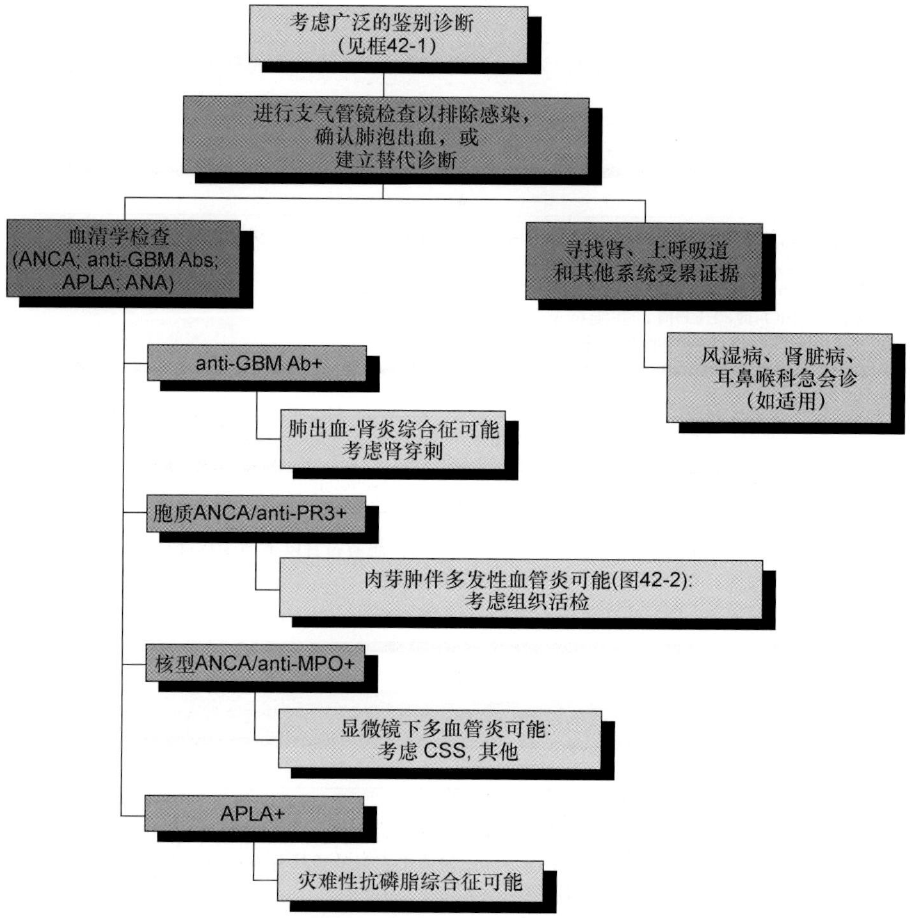

图 42-1 肺泡出血综合征的诊断与处理。ANA，抗核抗体；ANCA，抗中性粒细胞胞质抗体；anti-GBM Abs，抗肾小球基底膜抗体；anti-MPO，抗髓过氧化物酶抗体；anti-PR3，抗蛋白酶抗体；APLA，抗磷脂抗体；CSS，Churg-Strauss 综合征。（From Parrillo JE，Dellinger RP：Critical care medicine，principles of diagnosis and management in the adult，ed 4，2014，Elsevier.）

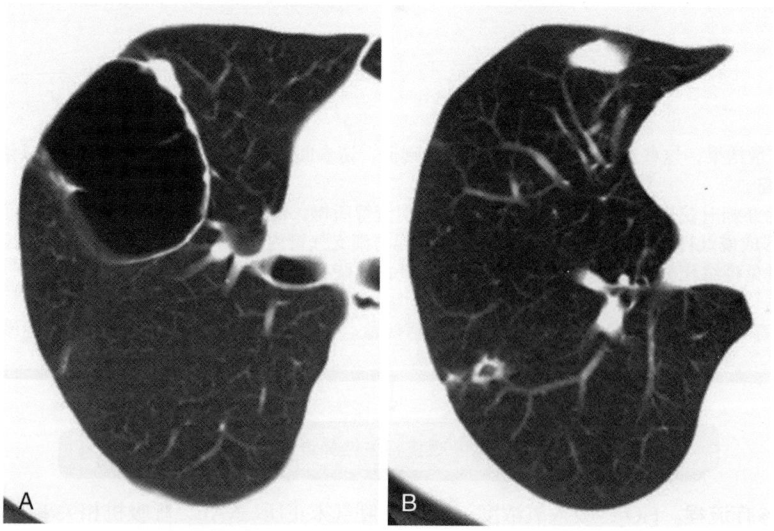

图 42-2 肉芽肿伴多发性血管炎（韦格纳肉芽肿病）。A 和 **B** 显示薄壁空腔及结节（From Webb WR，Brandt WE，Major NM：Fundamentals of body CT，ed 4，Philadelphia，2015，Elsevier.）

框 42-1　弥漫性肺泡出血的原因

免疫性疾病

- 抗肾小球基底膜抗体疾病（Good-pasture 综合征）
- 与循环免疫或原位免疫复合物相关的血管炎
  - 系统性红斑狼疮
  - 混合性结缔组织病
  - Schönlein-Henoch 紫癜
  - 原发性混合性冷球蛋白血症
  - 肿瘤相关血管炎
  - 心内膜相关血管炎
  - 结节性多动脉炎
  - 系统性坏死性血管炎
- 与抗中性粒细胞胞质抗体相关的血管炎
  - 肉芽肿伴多发性血管炎
  - 显微镜下多血管炎
  - 特发性坏死性新月体性肾小球肾炎
- 急进性肾小球肾炎
- 与其他结缔组织病相关，病理生理学不明
  - 类风湿关节炎
  - 进行性系统性硬化
  - 白塞病
- 与其他肾病相关
- IgA 肾病
- 糖尿病肾病
- 与牛奶沉淀抗体相关（海纳综合征）
- 特发性肺含铁血黄素沉着症
- 原发性抗磷脂抗体综合征

化学或药物相关原因

- 胺碘酮
- d- 青霉胺
- 异氰酸酯
- 呋喃妥因
- 维甲酸
- 偏苯三酸酐
- “高纯度”可卡因
- 西罗莫司
- 依维莫司
- 丙硫氧嘧啶诱导的血管炎
- 厄洛替尼
- 贝伐单抗
- 吉西他滨
- 英夫利昔单抗

移植相关原因

- 骨髓移植
- 肾移植
- 肺移植

出血素质

- 血小板减少症
- 白血病伴弥漫性肺泡损伤
- 病毒性肺炎
- 细菌或真菌性败血症
- 辐射
- 化疗的肺毒性
- 胚细胞计数＞ 80 000/μl
- 外源性抗凝剂 / 溶栓剂
- 华法林过量
- 组织纤溶酶原激活剂
- 血小板糖蛋白Ⅱ b/ Ⅲ a 抑制剂
- 凝血病
- 肝硬化
- DIC

感染

- 军团病

肺静脉高压

- 二尖瓣狭窄
- 二尖瓣反流
- 肺毛细血管瘤
- 肺静脉闭塞性疾病
- 纤维性纵隔炎
- 先天性心脏病

弥漫性肺损伤

- 负压肺出血
- 屏气潜水
- 继发性神经源性肺水肿

DIC，弥散性血管内凝血；IgA，免疫球蛋白 A

From Parrillo JE，Dellinger RP：Critical care medicine，principles of diagnosis and management in the adult，ed 4，Philadelphia，2014，Elsevier.

第 43 章 恶心和呕吐

Nausea and Vomiting

ICD-10CM # R11.2 非特异性恶心呕吐

孟伟民 译 童瑾 胡晶晶 审校

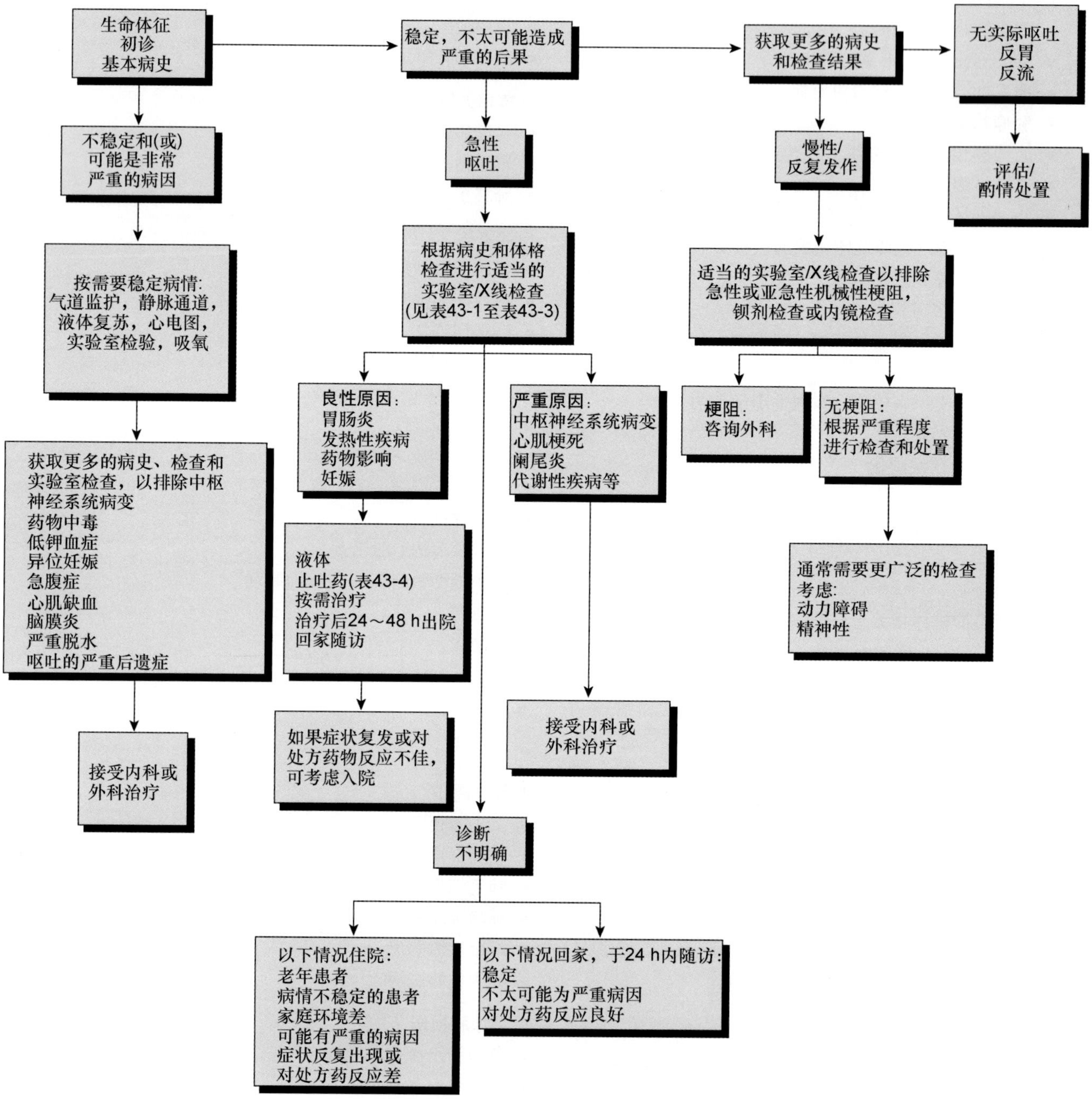

图 43-1 恶心和呕吐患者的处理方法。(From Marx JA et al：Rosen's emergency medicine，ed 8，Philadelphia，2014，Saunders.)

表 43-1　恶心和呕吐的鉴别诊断

病因分类	主要诊断	急诊诊断	非急诊诊断
胃肠道（GI）	• 波尔哈夫综合征 • 缺血性肠病 • 肠胃出血	• 幽门梗阻 • 胰腺炎 • 胆囊炎或胆管炎 • 肠梗阻或回肠炎 • 内脏破裂 • 阑尾炎 • 腹膜炎 • 自发性细菌性腹膜炎	• 胃炎 • 胃轻瘫 • 消化性溃疡病 • 炎性肠病 • 胆绞痛 • 肝炎 • 肠胃炎
神经系统	• 颅内出血 • 脑膜炎	• 偏头痛 • CNS 肿瘤 • ICP 增高	
内分泌	• DKA	• 肾上腺功能不全 • 尿毒症	• 甲状腺疾病
妊娠		• 妊娠剧吐	• 妊娠期恶心呕吐
药物毒性		• 对乙酰氨基酚 • 地高辛 • 阿司匹林 • 茶碱	
治疗用药			• 阿司匹林 • 抗生素 • 红霉素 • 布洛芬 • 化疗药
滥用药物			• 麻醉药 • 戒断麻醉药 • 酒精
泌尿生殖系统		• 性腺扭转	• 尿路感染 • 中毒 • 肾结石
其他	• 心肌梗死 • 脓毒症	• 一氧化碳 • 电解质紊乱 • 有机磷中毒	• 晕动病 • 迷路炎

CNS，中枢神经系统；DKA，糖尿病酮症酸中毒；ICP，颅内压。

From Marx JA et al：Rosen’s emergency medicine，ed 8，Philadelphia，2014，Saunders.

表 43-2　与呕吐有关的常见疾病

疾病	病史	患病率	体格检查	有价值的检查	要点
妊娠恶心呕吐（NVP）	呕吐主要发生在早晨 常伴有乳房疼痛。NVP 通常在第 4 ～ 7 周开始，在第 10 ～ 16 周达到高峰，在第 20 周消失 在第 12 周后开始呕吐或持续呕吐超过第 20 周时，应立即寻找其他原因	非常常见，影响 75% 的孕妇	腹部良性体征	尿妊娠实验检查、血清电解质，尿酮排除妊娠剧吐	考虑所有育龄女性的 NVP 母婴预后良好 NVP 与流产风险降低、胎儿生长迟缓和胎儿死亡率有关

续表

疾病	病史	患病率	体格检查	有价值的检查	要点
妊娠剧吐	严重、持久的 NVP。没有普遍接受的疾病定义 一般公认的标志包括体重下降 5%、酮症和电解质紊乱。剧吐与多胎妊娠、葡萄胎和未经产有关	不常见，影响＜1% 的孕妇	脱水迹象 良性腹部体征	β -hCG 尿酮分析血清电解质 超声波检查排除葡萄胎或多胎妊娠	大多数研究都没有发现对胎儿的不良后果。然而，少数研究表明，其与胎儿生长迟缓有一定关系
胃肠炎	发热，腹泻，腹痛 呕吐和疼痛出现较早，通常在 24 h 内出现腹泻	很常见	良性腹部体征	通常不需要	早期胃肠炎，如果只有呕吐和脐周疼痛，可能与早期阑尾炎相混淆。胃肠炎的诊断通常以腹泻为主
胃炎	上腹疼痛，嗳气，腹胀，饱腹感，胃灼热，食物消化不良；使用非甾体抗炎药或酒精	很常见	可能有轻度上腹部压痛	脂肪酶和妊娠试验可以排除其他诊断	去除刺激原和抗酸治疗可以缓解大多数患者的症状
消化性溃疡病（PUD）	90% 的病例有上腹痛。通常食物可减轻十二指肠溃疡疼痛，而使胃溃疡疼痛加重。剧烈疼痛时应怀疑有穿孔	很常见	轻度上腹部压痛	如怀疑有出血，则检查大便血红蛋白；如怀疑有穿孔，则应拍腹部立位平片	PUD 的三个主要原因是 NSAID、幽门螺杆菌感染和高分泌状态
胆道疾病	腹痛可能位于中腹部或右上腹（RUQ）。常在高脂肪饮食后发病。可能在过去有过类似的病史	很常见	在大多数病例中存在 RUQ 压痛。如果指示患者在 RUQ 触诊时进行深呼吸，患者会感到高度压痛和吸气停止（Murphy 征）	白细胞 脂肪酶 血清胆红素 碱性磷酸酶 RUQ 超声 ERCP	体温正常，白细胞计数正常，症状自行缓解提示胆道绞痛 发热，墨菲征，白细胞升高，提示性超声表现考虑胆囊炎
心肌梗死（MI）	患者通常有胸骨后胸痛，可放射至左臂或下颌。常伴有呼吸困难、出汗或头晕	常见	患者常常因疼痛而焦虑不安。无诊断性检查结果	ECG（新出现的 Q 波，ST 段改变，或 T 波倒置），肌钙蛋白	并非所有患者都有胸痛。一部分患者，特别是糖尿病患者和老年人，可能仅出现恶心、呕吐和上腹部不适
糖尿病酮症酸中毒（DKA）	烦渴和多尿症状发生较早，未经治疗，可发生精神状态改变和昏迷。对于长期糖尿病患者，DKA 可由感染、创伤、心肌梗死或手术诱发	常见	血清丙酮会导致“果味”口臭 呼吸急促发生在试图“排放”二氧化碳以补偿代谢性酸中毒时 可能出现脱水迹象 严重的病例通常表现为精神状态改变或昏迷	血清葡萄糖，尿酮，动脉血气	DKA 可能是某些糖尿病患者的首发病症。这些患者往往未意识到多饮多尿症状的重要性。他们通常只告知医生恶心、呕吐和上腹部疼痛

续表

疾病	病史	患病率	体格检查	有价值的检查	要点
胰腺炎	呈现症状为上腹部疼痛，经常放射到背部。大多数病例是由胆结石或酒精中毒引起的。其他原因包括高钙血症、高脂血症、药物（磺胺类和噻嗪类）、ERCP	常见	有上腹部压痛。相关的麻痹性肠梗阻可引起腹胀和肠鸣音减弱。严重的病例可能会出现休克	脂肪酶，白细胞计数，血糖，乳酸脱氢酶（LDH），谷草转氨酶（AST），血细胞比容，血尿素氮，钙，血气分析	与更高死亡率相关的标准：入院时——年龄 > 55 岁，白细胞 > 16 000/mm^3，葡萄糖 > 200 mg/dl，碱缺失 > 4，LDH > 350 IU/L，AST > 250 U/L 在 48 h 内——Hct 下降 10%，BUN > 2 mg/dl，PO_2 < 60 mmHg，钙 < 8 mg，液体损失 > 4 L
阑尾炎	腹痛通常始于脐周，后来转移至右下腹。厌食常见	常见	右下腹局部压痛。可能有低热	白细胞 超声 腹部 CT	早期阑尾炎很难确诊。医生首诊时，仍然常被忽略
肠梗阻	典型腹痛症状表现为定期发作的间歇性腹部痉挛。痉挛的频率随梗阻程度而变化；程度越严重，痉挛越频繁。疼痛的部位也随梗阻程度不同而不同；高位梗阻引起上腹痛，中位梗阻引起脐周疼痛，结肠梗阻引起下腹部疼痛	常见	可能有腹部膨隆、轻度弥漫性压痛和高音调的肠鸣音。应尽可能检查是否形成疝	仰卧和立位腹部平片，腹部 CT	粘连、疝和肿瘤占肠梗阻的 90%。其他原因包括肠套叠、肠扭转、异物、胆石性肠梗阻、炎性肠病、狭窄、囊性纤维化和血肿
一氧化碳（CO）中毒	通常会出现头痛。CO 中毒通常发生在冬季，当炉子打开时。如果家人也有暴露，则可能有类似的症状	不常见	没有提示早期 CO 中毒的可靠迹象	CO 水平	由于一氧化碳是一种无味、无嗅的气体，患者可能不会意识到自己已经暴露其中。在寒冷的季节要保持高度警惕，这一点很重要
Boerhaave 综合征	患者可能有颈部、胸部或上腹部疼痛。强烈持久的呕吐通常会导致食管撕裂。大多数病例都是在暴饮暴食之后发生的。报告的其他原因包括分娩、排便、癫痫和举重	不常见	可能存在呼吸急促、心动过速和低血压。食管逸出的空气可能引起皮下气肿。当心脏跳动时，纵隔中的空气会发出"嘎吱的"声音（哈曼征）	CXR 可能显示胸腔积液，纵隔增宽，气胸或纵隔气肿 水溶性造影剂增强食管造影有诊断意义	典型的表现包括强烈呕吐、剧烈胸痛、皮下肺气肿和多种 CXR 表现 越来越多的证据表明，大多数情况下并不会呈现这种"经典"的特征。在更隐匿的表现中，诊断可能会比较困难

CT，计算机断层成像；CXR，胸部 X 线；ECG，心电图；ERCP，内镜逆行胰胆管造影；NSAID，非甾体抗炎药；PO_2，氧分压；β-hCG，人绒毛膜促性腺激素

From Marx JA et al：Rosen's emergency medicine，ed 8，Philadelphia，2014，Saunders.

表 43-3　小儿恶心和呕吐的病因

病因分类	新生儿	婴儿	儿童	青少年
感染性	败血症，脑膜炎，UTI，鹅口疮	肺炎，中耳炎，鹅口疮	胃肠炎	胃肠炎，URI
解剖学	闭锁和网状肠，肠扭转，狭窄，胎粪性肠梗阻，先天性巨结肠	幽门狭窄，肠套叠，先天性巨结肠	胃石，慢性肉芽肿性疾病	PUD，肠系膜上综合征
胃肠道	反流，过量进食，幽门梗阻，胃溃疡	反流，胃炎，牛奶不耐受	阑尾炎，胰腺炎，肝炎，其他食物不耐受	贲门失弛缓症，肝炎
神经系统	硬脑膜下血肿，脑积水	硬膜下血肿	肿瘤，偏头痛，Reye 综合征，晕动病，高血压	肿瘤，偏头痛，晕动病，高血压
新陈代谢	有机酸或氨基酸血症，尿素循环缺陷，半乳糖血症，高钙血症，苯丙酮尿症，核黄疸	遗传性果糖不耐受症，脂肪酸代谢紊乱，尿毒症，肾上腺增生症，核黄疸	糖尿病，维生素 A 过量	糖尿病，妊娠，急性间歇性卟啉症
其他	特发性，心力衰竭	反刍，心力衰竭	周期性呕吐综合征，毒素，食物中毒，Munchausen 综合征	心因性厌食

PUD，消化性溃疡；URI，上呼吸道感染；UTI，尿路感染

Adapted from Li HK，Sunku BK：Vomiting and nausea. In Wyllie R，Hyams JS，editors：Pediatric gastrointestinal and liver disease：pathophysiology，diagnosis，management. Philadelphia：WB Saunders；2005：127-149. From Marx JA et al：Rosen's emergency medicine，ed 8，Philadelphia，2014，Saunders.

表 43-4　用于治疗恶心和呕吐的常用药物

药物治疗	剂量	要点
异丙嗪（非那根）	成人：12.5 ～ 25 mg IM，IV，PO 或直肠给药 儿科：每次 0.25 ～ 1 mg/kg 每 4 ～ 6 h PRN IV、IM、PO 或直肠；最多 25 毫克 / 次	每 4 ～ 6 h 重复一次，直至呕吐停止。可能引起口干，头晕，视力模糊。2 岁以下儿童慎用
丙氯拉嗪（Compazine）	成人：5 ～ 10 mg IM 或 PO；2.5 ～ 10 mg IV；25 mg 直肠给药 儿科：0.4 mg/（kg · 24 h）tid 至 qid PO 或直肠给药；每次 0.1 ～ 0.15 mg/kg tid 至 qid IM；最多 40 mg/24 h	可每 4 h IV 或 IM 一次，或每 12 h 直肠注射一次，直到呕吐停止。可引起嗜睡、低血压、锥体外系反应
甲氧氯普胺（Reglan）	成人：10 mg IM 或 IV，每 6 h 重复一次 儿科：每次 1 ～ 2 mg/kg 每 2 ～ 6 h IV	可能引起肌张力障碍反应，迟发性运动障碍，抗精神病药恶性综合征
昂丹司琼（Zofran）	成人：4 mg IV 单次量 儿科：40 kg 以下，0.1 mg/kg；＞ 40 kg，每次 4 mg IV 单次量	可能引起头痛、头晕和肌肉骨骼疼痛

IM，肌内注射；IV，静脉注射；PO，口服；PRN，根据需要。tid，3 次 / 日；qid，4 次 / 日。From Marx JA et al：Rosen's emergency medicine，ed 8，Philadelphia，2014，Saunders.

第 44 章 急性呕吐的治疗

Vomiting, Acute, Management

ICD-10CM # R11.10 非特异性呕吐

陶惠 刘岗 译 冯黎 审校

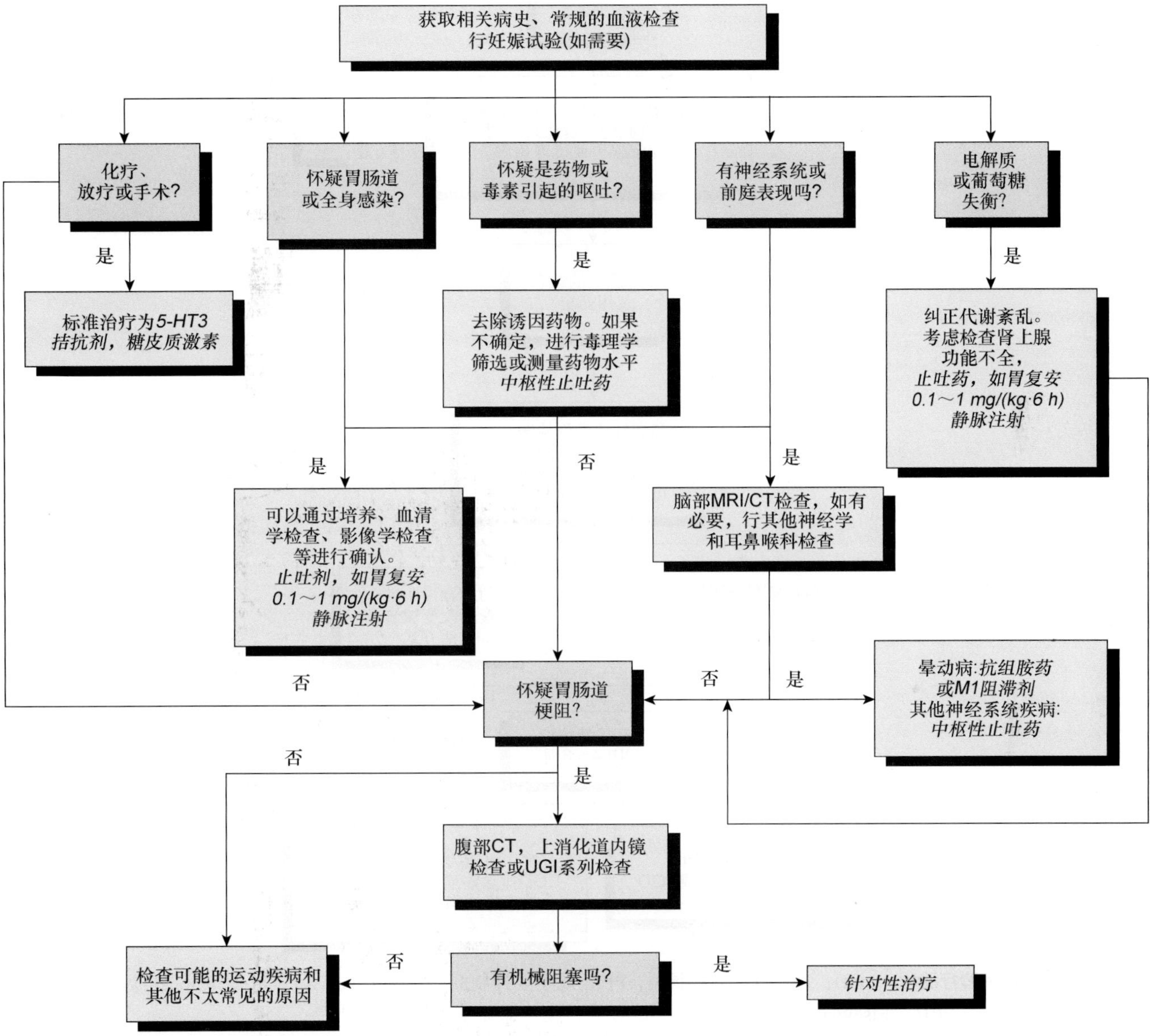

图 44-1 急性呕吐患者的处理流程。5-HT，5-羟色胺；UGI，上消化道。可选的治疗方法用斜体表示。(From Feldman M，Friedman LS，Brandt LJ：Sleisenger and Fortran's gastrointestinal and liver disease，ed 10，Philadelphia，2016，Elsevier.)

第 45 章　消化不良

Dyspepsia

ICD-10CM # K30 功能性消化不良
F45.8 其他躯体型障碍

林玉蓉　译　柳威　审校

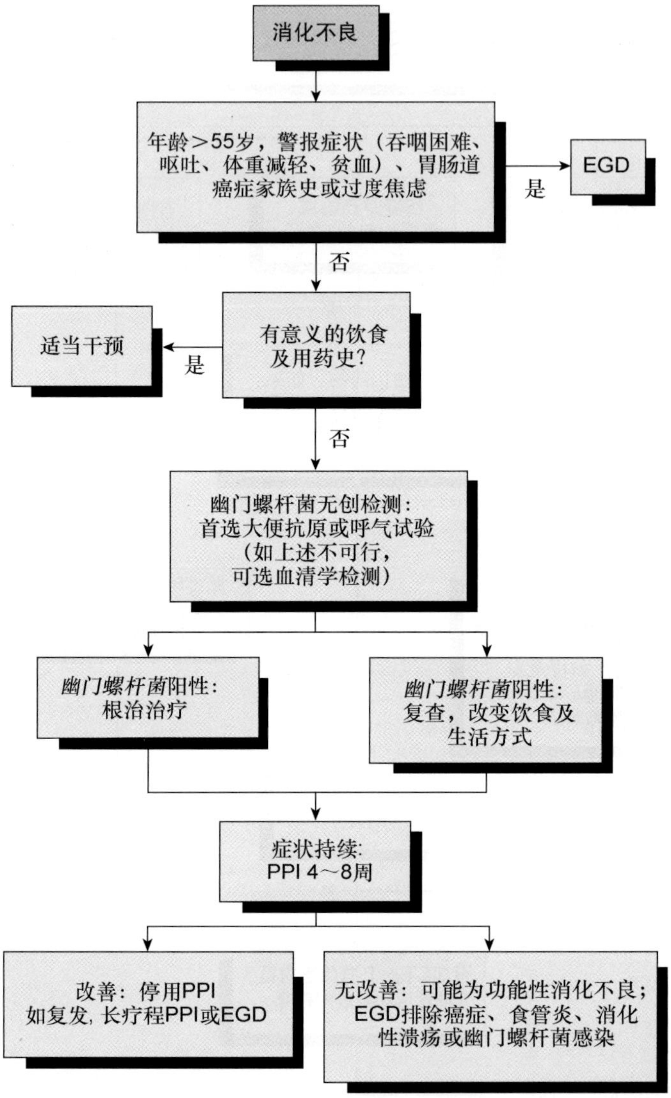

图 45-1　消化不良诊疗流程。EGD：食管胃十二指肠镜；PPI：质子泵抑制剂。（From Wein AJ et al：Campbell-Walsh urology，ed 11，Philadelphia，2016，Elsevier.）

第 46 章　胃肠道出血

Gastrointestinal Bleeding

ICD-10CM # K92.2 胃肠道出血

付茂亮　张娜娜　译　陈俊文　审校

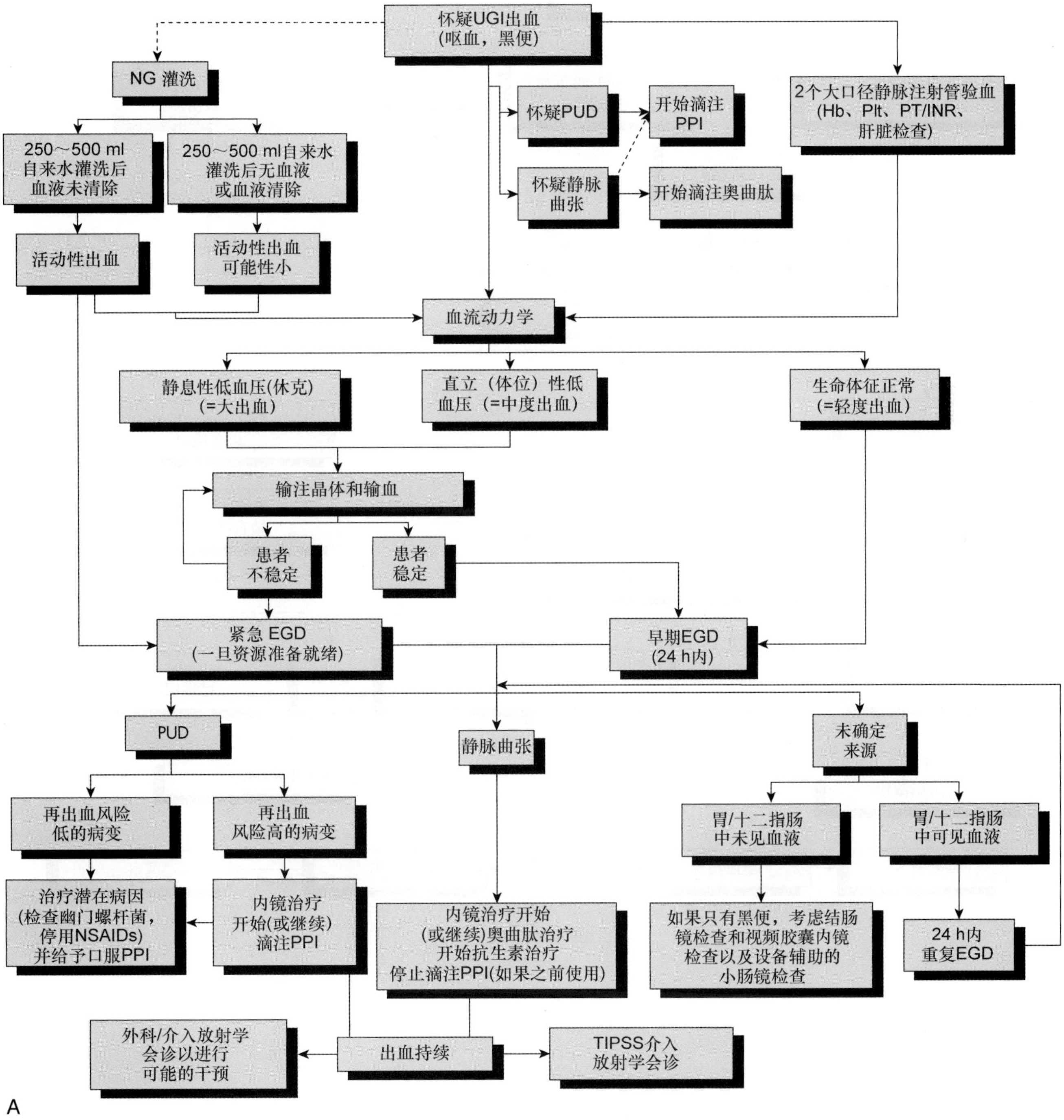

图 46-1　**A.** 危重患者上消化道出血的处理方法。**B.** 危重患者下消化道出血的处理方法。AVM，动静脉畸形；EGD，食管胃十二指肠镜检查；Hb，血红蛋白；INR，国际标准化比值；LGI，下消化道；NG，鼻胃管；NSAIDs、非甾体抗炎药；Plt，血小板；PPI，质子泵抑制剂；PT，凝血酶原时间；PUD，消化性溃疡；TIPSS，经颈静脉肝内门体静脉支架分流术；UGI，上消化道（From Parrillo JE，Dellinger RP：Critical care medicine，principles of diagnosis and management in the adult，ed 4，2014，Elsevier.）

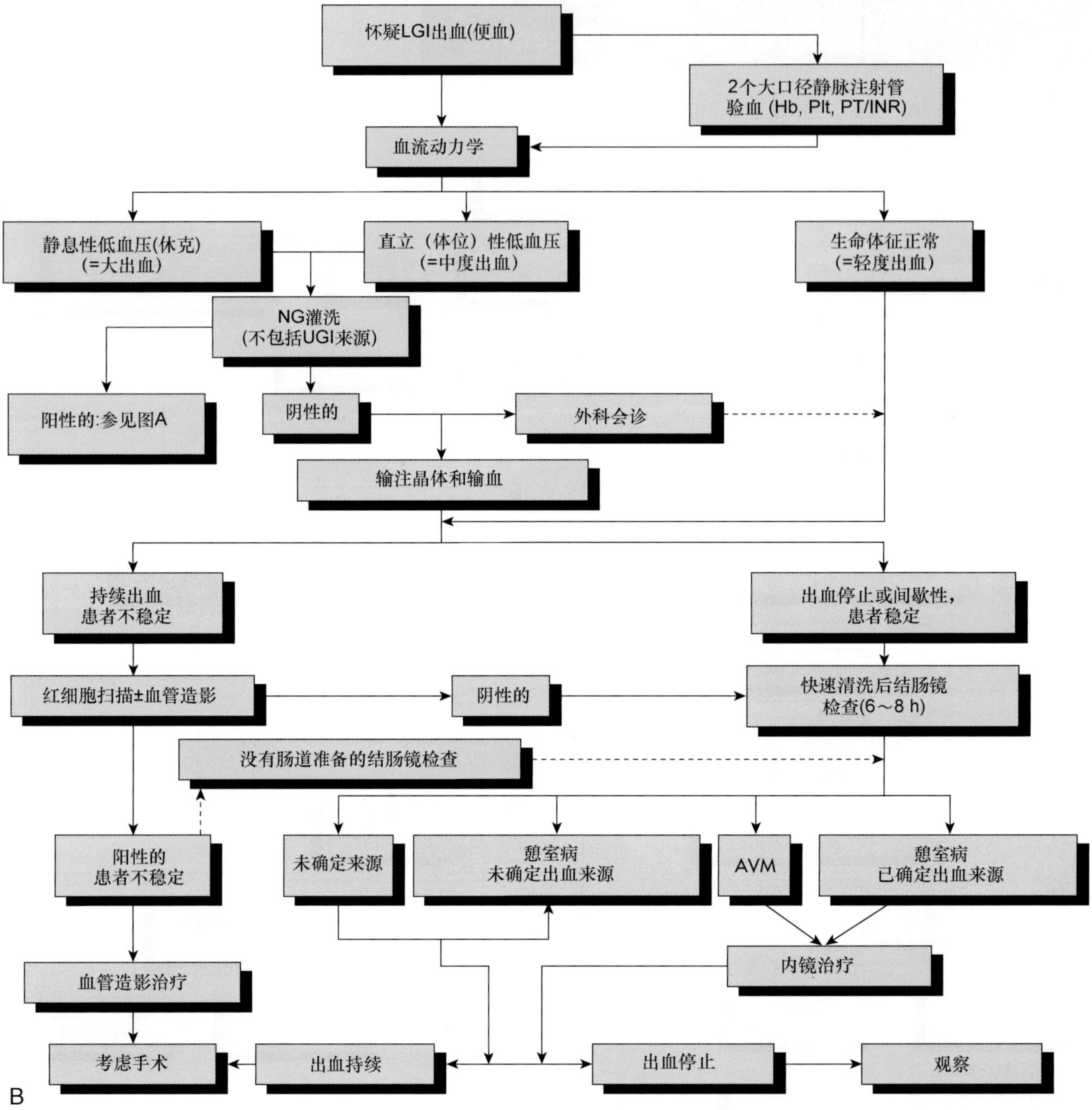
怀疑LGI出血(便血)
2个大口径静脉注射管
验血 (Hb, Plt, PT/INR)
血流动力学
静息性低血压(休克)
(=大出血)
直立（体位）性低血压
(=中度出血)
生命体征正常
(=轻度出血)
NG灌洗
(不包括UGI来源)
阳性的:参见图A
阴性的
外科会诊
输注晶体和输血
持续出血
患者不稳定
出血停止或间歇性,
患者稳定
红细胞扫描±血管造影
阴性的
快速清洗后结肠镜
检查(6～8 h)
没有肠道准备的结肠镜检查
阳性的
患者不稳定
未确定来源
憩室病
未确定出血来源
AVM
憩室病
已确定出血来源
内镜治疗
血管造影治疗
考虑手术
出血持续
出血停止
观察
B

图 46-1（续）

第 47 章　急性腹痛

Abdominal Pain，Acute

ICD-10CM # R10.819 腹部压痛，部位未定

刘岗　译　陈俊文　审校

表 47-1　急性腹痛常见病因比较

原因	发作	部位	性质	描述	放射	强度
阑尾炎	逐渐的	早期脐周，晚期 RLQ	早期呈弥漫性；晚期局限化	酸痛	无	++
胆囊炎	急性	RUQ	局限性的	紧缩感	肩胛骨	++
胰腺炎	急性	上腹部，背部	局限性的	钻痛	中背部	++至+++
憩室炎	逐渐的	LLQ	局限性的	酸痛	无	++至+++
消化性溃疡穿孔	突然的	上腹部	早期局限，晚期弥漫	烧灼痛	无	+++
小肠梗阻	逐渐的	脐周区	弥漫性	痉挛的	无	++
肠系膜缺血、梗死	突然的	脐周区	弥漫性	痛苦难忍的	无	+++
腹主动脉瘤破裂	突然的	腹部、背部、腰部	弥漫性	撕裂痛	无	+++
肠胃炎	逐渐的	脐周区	弥漫性	痉挛的	无	+至++
盆腔炎	逐渐的	两侧 LQ 均可能，盆腔	局限性的	酸痛	大腿上部	++
异位妊娠破裂	突然的	两侧 LQ 均可能，盆腔	局限性的	锐痛	无	++

+，轻度；++，中度；+++，重度；LLQ，左下象限；LQ，下象限；RLQ，右下象限；RUQ，右上象限。From Feldman M，Friedman LS，Brandt LJ：Sleisenger and Fortran's gastrointestinal and liver disease，ed 10，2016，Elsevier.

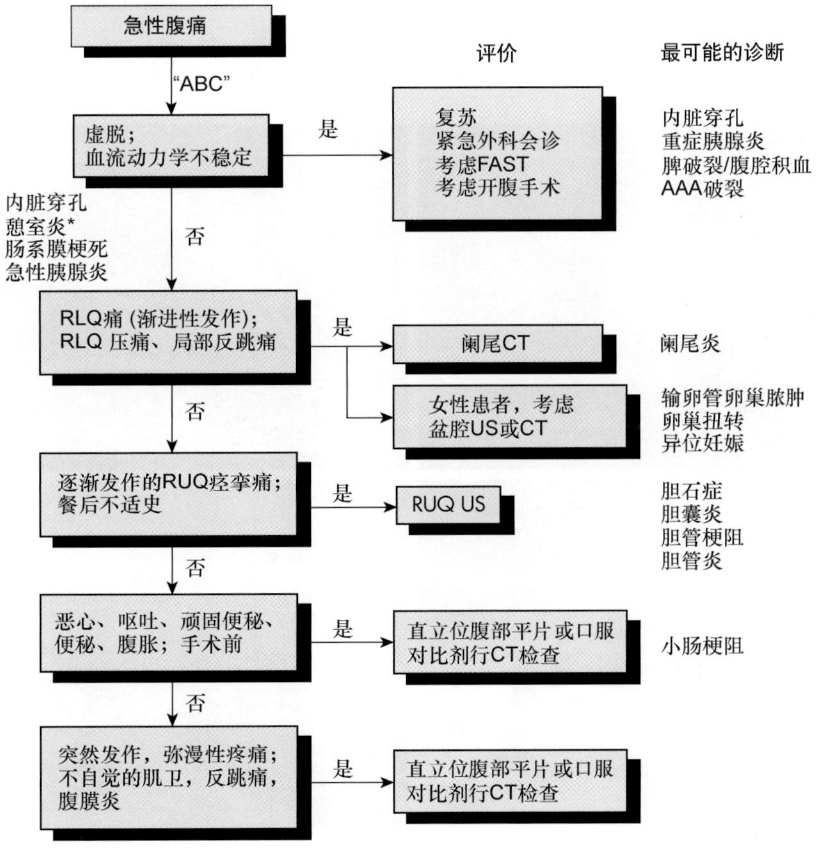

图 47-1　一种腹痛急诊评估的方法。特定的主诉和体格检查结果与适当的影像学检查相结合。*对于左下腹疼痛，最有可能的诊断是憩室炎。AAA，腹主动脉瘤；ABC，气道、呼吸、循环；CT，计算机断层成像；FAST，创伤重点超声评估；RLQ，右下象限；RUQ，右上象限。US：超声（From Feldman M，Friedman LS，Brandt LJ：Sleisenger and Fortran's gastrointestinal and liver disease，ed 10，2016，Elsevier.）

第 48 章　右上腹腹痛

Abdominal Pain，Right Upper Quadrant

ICD-10CM # R10.1 右上腹腹痛

冯黎　译　童瑾　胡晶晶　审校

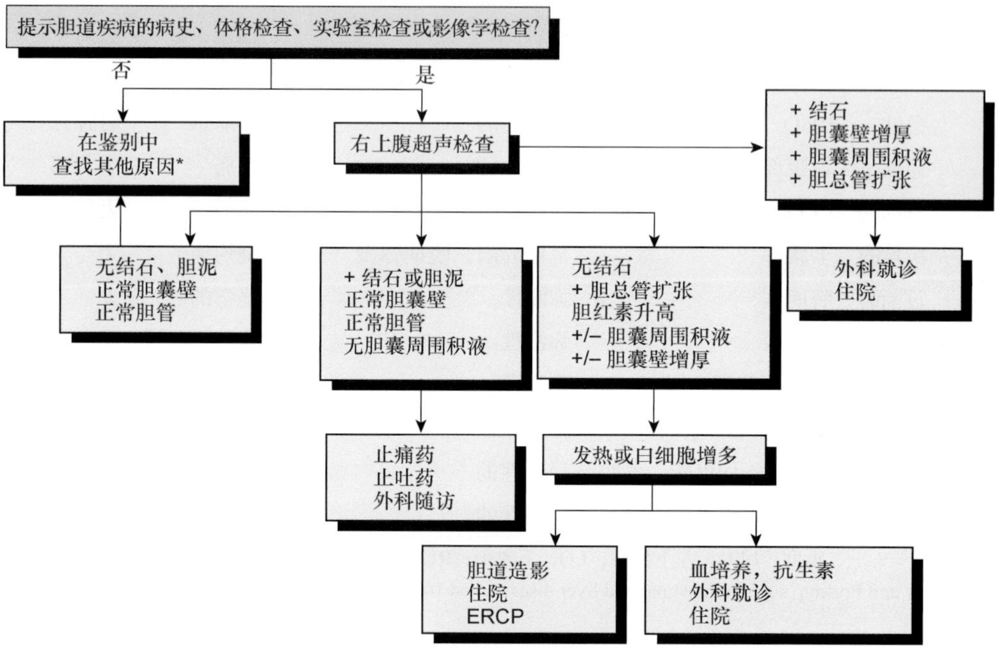

图 48-1　右上腹痛的治疗流程。 * 参见其他分册。ERCP，内镜逆行胰胆管造影；＋，有；－，无；±，有或无。（From Adams JG et al：Emergency medicine，clinical essentials，ed 2，Philadelphia，2013，Elsevier.）

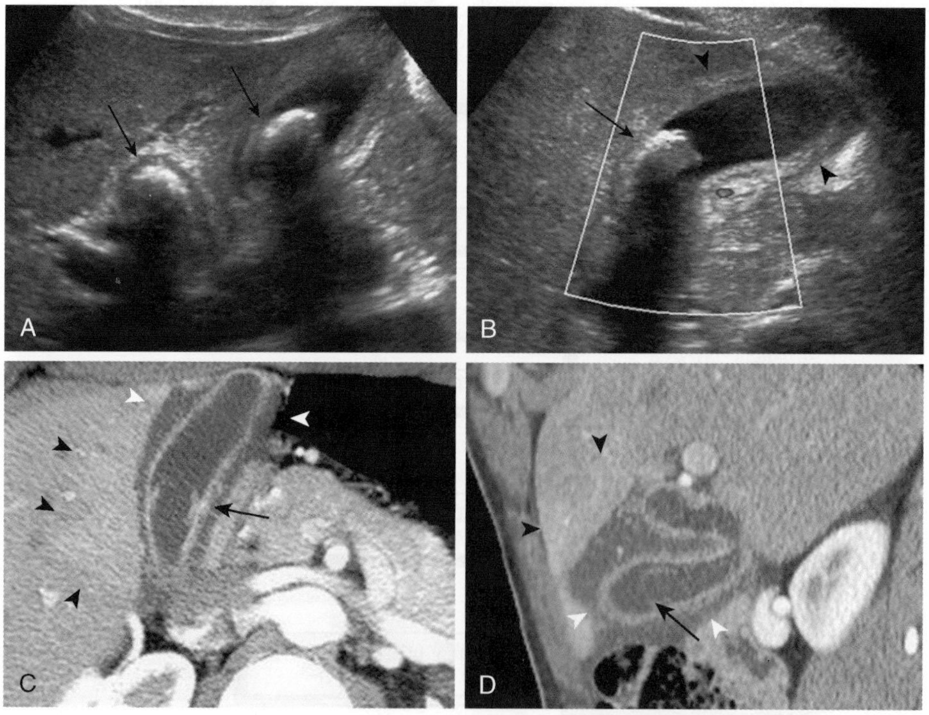

图 48-2　43 岁急性胆囊炎患者。在超声提示墨菲征的患者采集超声图像（**A** 和 **B**）显示胆囊结石强回声伴声影（箭头所示），并胆囊壁增厚（三角箭头所示）。门静脉期 CT 横断位（**C**）及矢状位（**D**）图像证实胆囊结石（箭头所示），以及胆囊壁增厚（白三角箭头所示）。尽管未获得动脉期增强图像，但仍可见与继发性炎症相一致的肝脏高强化表现（黑三角箭头所示）。这些征象是这种危及生命的并发症所特有的，应该识别并予以紧急处理。（From Soto JA，Lucey BC：Emergency radiology，the requisites，ed 2，2017，Elsevier.）

第 49 章　腹部脓肿

Abdominal Abscess

ICD-10CM # 因脓肿的具体位置而异

冯黎　译　童瑾　胡晶晶　审校

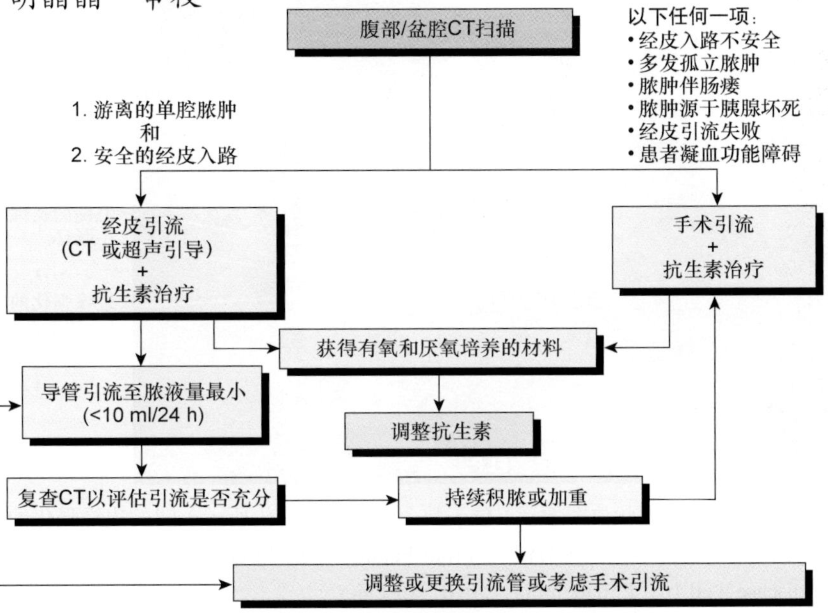

图 49-1　**腹腔内脓肿的治疗方法，包括经皮引流与手术引流的适应证。**CT，计算机断层成像（From Parrillo JE，Dellinger RP：Critical care medicine，principles of diagnosis and management in the adult，ed 5，Philadelphia，2019，Elsevier.）

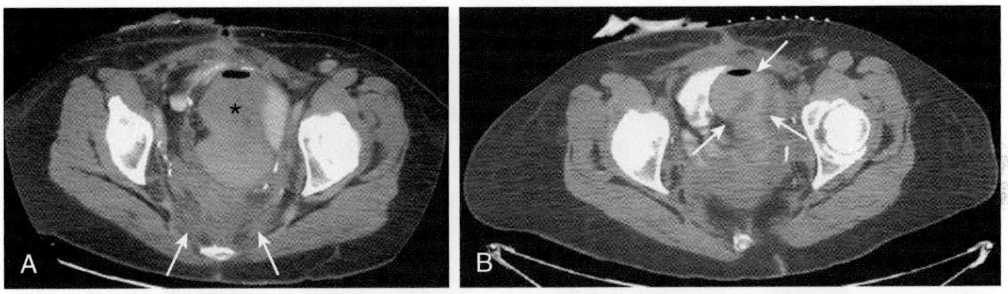

图 49-2　**A.** 横断位 CT 图像显示，之前接受过放疗的患者，盆腔深部见一边缘明显强化的含气结构，紧邻受限的肠曲。这一结构可能为脓肿或一段扩张的小肠。骶前区炎症（箭头）与放射性改变有关。**B.** 2 h 后 CT 扫描显示该结构中的口服造影剂，证实这是一段小肠曲而不是脓肿。（From Feldman M，Friedman LS，Brandt LJ：Sleisenger and Fortran's gastrointestinal and liver disease，ed 10，Philadelphia，2016，Elsevier.）

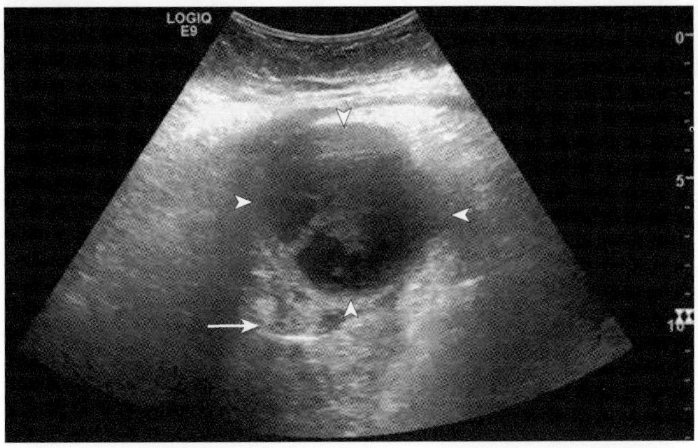

图 49-3　一位憩室合并憩室脓肿的患者，腹部超声检查典型脓肿（三角箭头）显示为中心回声降低，壁增厚，降结肠前方出现碎片（箭头所示）。（From Feldman M，Friedman LS，Brandt LJ：Sleisenger and Fortran's gastrointestinal and liver disease，ed 10，Philadelphia，2016，Elsevier.）

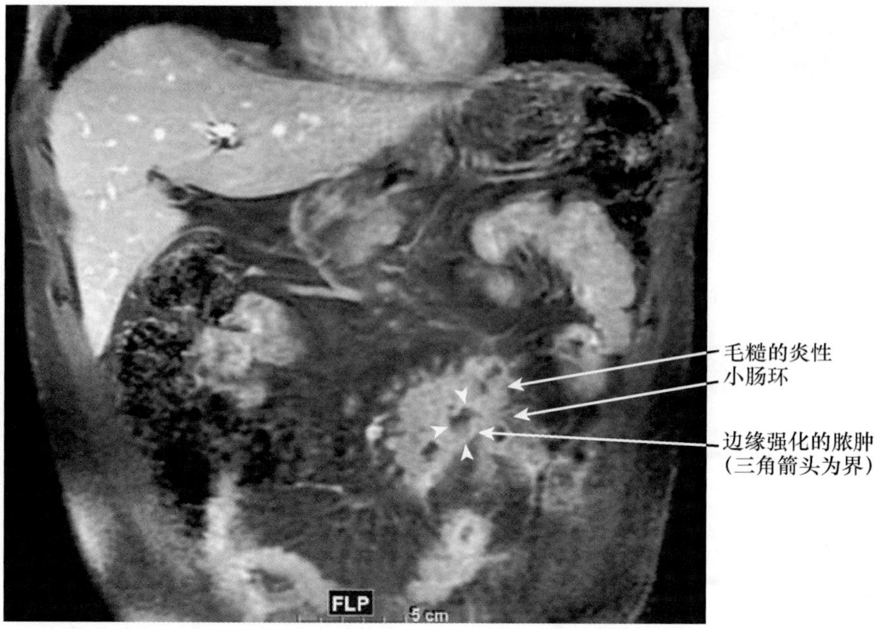

图 49-4 克罗恩病患者钆剂增强 MR 冠状位图像示：位于数个小肠环（箭头所示）间的边缘强化的小脓液聚集（三角箭头）伴小肠环间脓肿。环间脓肿不适合经皮穿刺引流。（From Feldman M，Friedman LS，Brandt LJ：Sleisenger and Fortran's gastrointestinal and liver disease，ed 10，Philadelphia，2016，Elsevier.）

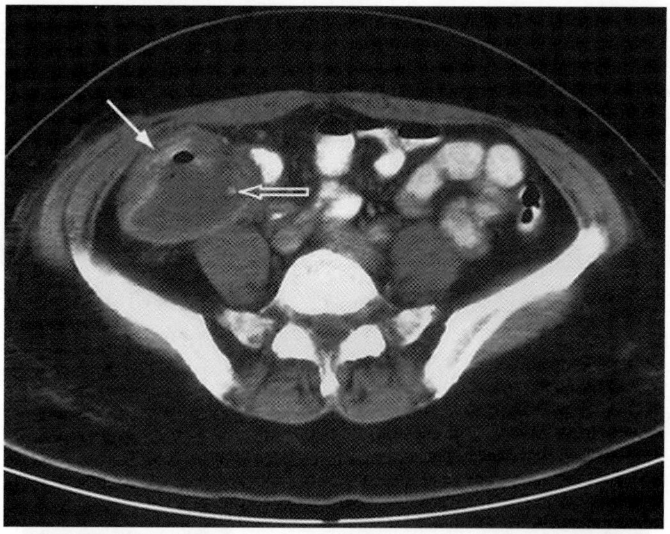

图 49-5 横断位 CT 图像显示右下腹区脓肿（实心箭头所示）伴阑尾粪石（空心箭头所示）。这种腔外阑尾粪石可能预示经皮引流的临床失败。（From Feldman M，Friedman LS，Brandt LJ：Sleisenger and Fortran's gastrointestinal and liver disease，ed 10，Philadelphia，2016，Elsevier.）

框 49-1　腹腔内脓肿的原因

腹部创伤
阑尾炎
胆囊切除术和其他手术或侵入性操作
克罗恩病
憩室炎
肿瘤性病变
胰腺炎
空腔脏器穿孔（例如十二指肠或胃溃疡）

From Feldman M，Friedman LS，Brandt LJ：Sleisenger and Fortran's gastrointestinal and liver disease，ed 10，Philadelphia，2016，Elsevier.

框 49-2　腹腔内脓肿的临床风险因素

慢性糖皮质激素的使用
年龄增长
营养不良
之前存在的器官功能障碍
输血
潜在的恶性肿瘤

From Feldman M，Friedman LS，Brandt LJ：Sleisenger and Fortran's gastrointestinal and liver disease，ed 10，Philadelphia，2016，Elsevier.

框 49-3　腹腔内感染治疗的抗生素选择

单药物疗法

第二代头孢菌素
头孢西丁

碳青霉烯类
亚胺培南-西拉司丁
美罗培南
多立培南
厄他培南（无假单胞菌覆盖）

广谱青霉素 - β - 内酰胺酶抑制剂结合药
哌拉西林钠-他唑巴坦
替卡西林-克拉维酸二钠

甘氨酰环素
替加环素

组合疗法（抗需氧菌[a] ＋抗厌氧菌）

第三代或第四代头孢菌素
头孢曲松＋甲硝唑
头孢噻肟＋甲硝唑
头孢他啶（假单胞菌覆盖）＋甲硝唑
头孢吡肟（假单胞菌覆盖）＋甲硝唑

氟喹诺酮类
环丙沙星＋甲硝唑
左氧氟沙星＋甲硝唑
莫西沙星[b]

[a] 氨基糖苷类药物作为一种抗需氧菌药物，由于其增加肾毒性，不应常规使用，并且它的使用可能使患者的病情恶化

[b] 莫西沙星具有足够的厌氧菌覆盖率，因此不需要联合使用甲硝唑

From Feldman M，Friedman LS，Brandt LJ：Sleisenger and Fortran's gastrointestinal and liver disease，ed 10，Philadelphia，2016，Elsevier.

第 50 章　胃肠道瘘

Gastrointestinal Fistula

ICD-10CM # K63.2 肠瘘

万春琴　刘岗　译　童瑾　胡晶晶　审校

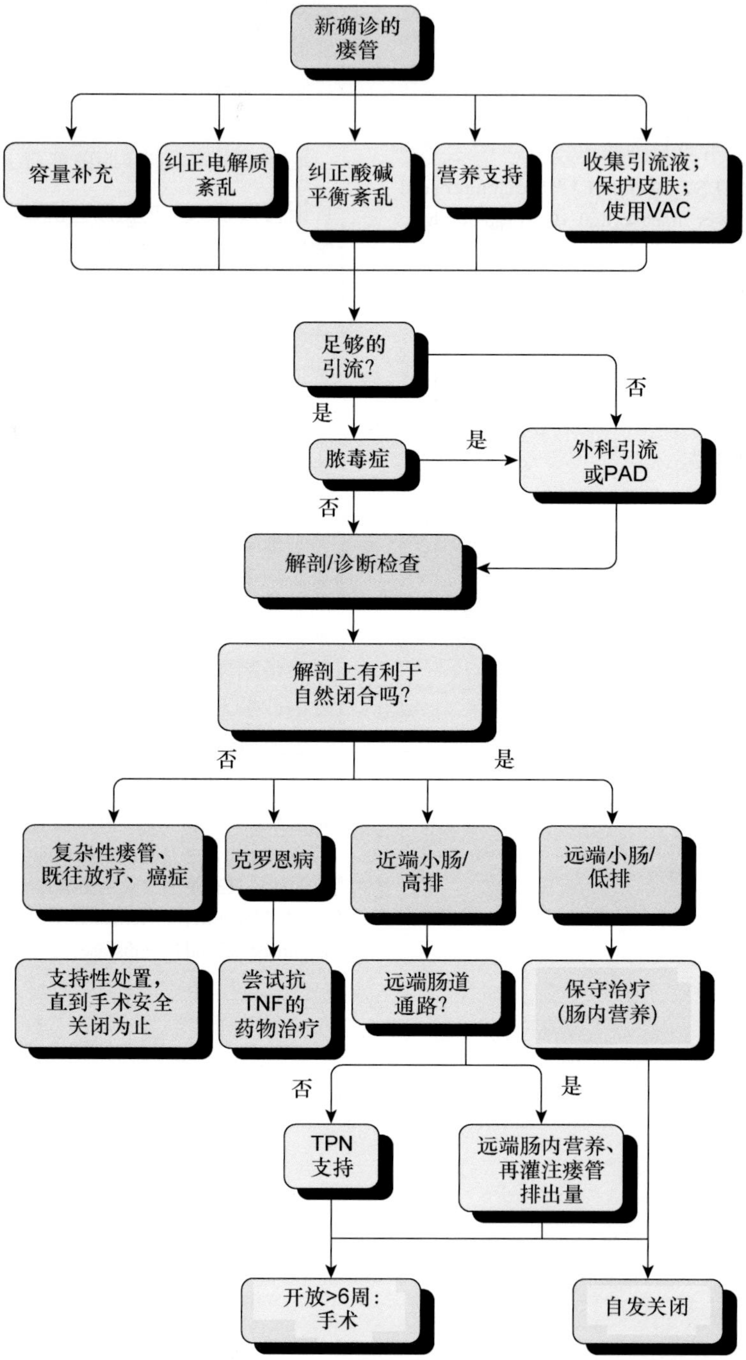

图 50-1　胃肠道瘘的处理流程。PAD 经皮脓肿引流；TNF 肿瘤坏死因子；TPN 全肠外营养；VAC，真空辅助闭合。（From Feldman M，Friedman LS，Brandt LJ：Sleisenger and Fortran's gastrointestinal and liver disease，ed 10，Philadelphia，2016，Elsevier.）

第 51 章　肝脏肿块

Hepatic Mass

ICD-10CM # K77 其他已明确疾病中的肝脏问题

李云雷　译　何芳　余婷　审校

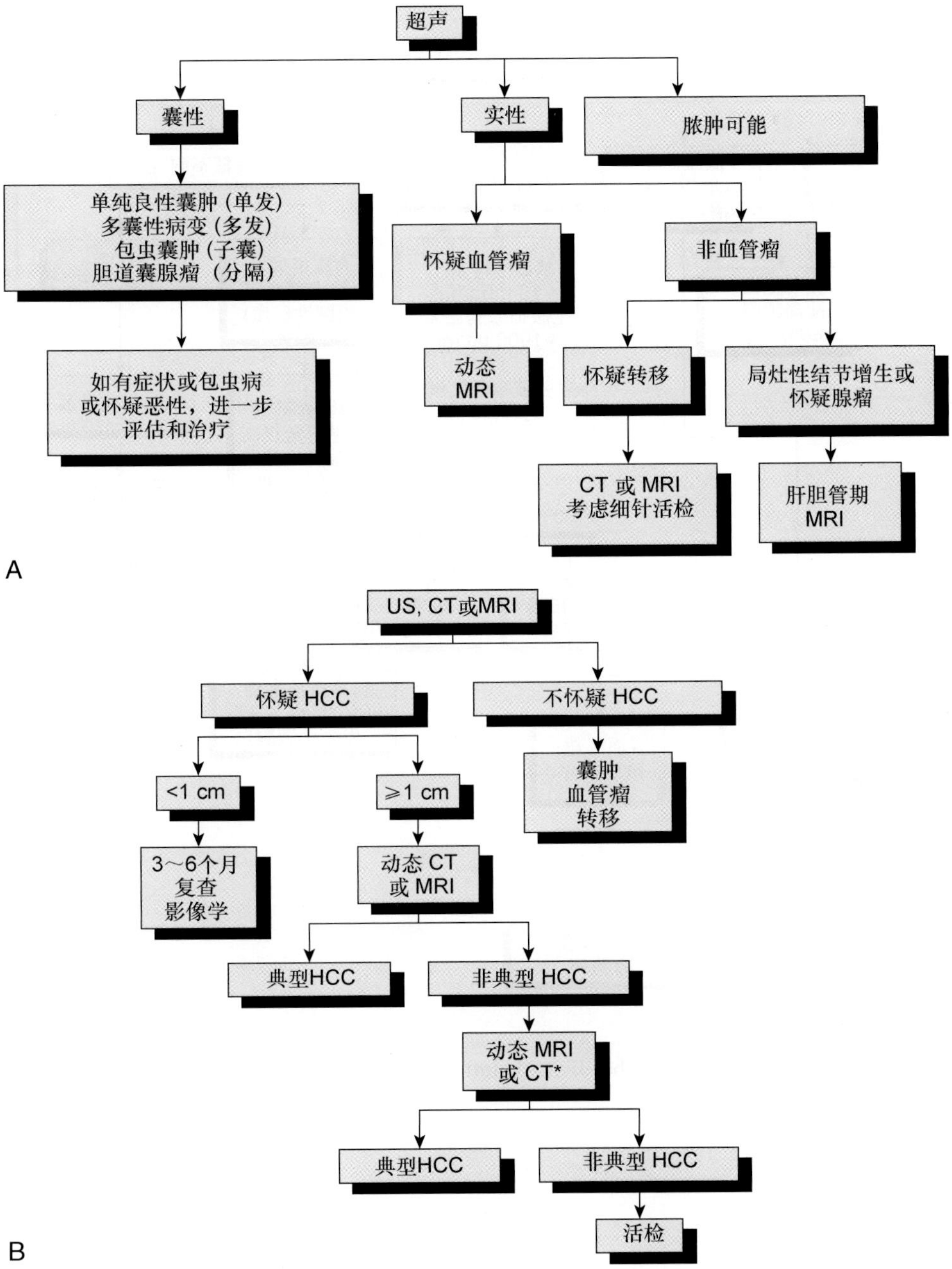

图 51-1　**A.** 无肝硬化的肝脏肿块（常偶然发现，有时有症状）患者管理流程。**B.** 已知或怀疑肝硬化的肝脏肿块（由于症状或甲胎蛋白升高的常规检测发现）患者的管理流程。* 采取既往未使用过的影像学方式。HCC，肝细胞癌。（From Feldman M，Friedman LS，Brandt LJ：Sleisenger and Fortran's gastrointestinal and liver disease，ed 10，Philadelphia，2016，Elsevier）

第 52 章　胰岛细胞瘤

Pancreatic Islet Cell Tumors

蒋嘉睿　译　张自艳　审校

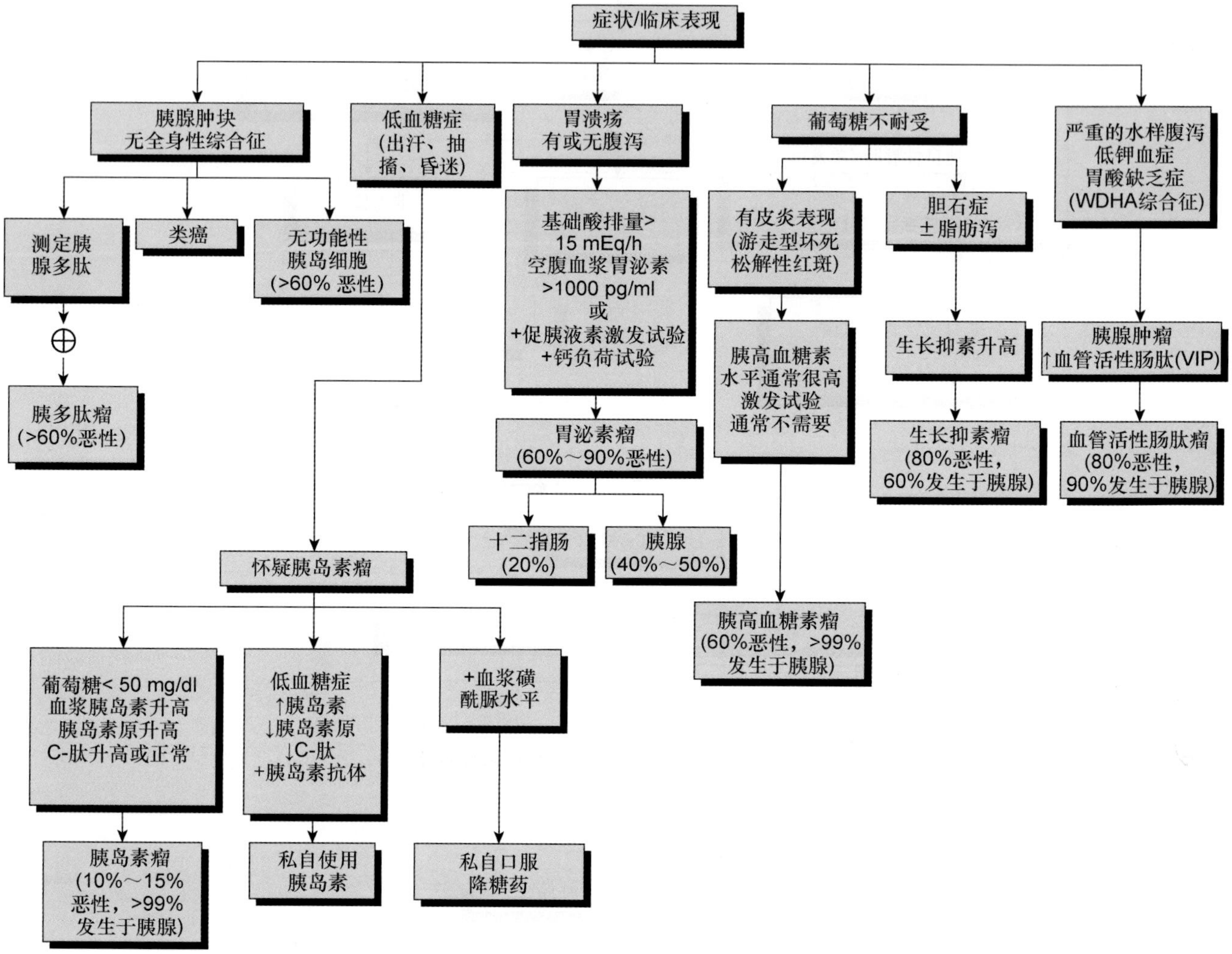

图 52-1　胰岛细胞瘤的诊断。（From Niederhuber JE：Abeloff's clinical oncology，ed 6，Philadelphia，2020，Elsevier.）

第 53 章　胰腺肿块

Pancreatic Mass

ICD-10CM # C25.3 胰管恶性肿瘤
R19.06 上腹部肿胀、肿块或隆起

李云雷　译　何芳　余婷　审校

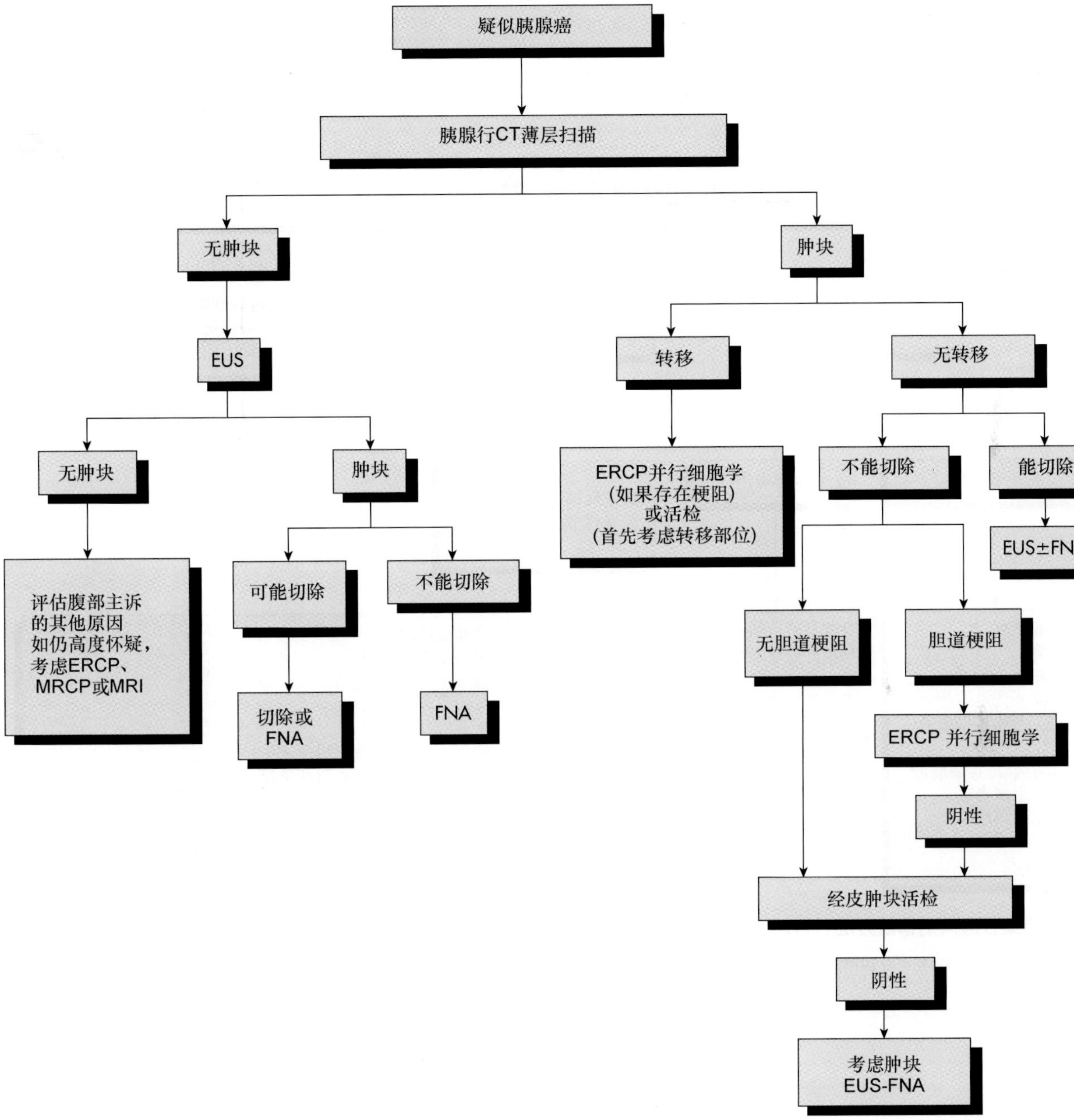

图 53-1　疑似胰腺癌诊断流程。如果手术中发现无法手术，行术中细针抽吸（FNA）。CT，计算机断层成像；ERCP，内镜逆行胰胆管造影；EUS，超声内镜；MRCP，磁共振胰胆管造影；MRI，磁共振成像。（From Goldman L，Schafer AL［eds］: Cecil textbook of medicine，ed 24，Philadelphia，2012，Saunders.）

第 54 章　感染性腹泻

Infectious Diarrhea

ICD-10CM # A09 非特异性感染性肠胃炎和结肠炎

万春琴　刘岗　译　童瑾　胡晶晶　审校

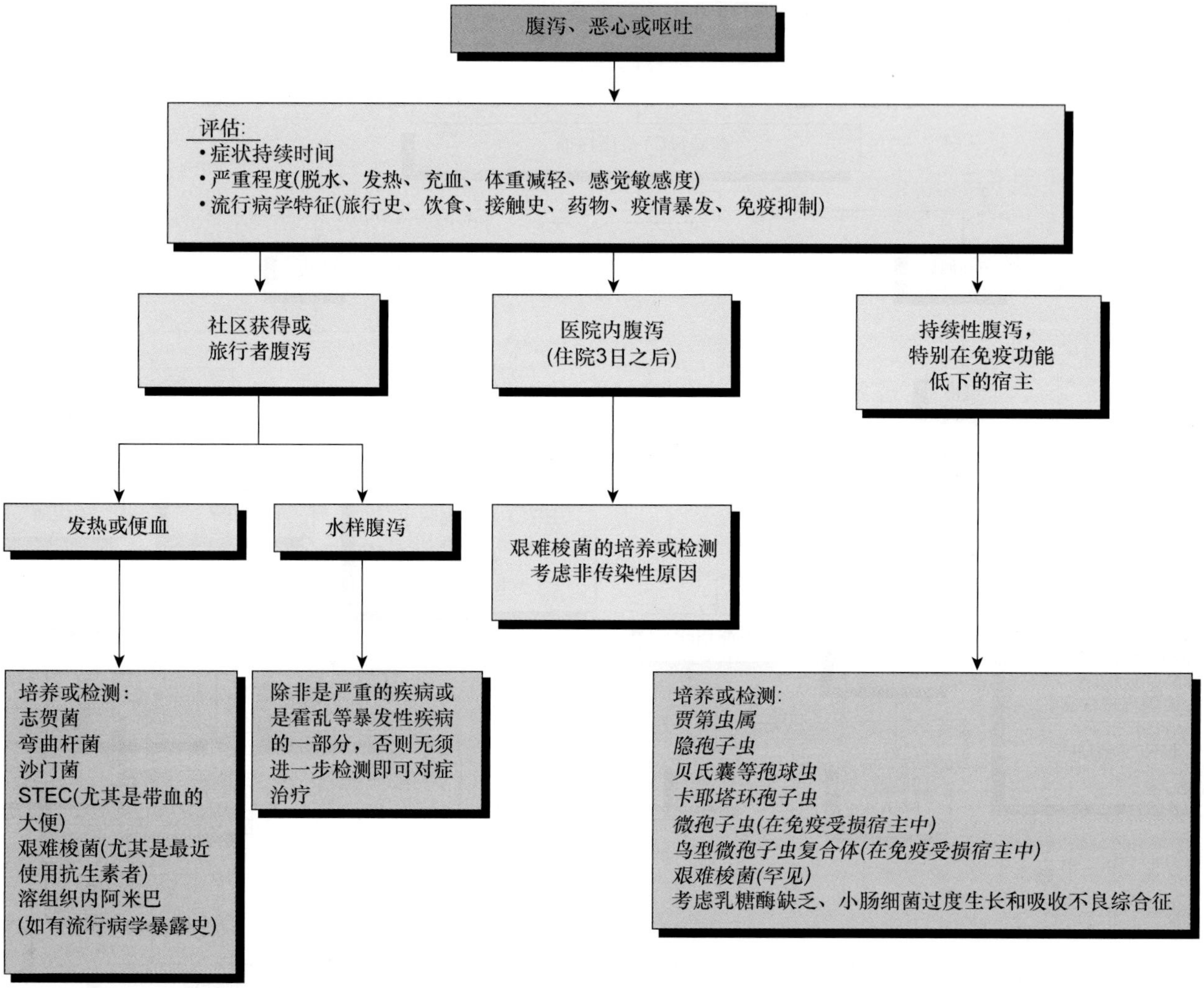

图 54-1　感染性腹泻的诊断方法。STEC，产志贺毒素大肠杆菌。（From Bennett JE，Dolin R，Blaser MJ：Mandell，Douglas，and Bennett's principles and practice of infectious diseases，ed 8，Philadelphia，2015，Saunders.）

第 55 章　水样腹泻

ICD-10CM # R19.7 腹泻，非特异性

Diarrhea，Watery

林玉蓉　译　柳威　审校

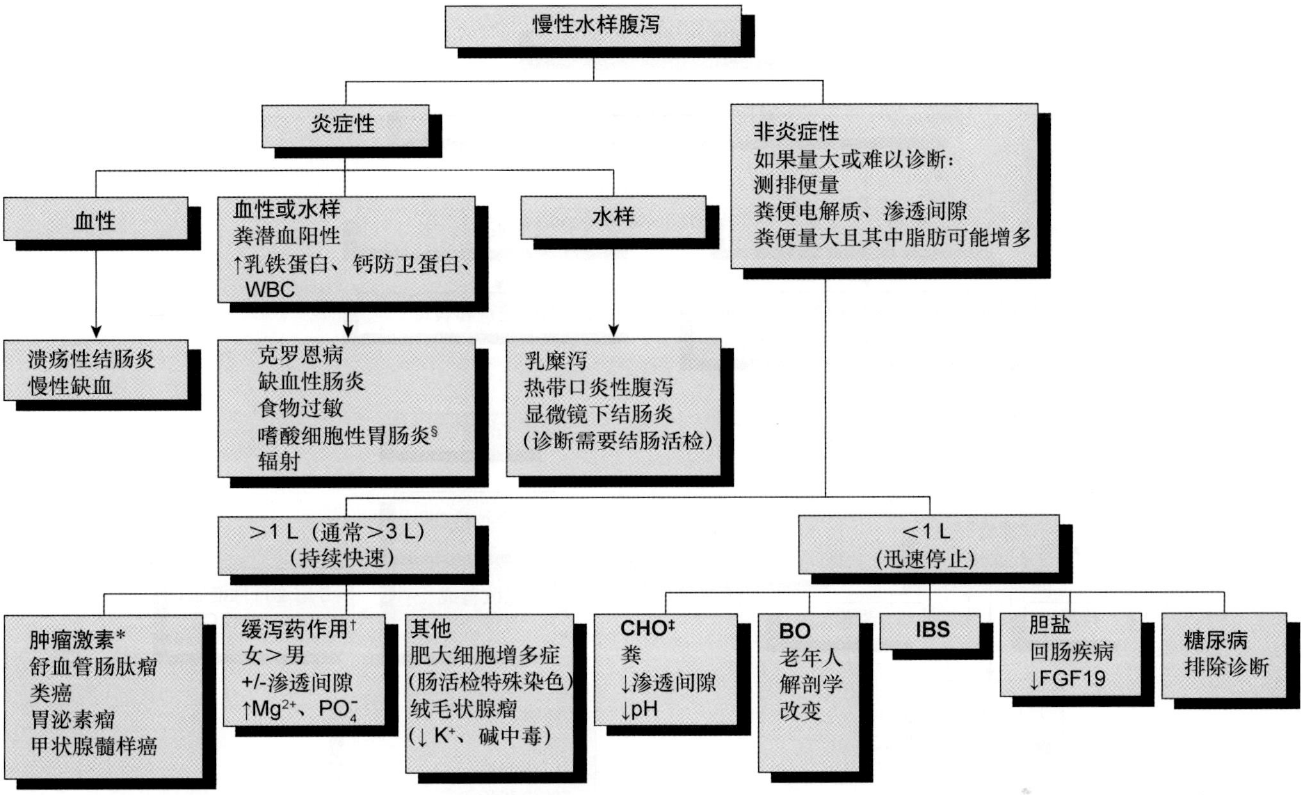

图 55-1　**水样腹泻评估方法**。许多腹泻有多重生理机制（例如渗透性、分泌性、炎症性）。其他原因包括药物、术后（迷走神经切断术、Nissan 包裹术、胆囊切除术）、甲状腺功能亢进和酒精。* 舒血管肠肽瘤（VIPoma）：每日排便> 3 L，又称为“胰性霍乱综合征”，舒血管肠肽（VIP）增高。类癌：尿 5- 羟基吲哚乙酸升高，奥曲肽阳性。胃泌素瘤（Zollinger-Ellison 综合征）：胃泌素水平升高，分泌素刺激试验阳性，因大量胃酸分泌导致腹泻。甲状腺髓样癌：降钙素水平升高。† 服药剂量及对药物的反应决定排便量和速度。‡ 由于乳糖酶缺乏、膳食果糖、糖尿病果饵或液体药物中的山梨醇引起的碳水化合物吸收不良（CHO）。§ 诊断需要全层活检。BO：细菌过度生长；FGF：成纤维细胞生长因子；IBS：肠易激综合征；WBC：血白细胞。From Goldman L，Schafer AI：Goldman Cecil medicine，ed 25，Philadelphia，2016，Saunders.

第 56 章　儿科排便障碍

Defecation Disorder, Pediatric Age

ICD-10CM # K56.41 粪便嵌塞

林玉蓉　译　柳威　审校

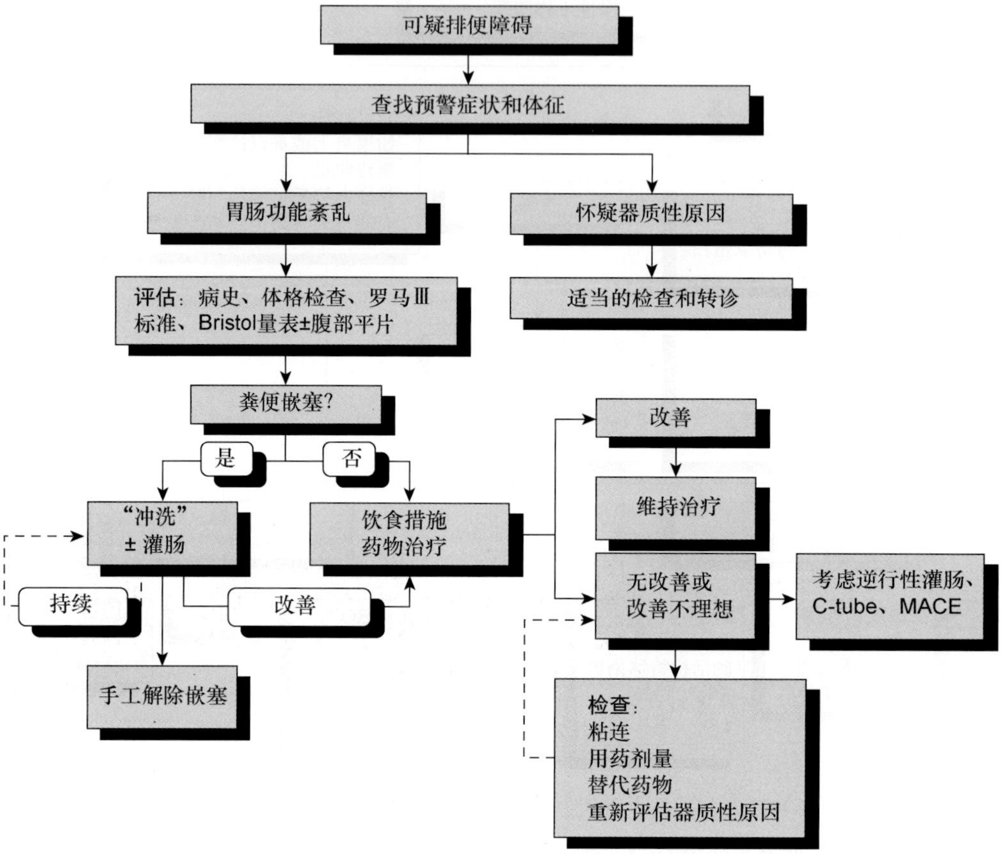

图 56-1　儿童排便障碍的管理流程。充分的内科治疗至少 3 个月，治疗反应变差、无反应或反应不理想者，方能诊断无改善或顽固性便秘。C-tube：盲肠造瘘管；MACE：马龙（Malon）顺行节制性灌肠术（From Wein AJ et al：Campbell-Walsh urology，ed 11，Philadelphia，2016，Elsevier.）

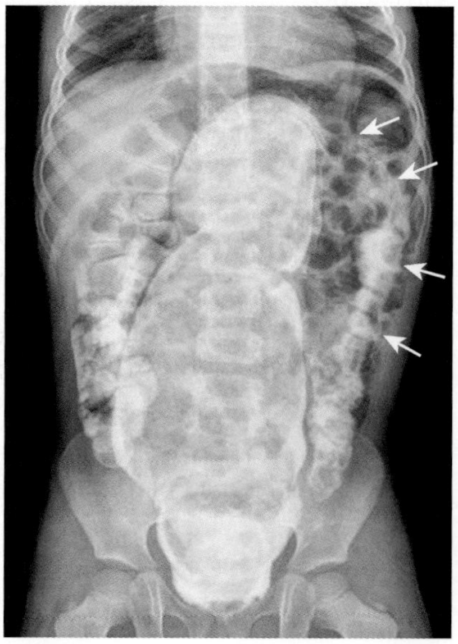

图 56-2　出生后排便困难儿童应用可溶性对比剂灌肠。结果提示 Hirschsprung 病，包括结肠和直肠显著扩张，并向正常的大肠扩展（箭头）。该患儿后经直肠活检确诊。（From Wein AJ et al：Campbell-Walsh urology，ed 11，Philadelphia，2016，Elsevier.）

第 57 章　食管异物

Esophageal Foreign Body

ICD-10CM # T18.8 异物通过口、胃肠道进入特定的位置

杨小艳　译　杨礼腾　审校

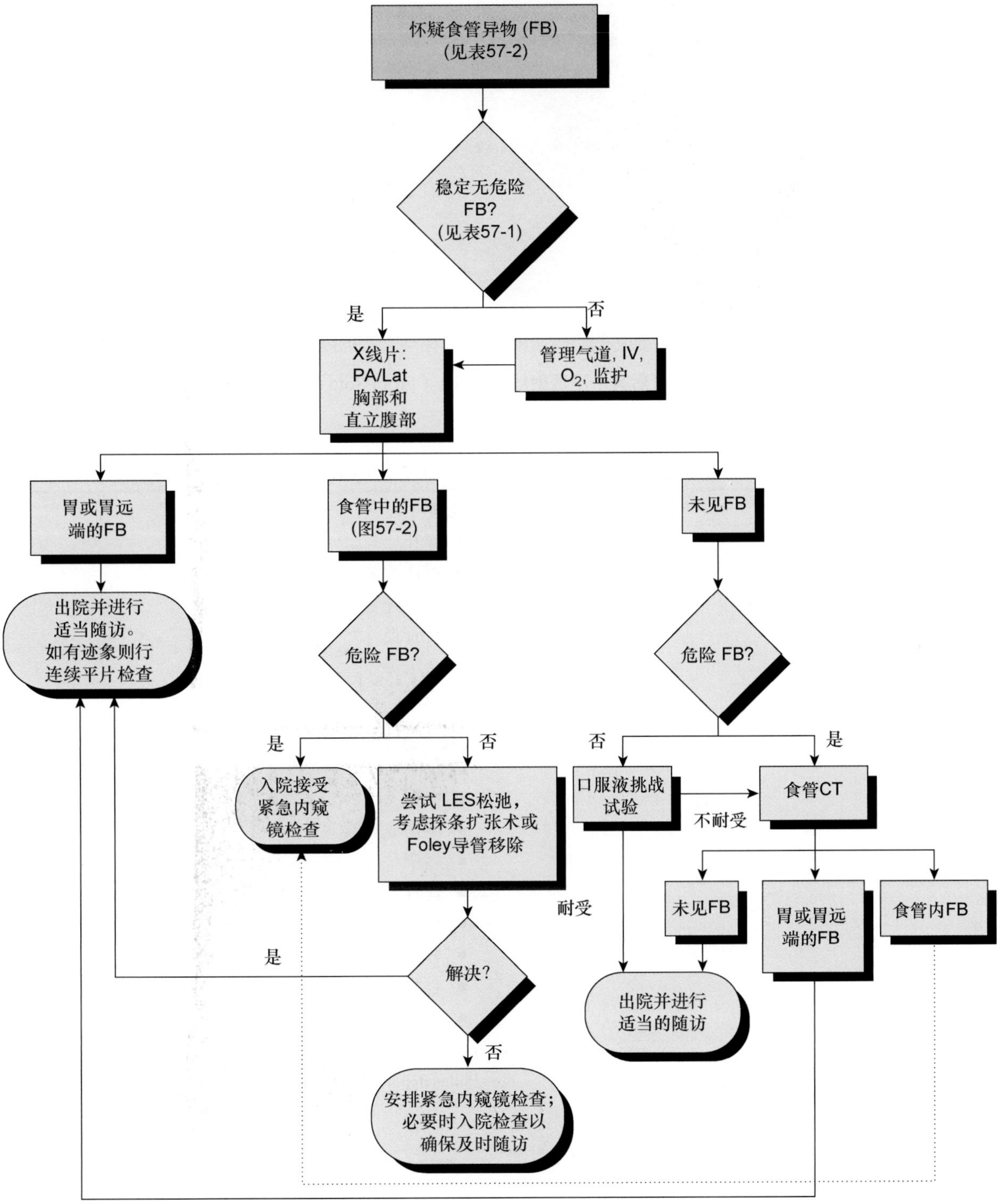

图 57-1　评估疑似食管异物的诊断流程。CT，计算机断层成像；IV，静脉通路；Lat，侧位，LES，食管下部括约肌；PA，后前位。（From Adams JG et al：Emergency medicine：clinical essentials，ed 2，Philadelphia，2013，Elsevier.）

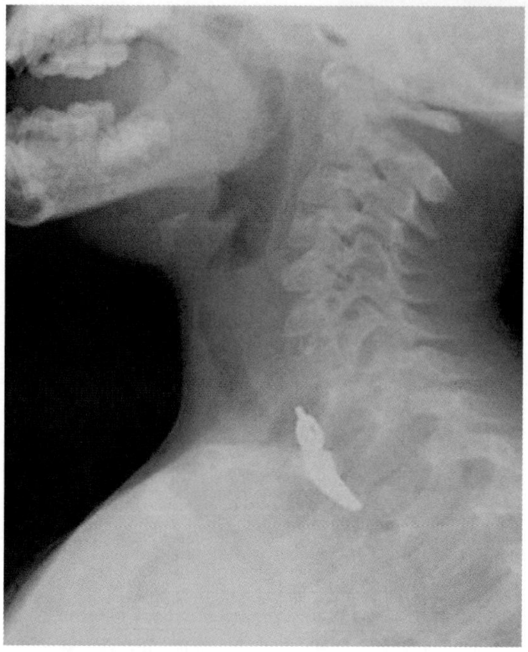

图 57-2　儿童颈部侧位 X 线片显示食管气管后有一不透射线的异物。（From Soto JA，Lucey BC：Emergency radiology：the requisites，ed 2，Philadelphia，2017，Elsevier.）

表 57-1　最具威胁性和最常见的食管异物

最具威胁性的
儿童
• 圆盘电池
• 骨头
• 针头
• 其他锋利物品
成人
• 圆盘电池
• 骨头
• 成包的违禁药品
• 牙签
最常见的
儿童
• 硬币
• 大理石
• 纽扣
• 玩具
成人
• 食物团
• 骨头
• 义齿
• 口腔穿孔（饰物）

From Adams JG et al：Emergency medicine：clinical essentials，ed 2，Philadelphia，2013，Elsevier.

表 57-2　食管异物的鉴别诊断

儿童
• 穿孔
• 擦伤或撕裂
• 气管异物
• 食管炎
• 会厌炎
• 癔症
• 反应性气道疾病
成人
• 穿孔
• 擦伤或撕裂
• 痉挛
• 食管炎
• 憩室
• 恶性肿瘤
• 心肌梗死
• 癔症

From Adams JG et al：Emergency medicine：clinical essentials，ed 2，Philadelphia，2013，Elsevier.

第 58 章　食管穿孔

Esophageal Perforation

ICD-10CM # K22.3 食管穿孔

王楠　译　方年新　审校

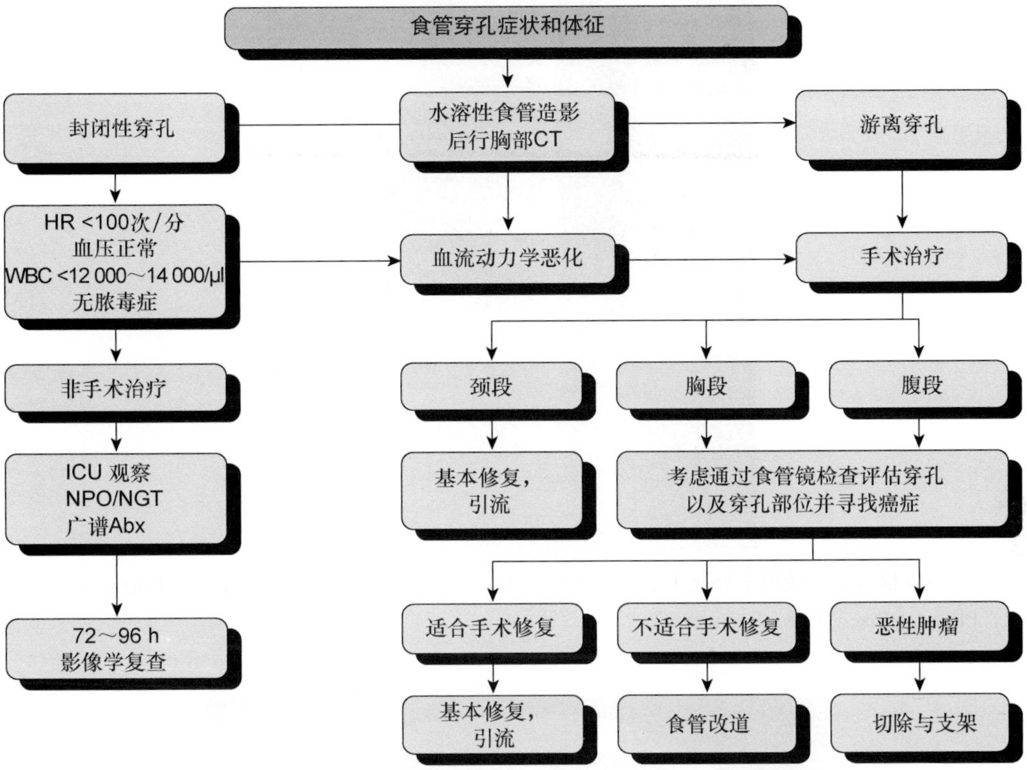

图 58-1　食管穿孔的处理流程。Abx，抗生素；CT，计算机断层成像；HR，心率；ICU，重症监护治疗病房；NGT，鼻胃管；NPO，禁食（零口服）；WBC，白细胞计数。（From Cameron JL，Cameron AM：Current surgical therapy，ed 12，Philadelphia，2017，Elsevier.）

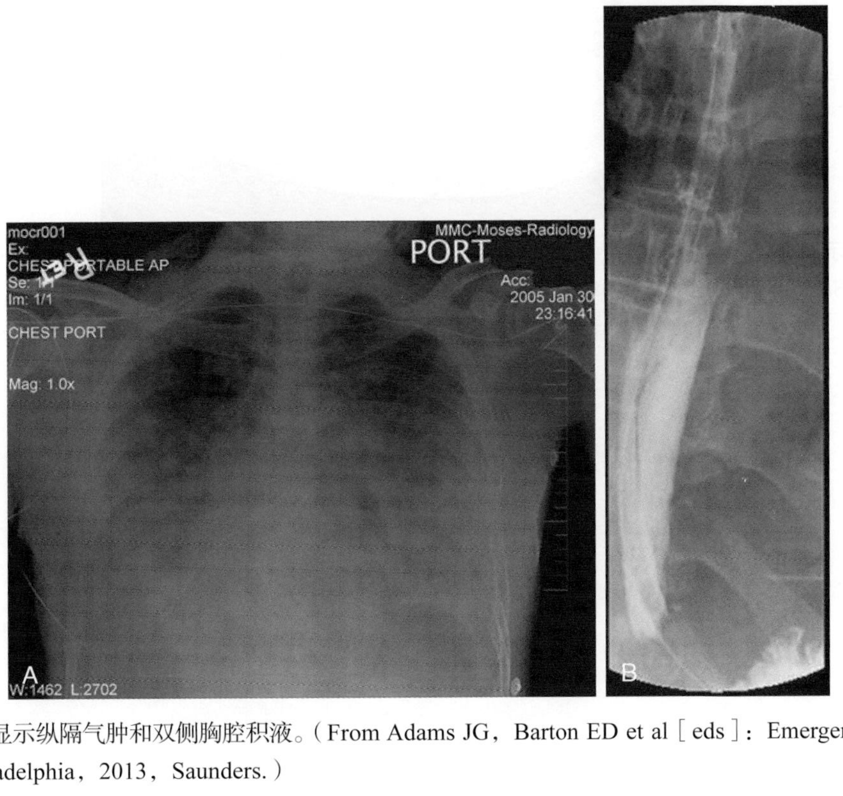

图 58-2　**A 和 B.** 胸片显示纵隔气肿和双侧胸腔积液。（From Adams JG，Barton ED et al［eds］：Emergency medicine：clinical essentials，ed 2，Philadelphia，2013，Saunders.）

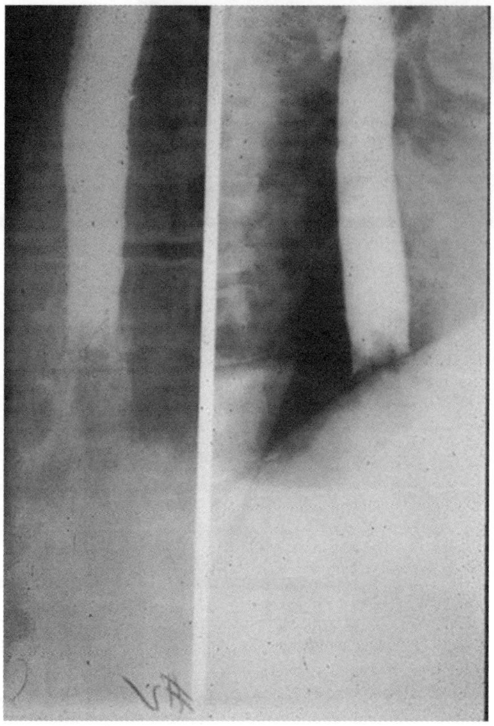

图 58-3　X 线透视下吞咽检查显示造影剂外漏（从胶片左侧看）。（From Adams JG et al［eds］：Emergency medicine：clinical essentials，ed 2，Philadelphia，2013，Saunders.）

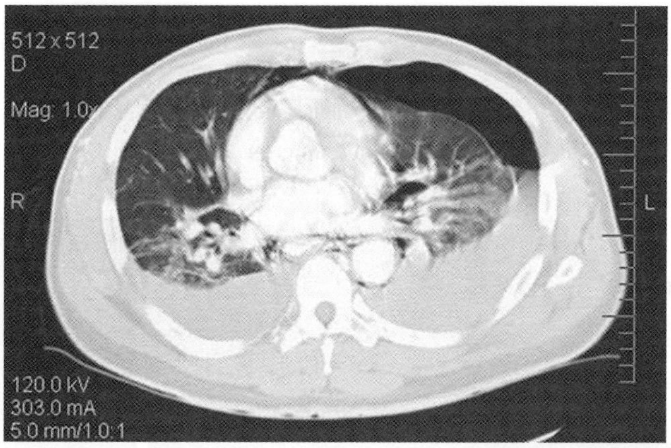

图 58-4　食管 CT 显示穿孔处典型的积液。（From Adams JG et al［eds］：Emergency medicine：clinical essentials，ed 2，Philadelphia，2013，Saunders.）

第 59 章　食物反应

Food Reaction

ICD-10CM # T78.0 食物引起的过敏反应

蒋嘉睿　译　张自艳　审校

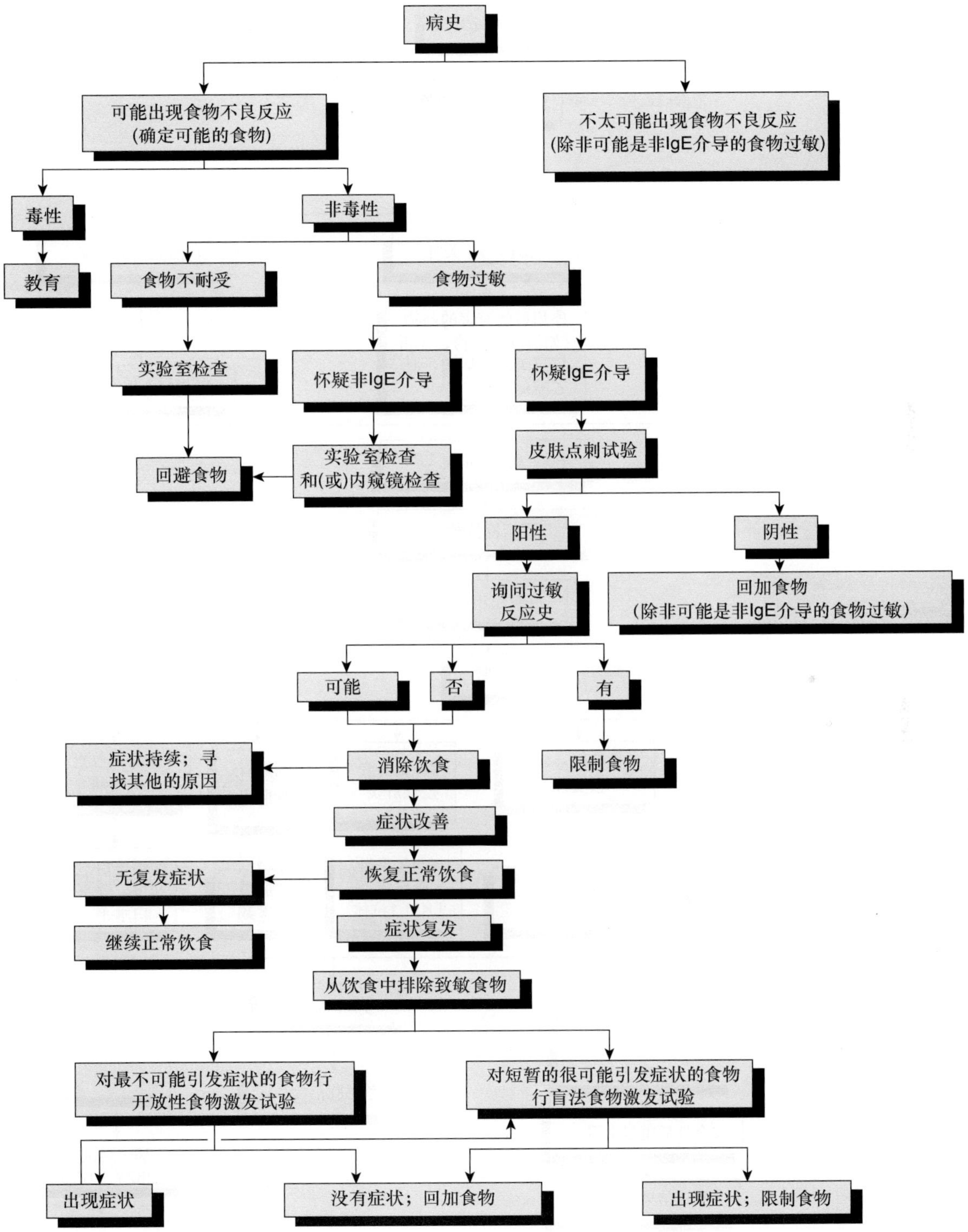

图 59-1　食物不良反应的评估及管理办法。（From Feldman M，Friedman LS，Brandt LJ：Sleisenger and Fortran's gastrointestinal and liver disease，ed 10，Philadelphia，2016，Elsevier.）

第 60 章　肝功能检查指标升高

Liver Function Test Elevations

ICD-10CM # K76.9 肝病，非特异性

杨小艳　译　杨礼腾　审校

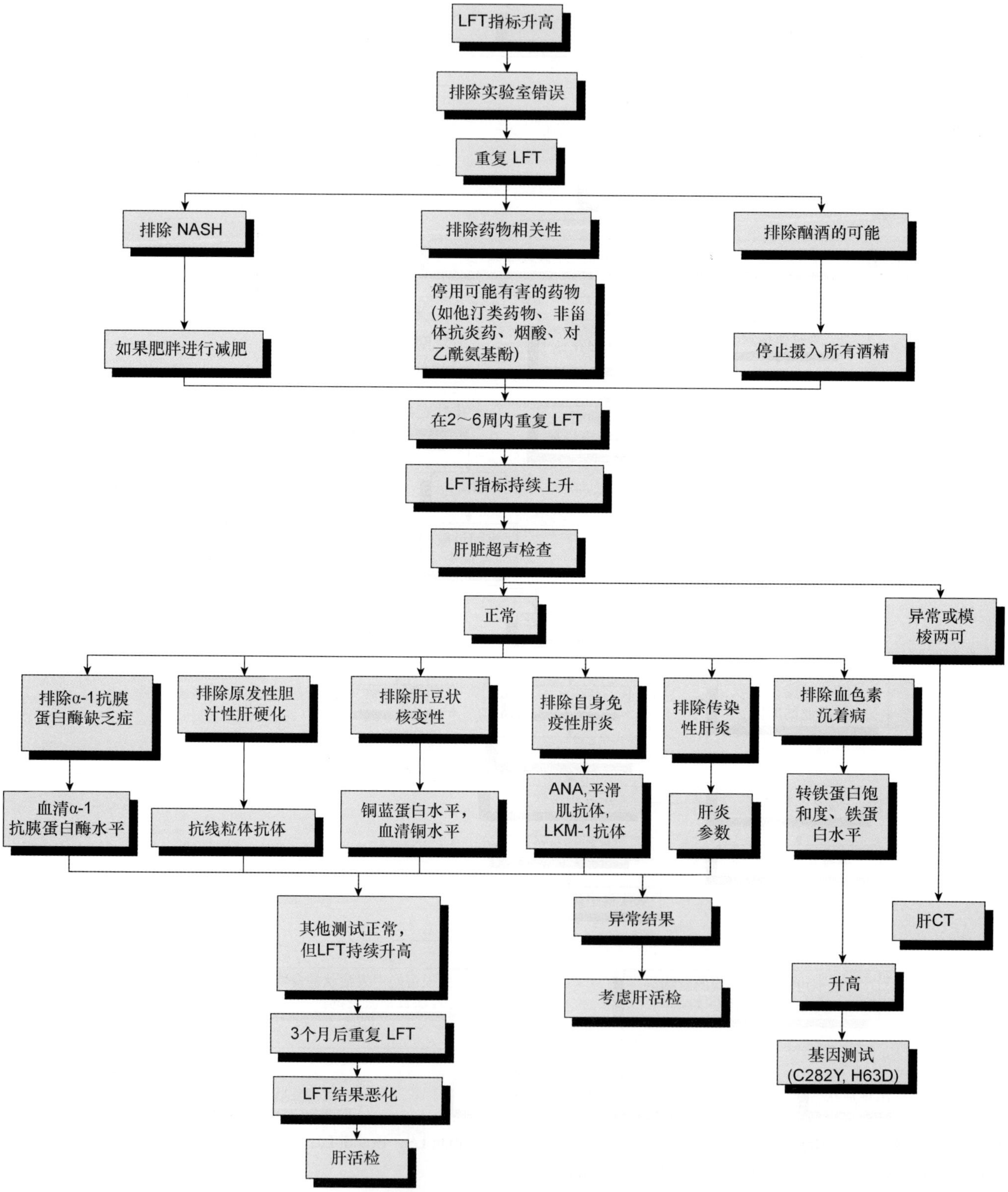

图 60-1　肝功能检测指标升高。ANA，抗核抗体；CT，计算机断层成像；LFT，肝功能测试；LKM，肝肾微粒体；NASH，非酒精性脂肪性肝炎

第 61 章　便血

Hematochezia，Management

ICD-10CM # K62.5 肛门直肠出血

杨小艳　译　杨礼腾　审校

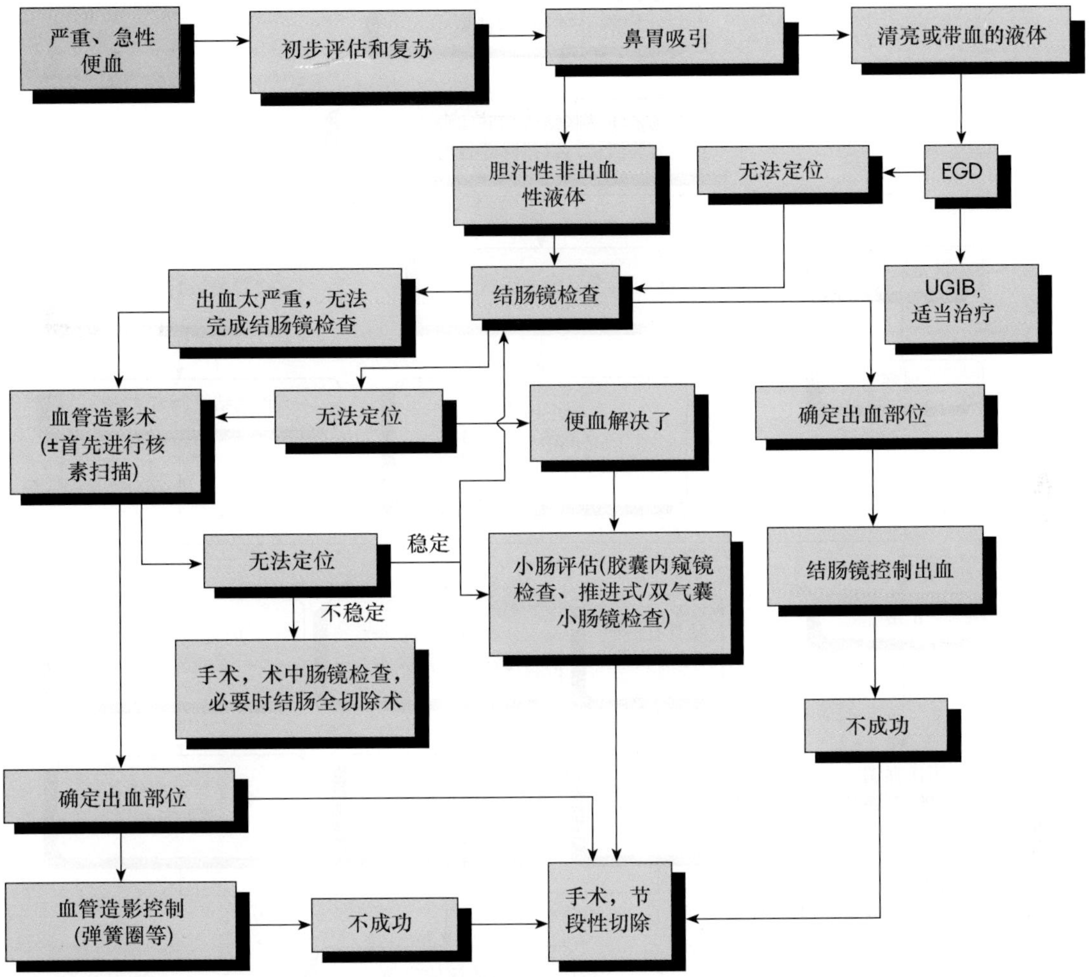

图 61-1　便血管理流程图。EGD，食管、胃、十二指肠镜检查；UGIB，上消化道活检。（From Cameron JL，Cameron AM：Current surgical therapy，ed 10，Philadelphia，2011，Saunders.）

第 62 章　直肠溃疡

Rectal Ulcer

ICD-10CM # K62.6 肛门和直肠溃疡

赵瑞　译　柳威　审校

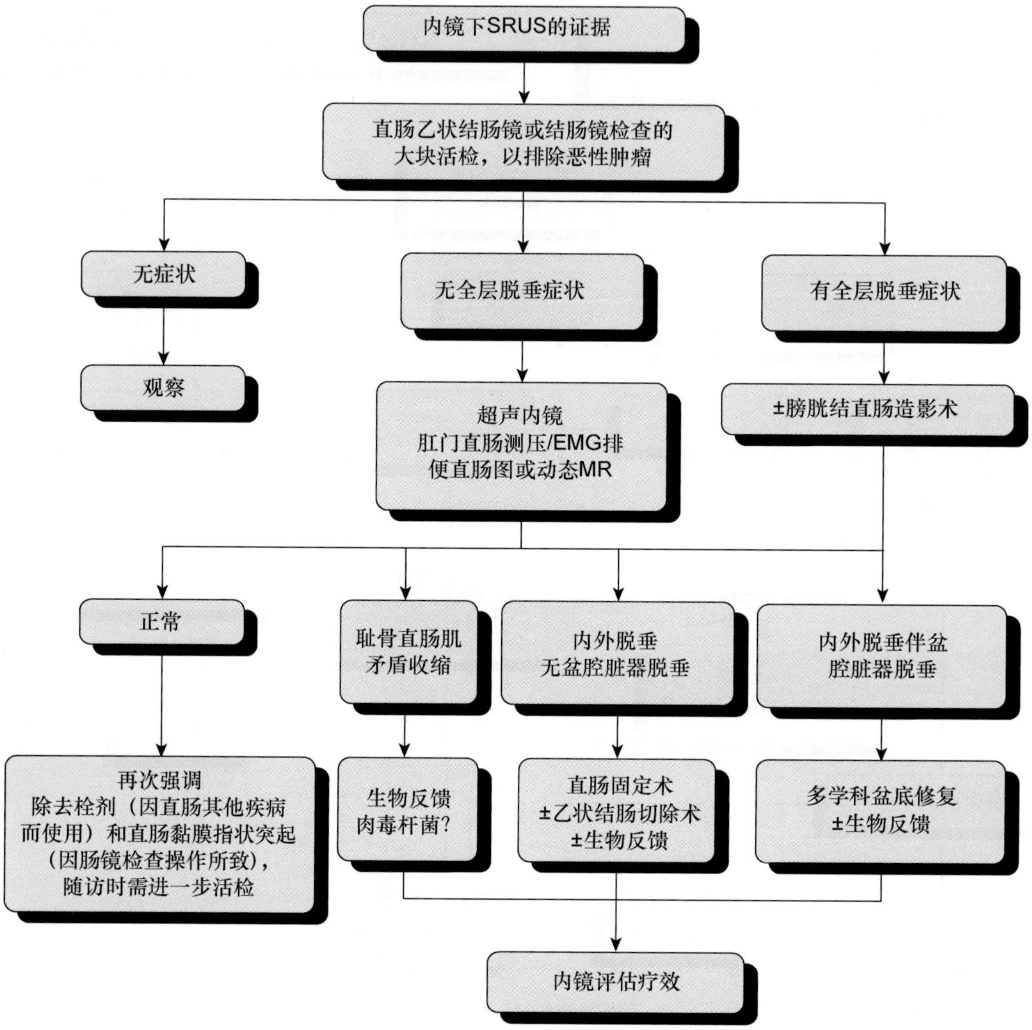

图 62-1　孤立性直肠溃疡综合征（SRUS）治疗示意图。EMG，肌电图检查；MR，磁共振成像。（From Cameron JL，Cameron AM：Surgical therapy，ed 12，Philadelphia，2017，Elsevier.）

第 63 章　肛肠不适
Anorectal Complaints

冯黎　王慧　译　童瑾　胡晶晶　审校

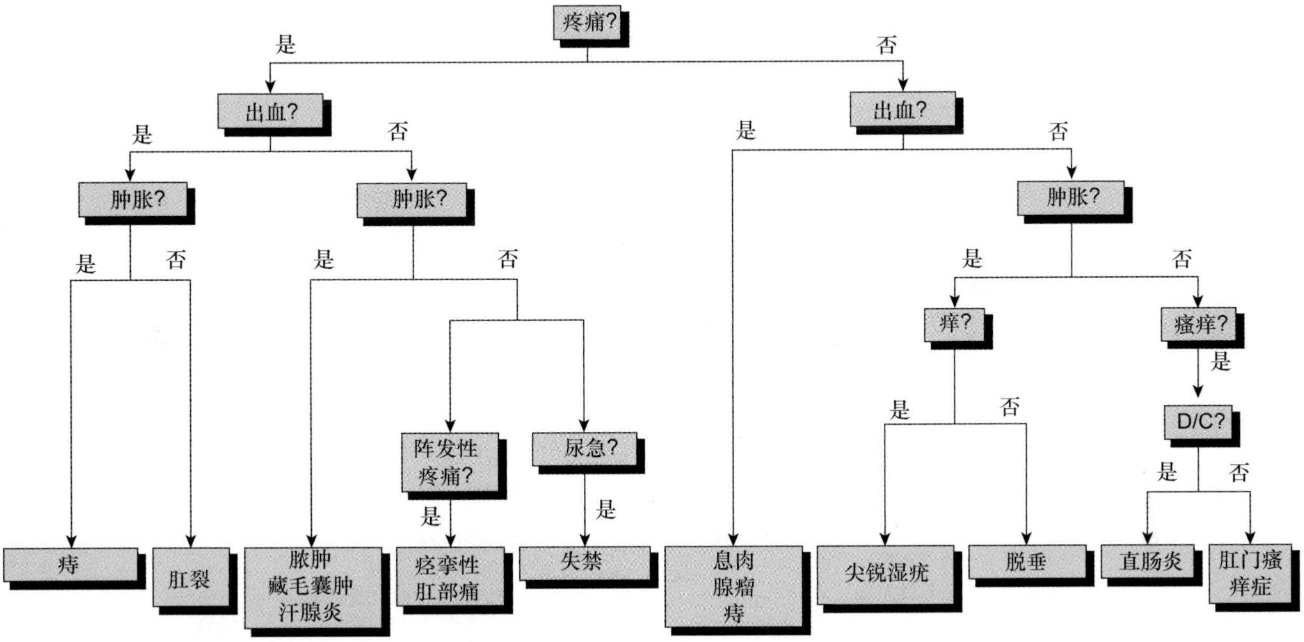

图 63-1　肛肠不适诊断流程。D/C，分泌物。（From Marx JA et al：Rosen's emergency medicine，ed 8，Philadelphia，2014，Saunders.）

框 63-1　痔的 WASH 疗法

- 温水（Warm water）
- 镇痛药（Analgesic agents）
- 大便软化剂（Stool softeners）
- 高纤维饮食（High-fiber diet）

From Marx JA et al：Rosen's emergency medicine，ed 8，Philadelphia，2014，Saunders.

框 63-2　肛肠疾病诊断中的病史

肛肠病史

- 疼痛
- 出血
- 肿胀
- 瘙痒
- 分泌物
- 尿急

胃肠病史

- 排便习惯改变（费力，放屁，颜色，稠度，频次）
- 恶心或呕吐
- 大便失禁
- 潜在的 GI 疾病（克罗恩病，癌症，息肉）

全身性疾病病史

- 糖尿病
- 凝血病
- 癌症
- HIV 感染

肛门性行为史

- 贯穿伤
- 已知 STD
- 暴力

GI，胃肠道；HIV，人类免疫缺陷病毒；STD，性传播疾病

From Marx JA et al：Rosen's emergency medicine，ed 8，Philadelphia，2014，Saunders.

第 64 章 贫血
Anemia

ICD-10CM # D63.9 贫血，非特异性

王慧 冯黎 译 童瑾 胡晶晶 审校

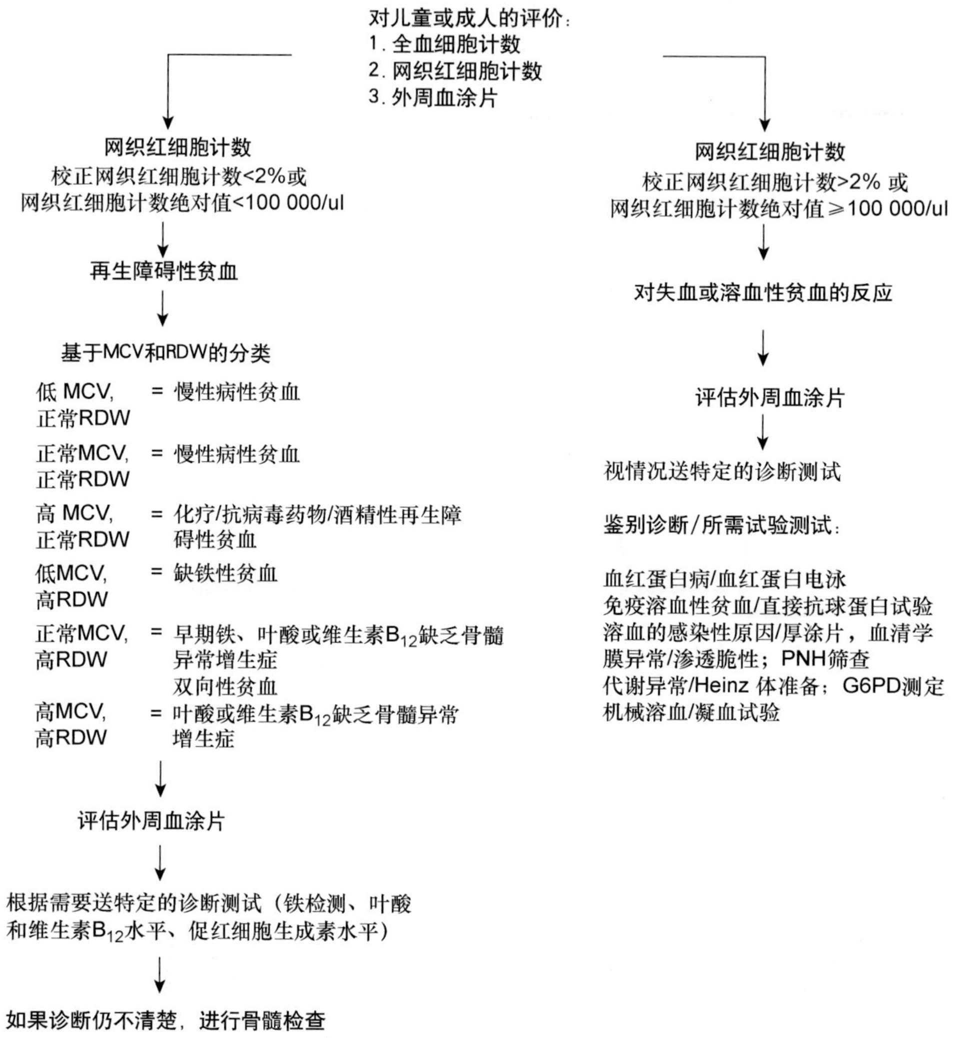

图 64-1 成人及儿童贫血鉴别诊断流程。G6PD，6- 磷酸葡萄糖脱氢酶；MCV，平均细胞容积；PNH，阵发性睡眠性血红蛋白尿；RDW，红细胞分布宽度。（From Hoffman R：Hematology，basic principles and practice，ed 7，Philadelphia，2018，Elsevier.）

一、大细胞性贫血鉴别诊断

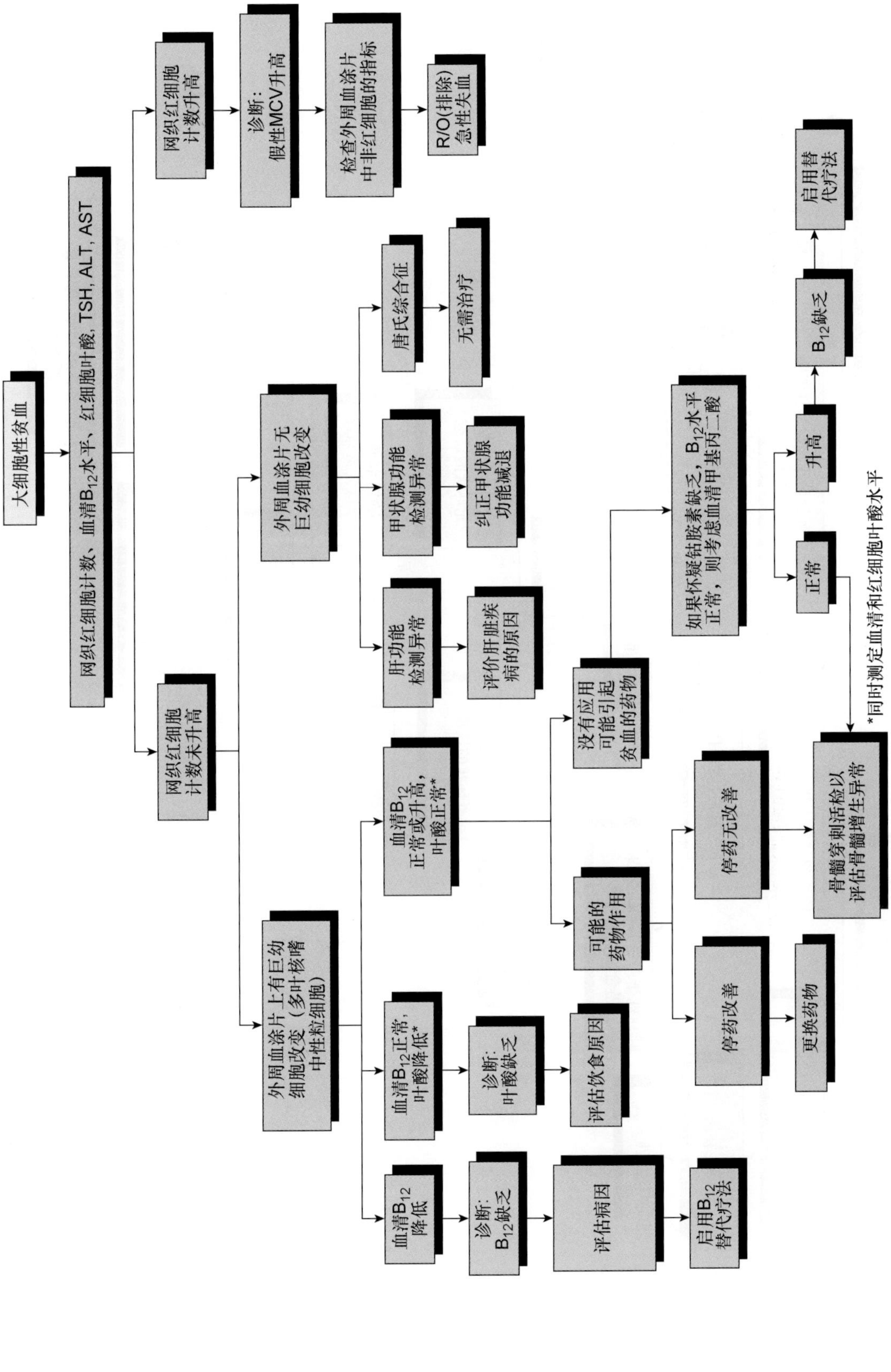

图 64-2　大细胞性贫血的鉴别诊断。 MCV，平均细胞容积；TSH，促甲状腺素；ALT，谷丙转氨酶；AST，谷草转氨酶。（Modified and updated from Rakel RE［ed］: Principles of family practice, ed 7, Philadelphia, 2007, Saunders.）

二、小细胞性贫血鉴别诊断

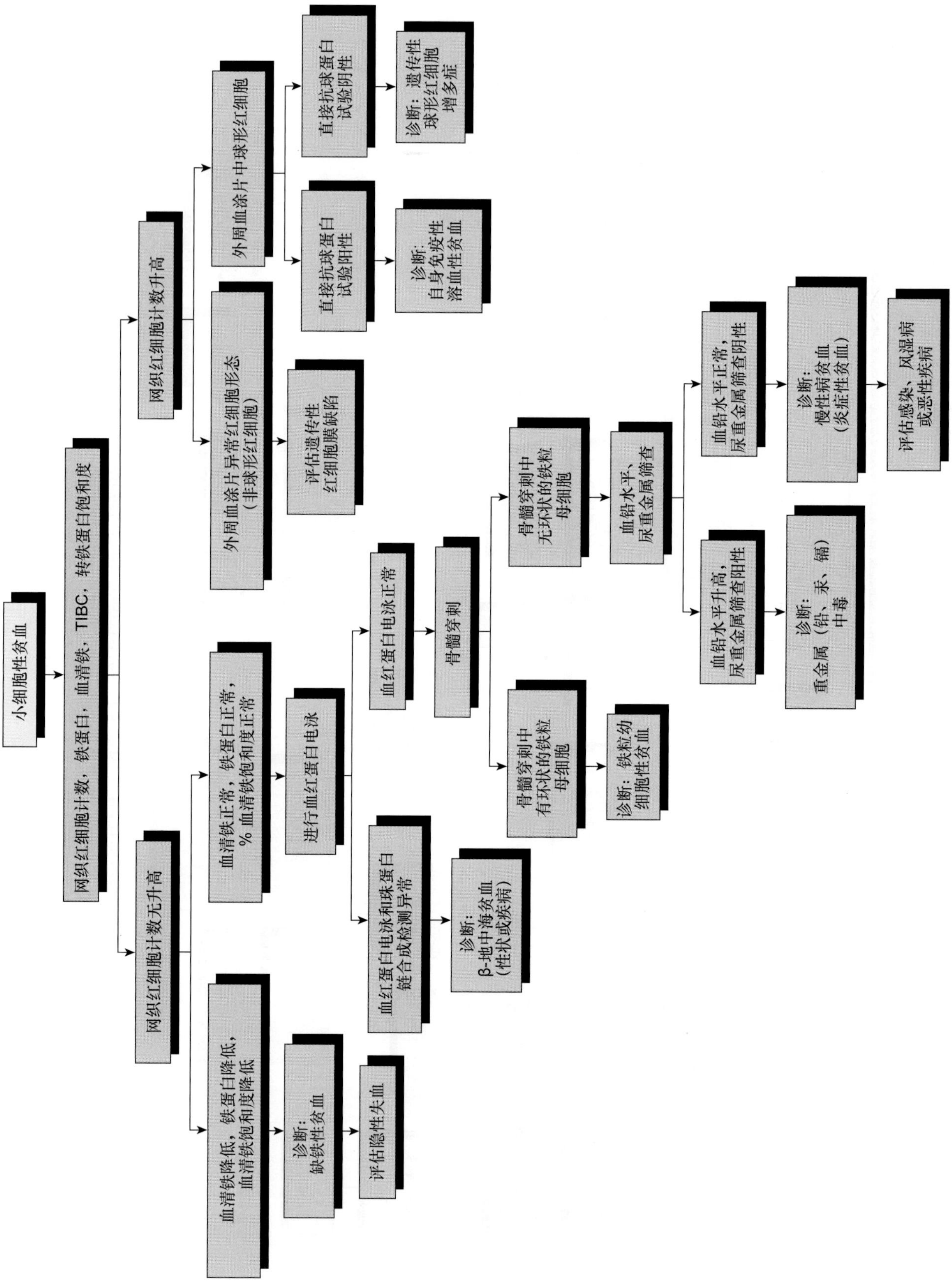

图 64-3 小细胞性贫血的鉴别诊断。TIBC，总铁结合力。（Modified and updated from Rakel RE [ed]: Principles of family practice, ed 7, Philadelphia, 2007, Saunders.）

第 65 章　获得性红细胞增多症

Erythrocytosis, Acquired

ICD-10CM # D75.1 继发性红细胞增多症
D75.0 家族性红细胞增多症
D45 真性红细胞增多症
P61.1 新生儿红细胞增多症

杨小艳　译　杨礼腾　审校

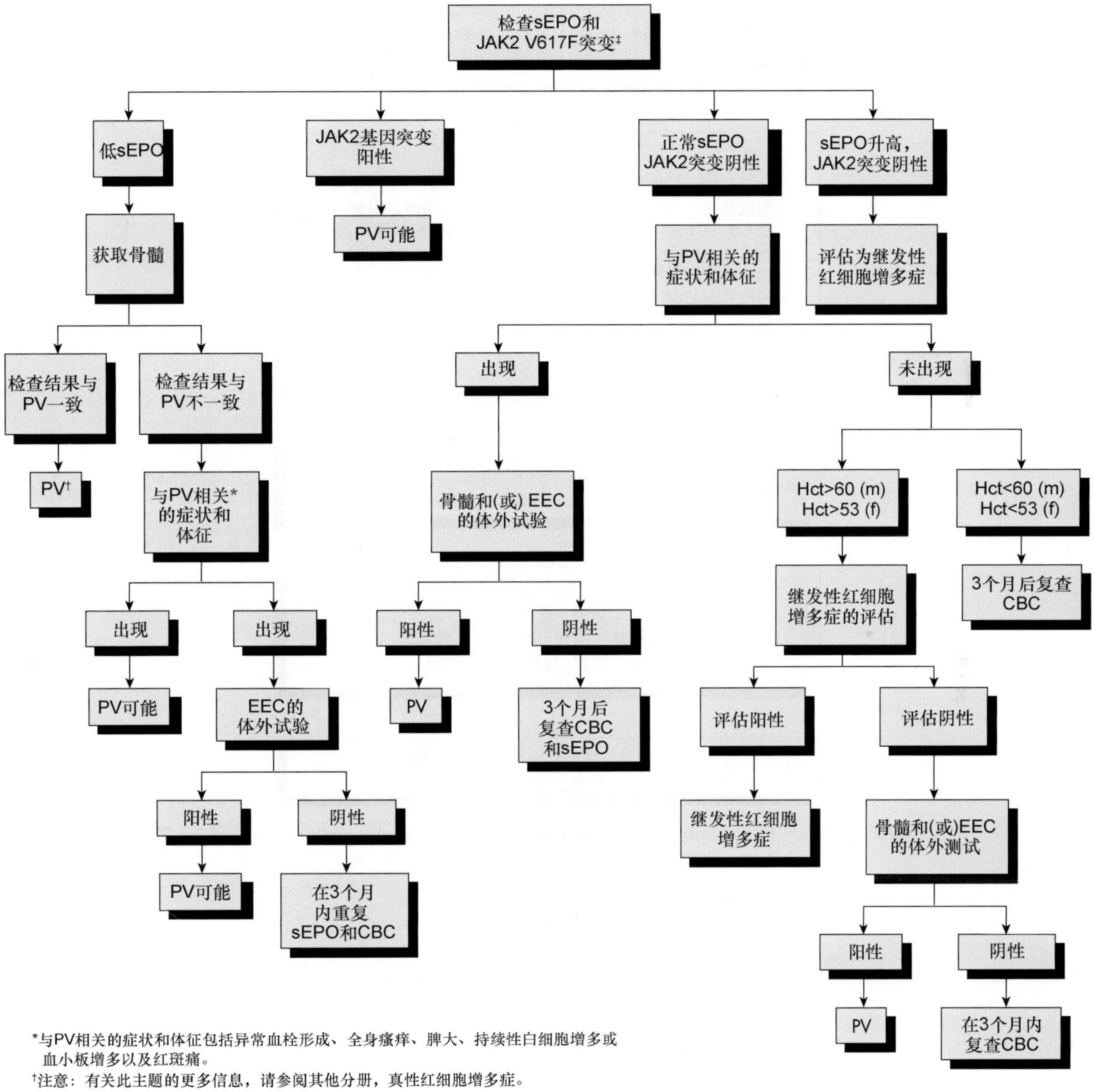

*与PV相关的症状和体征包括异常血栓形成、全身瘙痒、脾大、持续性白细胞增多或血小板增多以及红斑痛。
†注意：有关此主题的更多信息，请参阅其他分册，真性红细胞增多症。
‡在＞95%的PV患者中发现JAK2突变，可用于诊断目的。

图 65-1　获得性红细胞增多症的诊断方法。CBC，全血细胞计数；EEC，内源性（自发）红系集落；f，女性；Hct，血细胞比容；m，男性；PV，真性红细胞增多症；sEPO，血清促红细胞生成素。（Modified from Goldman L，Schafer AL［eds］：Cecil textbook of medicine，ed 24，Philadelphia，2012，Saunders.）

第 66 章　出血和瘀斑

Bleeding and Bruising Problems

ICD-10CM # D68.9 非特异性凝血缺陷
D68.8 其他特指的凝血缺陷

兰霞　译　童瑾　胡晶晶　审校

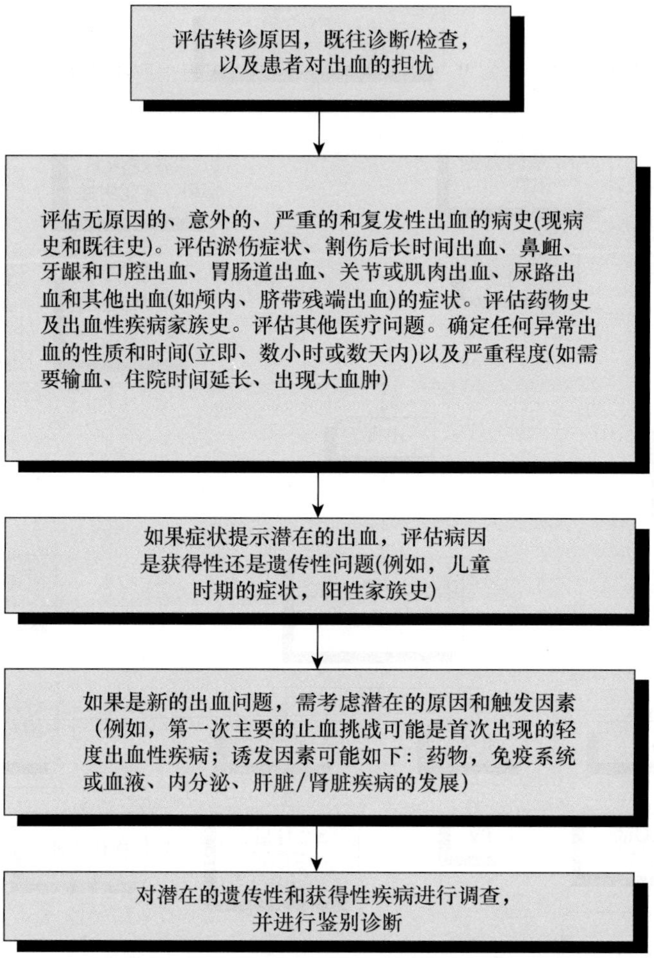

图 66-1　评估出血和瘀斑的流程。（From Hoffman R：Hematology，basic principles and practice，ed 7，Philadelphia，2018，Elsevier.）

表 66-1　出血的鉴别诊断

主要分类	要点
无出血性疾病	症状并不反映出血性疾病，而是有其他解释（例如，手术出血、非出血性疾病引起）
可能的出血性疾病	实验室检查无法确诊，出血史被认为是模棱两可的（例如，手术导致的不明原因的严重出血；无其他出血问题的不明原因的月经过多）
明确的出血性疾病，未定义或不确定的类型	出血史伴有出血性疾病；然而，实验室检查结果并不能确诊。通常出血史类似于血小板功能或血管性血友病因子轻度至中度缺陷。只有在完成了对常见出血性疾病的充分评估后才能做出诊断（例如，血管性血友病和血小板聚集释放缺陷）。如果检测不完整，分类应指明排除或未排除的情况类型，例如轻度皮肤黏膜出血性疾病，可排除血管性血友病，但不能排除血小板释放缺陷
有原因的明确出血性疾病	根据症状和实验室检查结果能明确诊断为出血性疾病。表 66-2 和表 66-3 总结了许多潜在的遗传性和获得性原因

From Hoffman R：Hematology，basic principles and practice，ed 7，Philadelphia，2018，Elsevier.

表 66-2　先天性出血性疾病的鉴别诊断

疾病	要点
纤维蛋白原缺乏或功能障碍	可以表现为轻度−中度低纤维蛋白原血症或重度无纤维蛋白原血症。在异常纤维蛋白原血症中纤维蛋白原功能异常，可伴有出血、血栓形成，或者两者都有。在一些异常纤维蛋白原血症中，纤维蛋白原水平可以降低
X- 连锁凝血因子缺乏——血友病	临床表现受缺乏程度的影响。因子Ⅷ缺乏症比因子Ⅸ缺乏症更常见。如果因子Ⅷ较低，则应排除血管性血友病
罕见的凝血因子缺乏	可表现为因子Ⅺ、Ⅴ、Ⅱ、Ⅶ或Ⅹ缺乏，其临床表现取决于凝血因子缺乏的严重程度。遗传性复合性凝血因子缺乏较罕见（如因子Ⅴ和Ⅷ，或先天性 γ- 羧基化缺陷的多种维生素 K 依赖凝血因子缺乏症），可以通过测量多种凝血因子而很容易地排除
纤维蛋白溶解缺乏	病因包括纤溶系统功能丧失引起的疾病，如 α2- 抗纤溶酶或 PAI-1 缺乏，以及获得性功能缺陷引起的疾病，如 Quebec 血小板疾病（巨核细胞中尿激酶纤溶酶原激活物的过度表达）
血管性血友病	原因包括量（部分 1 型到严重 3 型）和质的缺陷（2M 型和 2A 型功能丧失，2B 型和血小板型功能增强）。1 型血管性血友病可与低因子水平的血管性血友病（例如，O 型血个体）相混淆
血小板疾病	以下情况会影响血小板数量、功能或两者兼而有之。血小板功能障碍最常见的类型是血小板分泌缺陷，可能损害或不损害聚集反应。血小板功能障碍通常根据缺陷的性质分为以下几类： 1. 黏附蛋白的膜受体缺陷（如 Glanzmann 血栓症和 Bernard-Soulier 综合征）或激动剂缺陷（如 P2Y12 缺乏） 2. 信号或分泌缺陷（最大的亚类） 3. 细胞支架缺陷（如 MYH9 相关疾病） 4. 储存池障碍（如：灰色血小板综合征、致密颗粒缺乏症、α γ- 储存池缺乏症、Quebec 血小板疾病） 5. 促凝功能缺陷（如 Scott 综合征）
血管性疾病	先天性血管畸形，包括遗传性出血性毛细血管扩张、Ehlers-Danlos 综合征

MYH9：肌球蛋白重多肽 9；PAI-1，纤溶酶原激活物抑制剂 1

From Hoffman R：Hematology，basic principles and practice，ed 7，Philadelphia，2018，Elsevier.

表 66-3　获得性出血性疾病的鉴别诊断

疾病	要点
药物诱导	阿司匹林、非甾体抗炎药、其他血小板功能抑制剂（如 P2Y12 和 α Ⅱbβ3 抑制剂）、抗凝剂、纤溶药物和抗抑郁药是常见的病因
获得性凝血因子缺乏	病因可以是免疫性（如获得性因子Ⅷ缺乏、获得性因子Ⅴ缺乏）或非免疫性。维生素 K 缺乏、维生素 K 拮抗剂治疗、肝脏疾病、血液稀释和少见的蛇咬伤可导致多种凝血因子减少。严重的获得性低纤维蛋白原血症通常由产后凝血障碍或严重的肝脏疾病引起。某些狼疮抗凝剂会导致凝血酶原缺乏。淀粉样变可导致获得性因子Ⅹ缺乏症，可能与受累肝合成的其他凝血因子减少有关
弥散性血管内凝血	其表现包括血小板减少、凝血因子（包括纤维蛋白原）的消耗以及纤维蛋白 / 纤维蛋白原降解产物导致的止血机制损害。病因很广泛，包括产后消耗状态、前列腺癌和其他癌症，以及蛇咬伤
获得性血管性血友病	病因可能是免疫性（通常与 IgG 副蛋白有关）或非免疫性（如血管性血友病因子蛋白水解增加伴主动脉瓣狭窄性疾病）
免疫性血小板减少症	出血通常受血小板减少程度的影响。一些自身抗体干扰血小板膜受体功能，引起与血小板减少不成比例的出血
非药物诱导，获得性血小板功能障碍	尽管血小板的分泌减少可能继发于库欣综合征或甲状腺功能减退，病因可能是免疫性的（见上文）或非免疫性的，但通常是骨髓疾病引起的

续表

疾病	要点
肝病	肝病可引起血小板减少、凝血因子缺乏、低纤维蛋白原血症和异常纤维蛋白原血症，以及纤维蛋白溶解增加。在轻度肝病中，因子Ⅶ低，有时因子Ⅺ和Ⅻ也低。纤维蛋白原在肝病早期常增高，如果低，则提示严重肝病
肾病	贫血是尿毒症出血的重要预测指标。尿毒症出血通常伴有严重的肾功能不全
甲状腺功能减退	甲状腺功能减退可导致获得性血管性血友病和获得性血小板功能缺陷
库欣综合征	以下情况时应当怀疑库欣综合征：出现库欣综合征症状和表现，或全身、局部糖皮质激素治疗
手术出血	这通常是一种排除性诊断，尽管有时手术记录显示是技术问题导致的异常出血
维生素 K 缺乏症	新生儿、吸收不良者和（或）接受广谱抗生素治疗的患者都有患维生素 K 缺乏症的风险，因为肠道菌群减少导致维生素 K 减少。老年人患维生素 K 缺乏症的风险更大，因为维生素 K 摄入量减少。如果患者对肠外维生素 K 治疗无反应，则应考虑其他原因所致出血
维生素 C 缺乏（坏血病）	当嗜睡并伴有皮肤和牙龈出血（滤泡周围出血，牙龈出血伴肿胀）时，应考虑该诊断。这种病在发达国家很少见。原因通常是饮食或吸收不良

IgG，免疫球蛋白 G

From Hoffman R：Hematology，basic principles and practice，ed 7，Philadelphia，2018，Elsevier.

框 66-1　出血性疾病的实验室检查表现

出血性疾病的实验室检查表现可能包括以下异常：

1. 潜在的凝血异常
2. 出血并发症（例如：贫血、缺铁、大量出血复苏后血液稀释继发的凝血病、输血后红细胞抗体的产生）
3. 假阳性异常（例如：由偶然的因子Ⅻ轻度缺乏引起的 aPTT 延长，在 200 名患者中约有 1 名；或狼疮抗凝剂引起，在约 5% 的住院患者中一过性出现）
4. 正常变异的极端情况（例如，O 型血个体的血管性血友病因子水平略低，在调整后的富含血小板的血浆聚集研究中缺乏与肾上腺素的二次聚集）

From Hoffman R：Hematology，basic principles and practice，ed 7，Philadelphia，2018，Elsevier.

框 66-2　对现有问题的影响

在评估出血史时，重要的是要认识到现有问题受以下因素的影响：

1. 缺陷的性质和严重程度，存在单个或多个出血危险因素
2. 出血问题是先天性还是后天性
3. 止血挑战性事件（例如手术、拔牙、月经和分娩）的前期暴露以及这些事件的出血风险
4. 存在其他医疗问题（例如肾脏、肝脏或甲状腺疾病），包括贫血
5. 无出血性疾病的个体（例如鼻出血、瘀伤）和已知出血性疾病的个体所经历的出血症状的差异性，即使在有相同缺陷的家庭中
6. 局部因素（例如皮肤晒伤、血管病变、憩室疾病或胃肠道癌性病变）和非意外损伤的可能性
7. 增加出血风险的治疗（例如，抗血小板药物阿司匹林和用于止痛的非甾体抗炎药，抗凝治疗等）
8. 治疗是否用于预防或控制出血
9. 因其他原因的治疗是否可能会减少出血（例如，口服避孕药以防止怀孕时的月经出血减少）

From Hoffman R：Hematology，basic principles and practice，ed 7，Philadelphia，2018，Elsevier.

框 66-3　病例 1：轻度遗传性出血问题的示例

一位 77 岁的男性因多发性骨髓瘤开始治疗，被发现活化部分凝血活酶时间延长。回顾他的病史记录表明，这种异常是在先前接受手术治疗的脊髓压迫入院时出现的。由于延迟性术后出血，术后几天他需要 4 个单位的浓缩红细胞。患者无其他出血史。他被发现患有轻度的因子Ⅸ缺乏症，与骨髓瘤无关，他的女儿被证明是这种缺陷的携带者

From Hoffman R：Hematology，basic principles and practice，ed 7，Philadelphia，2018，Elsevier.

框 66-4　病例 2：评估个人和家庭出血问题的重要性的示例

一位 22 岁女性因考虑可能的血小板疾病而转诊。她有月经过多的病史（未经治疗前提下，7 天中有 4 天月经量过多）、儿童时期长时间流鼻血、血尿伴尿路感染。她没有血小板减少症，也没有经历严重的止血挑战。她的父亲、叔叔和祖父有惊人的出血史，其中两人有血小板减少症。亲属的出血包括外伤性关节出血和严重的迟发性出血，这些出血发生在外伤和手术后（通常超过一天后），尽管输注了血小板，但仍持续数周。其中一位亲属在接受纤维溶解蛋白抑制剂治疗时拔牙，没有出血。虽然月经过多对任何一种类型的出血性疾病都没有特异性，但受累亲属的延迟出血提示可能是常染色体显性遗传疾病，或者是因子缺陷或缺乏的纤维蛋白溶解缺陷（例如，受累亲属）。由于有血小板减少、关节出血和迟发性出血的家族史，对血小板输注反应不佳，因此对 Quebec 血小板疾病进行了检测。尿激酶纤溶酶原激活剂基因重复突变的基因检测证实了该患者及其亲属的诊断。该病例说明了评估个人和家庭出血史的重要性，并强调了出血症状的严重程度在受影响的家庭成员中可能会有所不同，部分原因是他们遭遇的事件和治疗不同

From Hoffman R：Hematology，basic principles and practice，ed 7，Philadelphia，2018，Elsevier.

框 66-5　病例 3：随时间推移评估出血问题的重要性的示例

一位 72 岁的男性在接受单剂量低分子量肝素治疗未确诊的深静脉血栓后，因严重出血而转诊接受评估。几年前，他曾因心房颤动接受华法林治疗时出现过类似的出血史。患者无其他出血史，随后出现自发性髂腰肌出血。他早年接受过多次手术，没有任何出血问题，也没有出血的家族史。出血史提示可能存在后天性出血问题，可能是后天性血管性血友病或后天性因子ⅩⅢ缺乏症。诊断试验表明他患有因子ⅩⅢ缺乏症。该病例说明了一个事实，即出血的危险因素可能不止一个：在该病例中，多次暴露于抗凝剂引发了获得性因子缺乏患者的出血。在使用因子ⅩⅢ浓缩物对其髂腰肌出血进行初始治疗时，输入的因子部分被中和，随后加速清除，与继发于自身抗体的获得性因子ⅩⅢ缺乏一致

From Hoffman R：Hematology，basic principles and practice，ed 7，Philadelphia，2018，Elsevier.

第 67 章 出血性疾病

Bleeding Disorders

ICD-10CM # D68.8 其他特指的凝血功能异常
D68.9 凝血功能异常，非特异性

刘孜卓 译 盛艳 审校

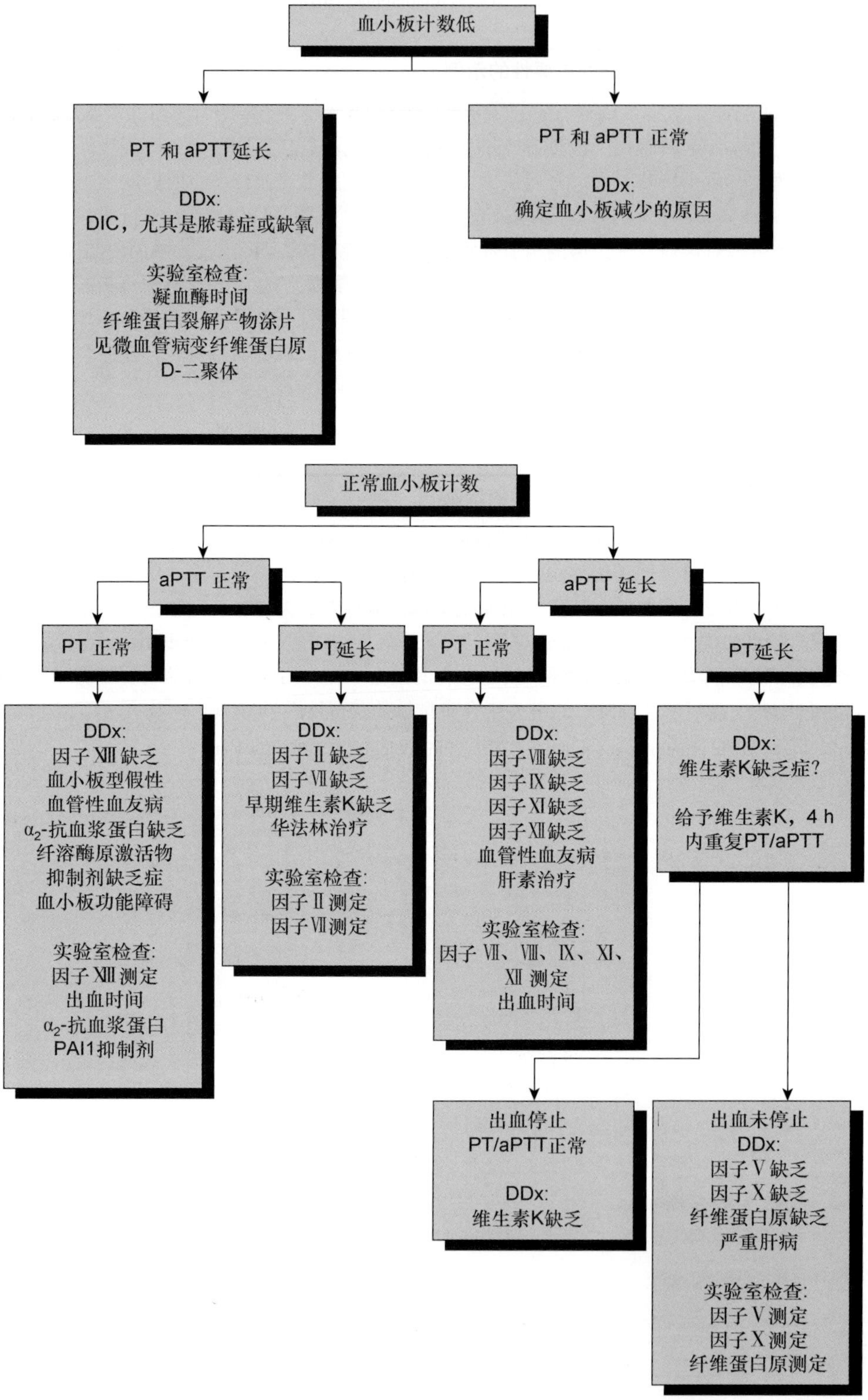

图 67-1 出血性疾病的鉴别诊断。DDx，鉴别诊断；PT，凝血酶原时间；aPTT，活化部分凝血活酶时间；DIC，弥散性血管内凝血；PAI1，纤溶酶原激活物抑制剂 1（From Hughes HK，Kahl LK：The Harriet Lane handbook，ed 21，St Louis，2018，Mosby.）

一、出血，患者正在服用达比加群

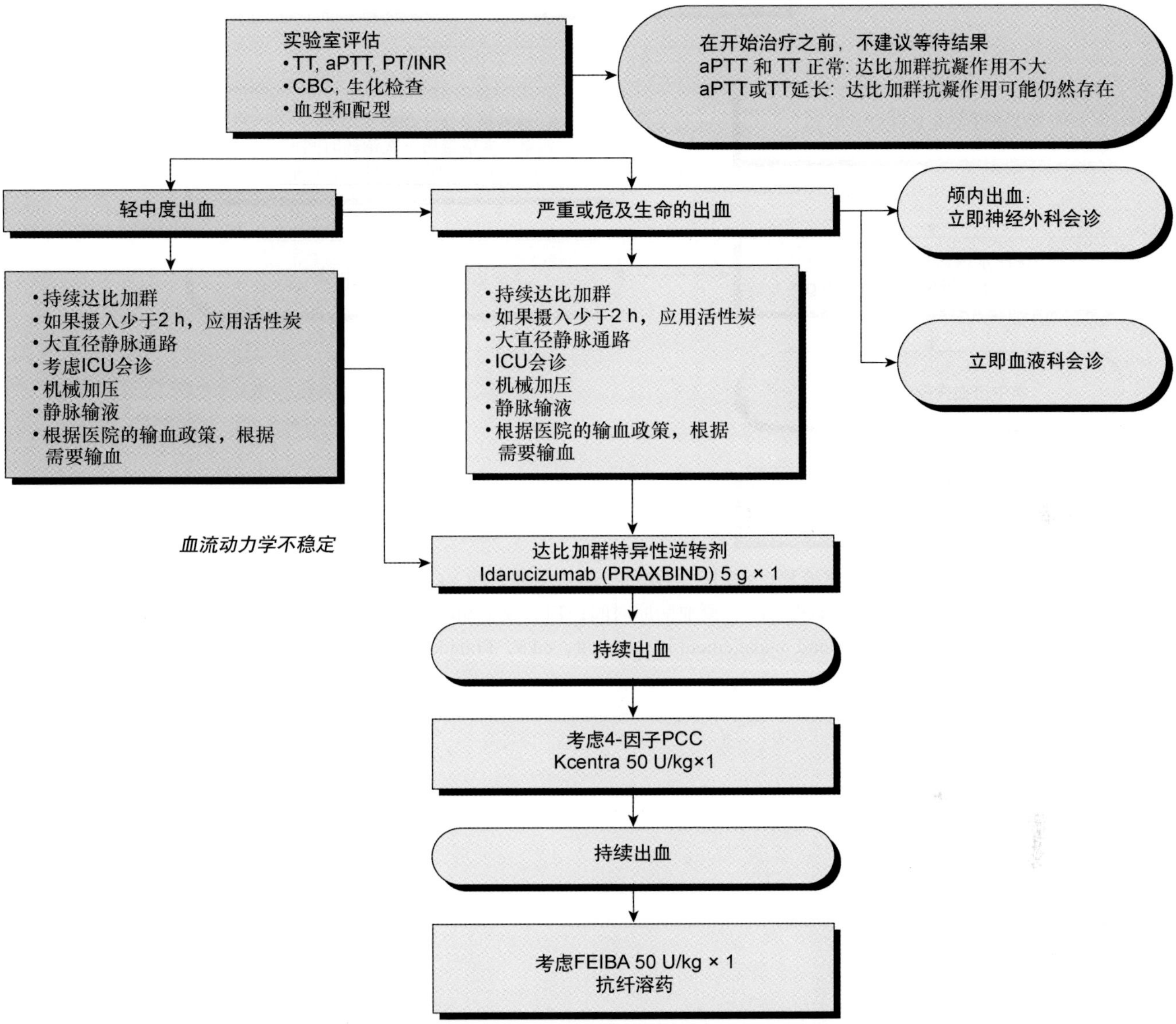

图 67-2　服用达比加群患者出血的诊疗流程。aPTT，活化部分凝血活酶时间；CBC，全血细胞计数；FEIBA，因子Ⅷ抑制剂旁路活性剂；ICU，重症监护治疗病房；INR，国际标准化比值；PCC，凝血酶原复合物浓缩物；PT，凝血酶原时间；TT，凝血酶时间。（From Parrillo JE，Dellinger RP：Critical care medicine，principles of diagnosis and management in the adult，ed 5，Philadelphia，2019，Elsevier.）

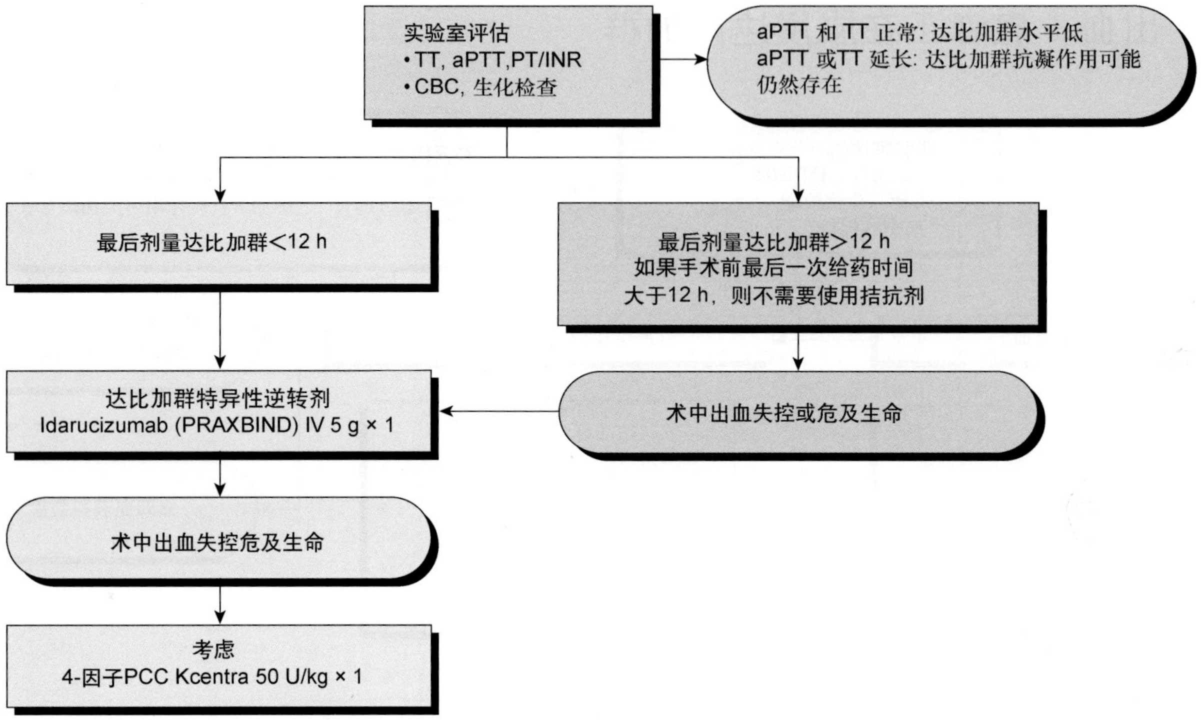

图 67-3　服用达比加群患者急诊手术流程。aPTT，活化部分凝血活酶时间；CBC，全血细胞计数；INR，国际标准化比值；IV，静注；PCC，凝血酶原复合物浓缩物；PT，凝血酶原时间；TT，凝血酶时间。（From Parrillo JE，Dellinger RP：Critical care medicine，principles of diagnosis and management in the adult，ed 5，Philadelphia，2019，Elsevier）

二、出血，患者口服因子Xa 抑制剂

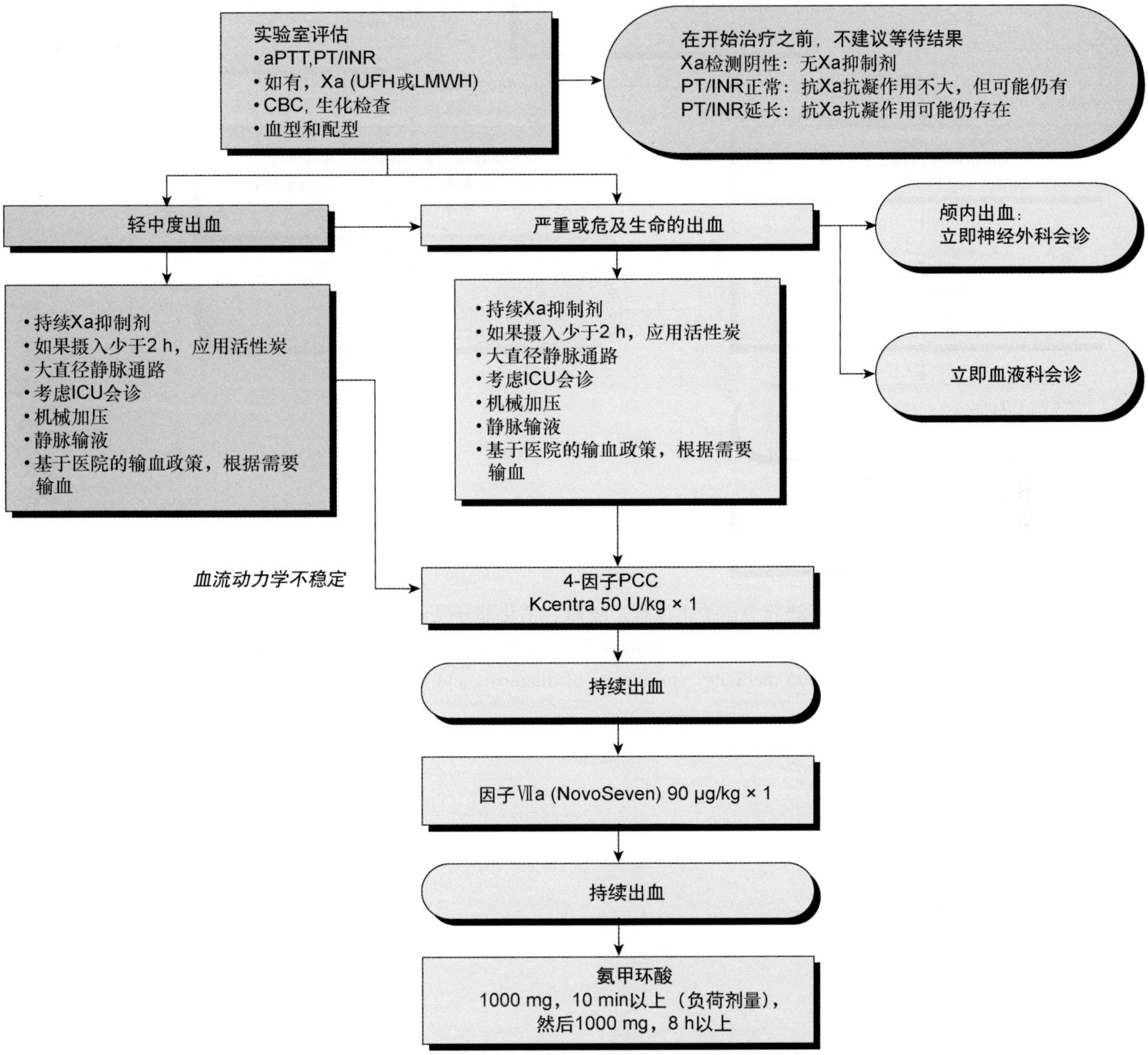

图 67-4　口服因子Ⅹa 抑制剂患者出血诊疗流程。aPTT，活化部分凝血活酶时间；CBC，全血细胞计数；ICU，重症监护治疗病房；INR，国际标准化比值；LMWH，低分子量肝素；PCC，凝血酶原复合物浓缩物；PT，凝血酶原时间；UFH，普通肝素。（From Parrillo JE，Dellinger RP：Critical care medicine，principles of diagnosis and management in the adult，ed 5，Philadelphia，2019，Elsevier.）

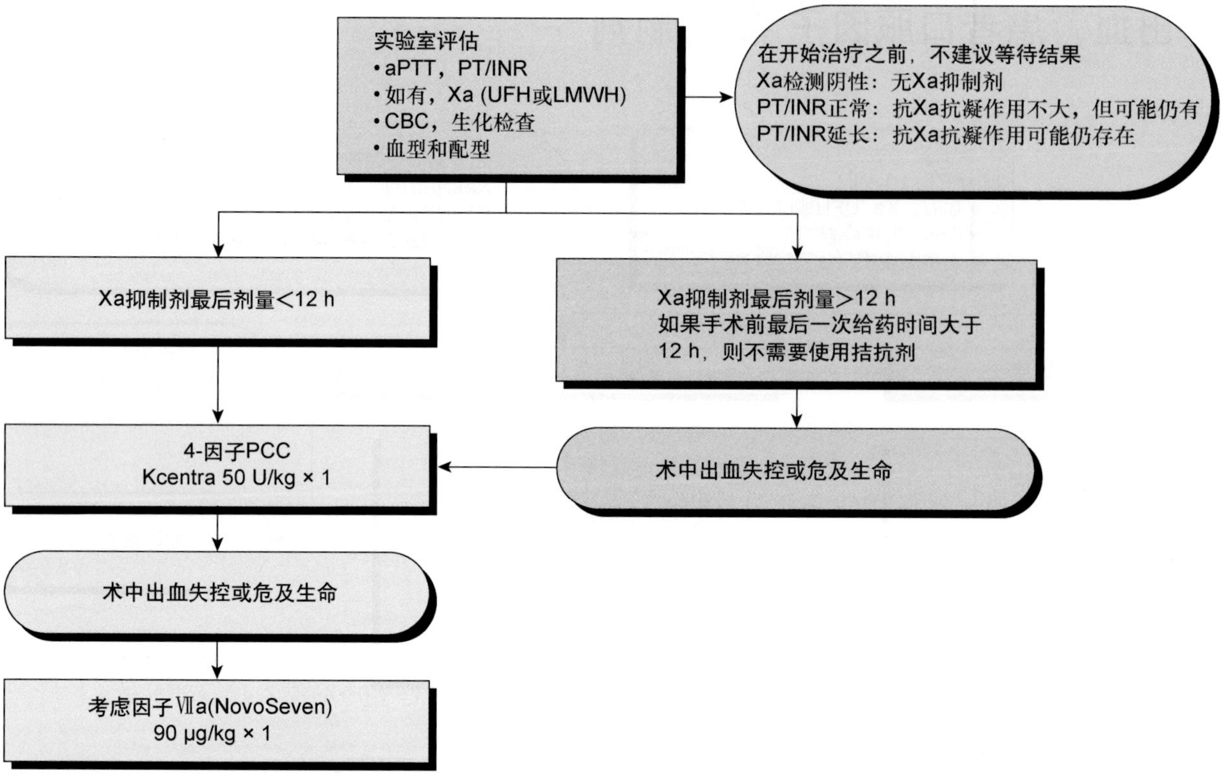

图 67-5 口服因子Ⅹa 抑制剂的患者进行急诊手术流程。aPTT，活化部分凝血活酶时间；CBC，全血细胞计数；INR，国际标准化比值；LMWH，低分子量肝素；PCC，凝血酶原复合物浓缩物；PT，凝血酶原时间；UFH，普通肝素。（From Parrillo JE，Dellinger RP：Critical care medicine，principles of diagnosis and management in the adult，ed 5，Philadelphia，2019，Elsevier.）

第 68 章 紫癜 Purpura

ICD-10CM # D69.2 其他非血小板减少性紫癜
D69.0 过敏性紫癜
D69.49 其他原发性血小板减少症
M31.1 血栓性微血管病

赵瑞 译 柳威 审校

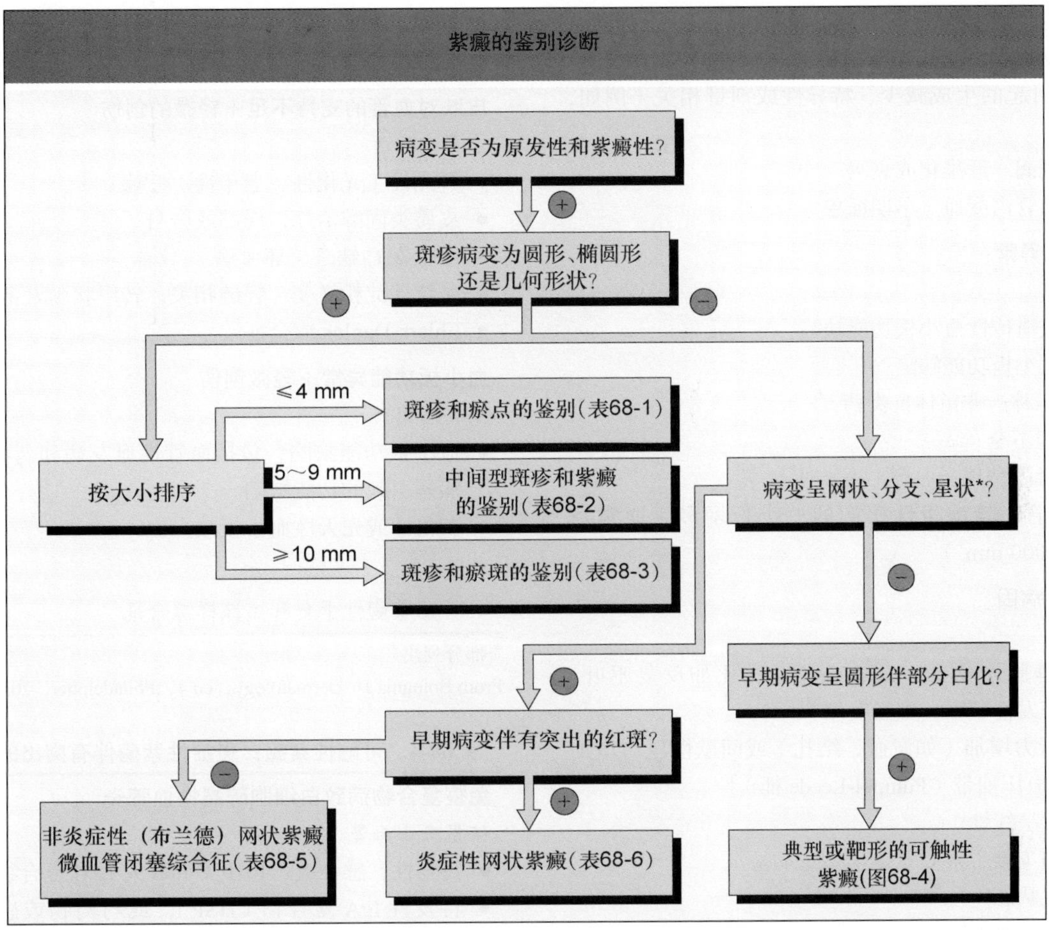

图 68-1 紫癜的鉴别诊断。 * 很少有病变是真正的星状，常见为以中心区域坏死或出血为特征的放射状扩展，但一些作者继续使用这个术语来描述这些病变。(From Bolognia J: Dermatology, ed 4, Philadelphia, 2018, Elsevier.)

表 68-1　斑疹和瘀点的鉴别诊断（直径≤ 4 mm）

止血有关的血小板减少症（< 10 000 ~ 20 000/mm³）*

主要病因†
- 特发性血小板减少性紫癜
- 血栓性血小板减少性紫癜
- 其他获得性血小板减少症，包括药物相关
  - 外周破坏（如奎宁、奎尼丁）
  - 药物引起的生成减少、特异性或剂量相关（例如，化疗）
  - 骨髓浸润、纤维化或衰竭
- 弥散性血管内凝血（早期征象）

血小板功能异常

主要病因†
- 先天性或遗传性血小板功能缺陷
- 获得性血小板功能缺陷
  - 阿司匹林、非甾体抗炎药
  - 肾功能不全
  - 单克隆丙种球蛋白病（不常见）
  - 继发于骨髓增生性疾病的血小板增多（通常> 1 000 000/mm³）

非血小板性病因

主要病因†
- 血管内静脉压飙升（Valsalva 动作，比如反复呕吐、分娩、阵发性咳嗽、癫痫发作）
- 固定的压力增加（如淤血、结扎）或间歇性压力增加[例如，血压袖带（Pumpel-Leede 征）]
- 外伤（常呈线性）
- 毛囊周围（维生素 C 缺乏）
- 轻度炎症状态
  - 色素性紫癜疹
  - Waldenström 高丙种球蛋白血症性紫癜

* 血小板为内皮细胞交界处的止血提供必要的因子。当计数低于 10 000 ~ 20 000/mm³ 时，血小板支持不足导致连接功能退化，通透性增加和出血

† 部分列出

From Bolognia J：Dermatology，ed 4，Philadelphia，2018，Elsevier.

表 68-2　中间型斑疹和紫癜的鉴别诊断（5 ~ 9 mm）

主要病因*
- Waldenström 高丙种球蛋白血症性紫癜
- 血小板减少症患者的感染 / 炎症
- 少见，轻微炎症性皮肤小血管血管炎（通常依赖分布）

* 部分列出

From Bolognia J：Dermatology，ed 4，Philadelphia，2018，Elsevier.

表 68-3　斑疹和瘀斑的鉴别诊断（≥ 10 mm）

凝血缺陷＋轻微创伤

主要病因*
- 抗凝血药的使用
- 肝功能不全，促凝剂合成不良
- 维生素 K 缺乏
- 弥散性血管内凝血（某些）

皮肤对血管的支持不足＋轻微的创伤

主要病因*
- 日光性（光化性、老年性）紫癜
- 皮质类固醇治疗，局部或全身
- 维生素 C 缺乏（坏血病）
- 系统性淀粉样变（轻链相关，转甲状腺素蛋白相关）
- Ehlers-Danlos 综合征

血小板功能异常＋轻微创伤

主要病因*
- 血小板功能缺陷，包括血管性血友病和药物及代谢性疾病引起的功能缺陷
- 获得性或先天性血小板减少症

其他
- 丘疹紫癜性手套和短袜样综合征

* 部分列出

From Bolognia J：Dermatology，ed 4，Philadelphia，2018，Elsevier.

表 68-4　可触性紫癜：炎症性紫癜伴有突出的早期红斑

免疫复合物病致白细胞碎裂性血管炎

仅累及小血管
- 特发性，感染或药物相关 IgG 或 IgM 复合物
- 特发性 IgA 复合物（HSP），或与药物或感染相关的 IgA 复合物
- Waldenström 高丙种球蛋白血症性紫癜
- 荨麻疹性血管炎：通常是最小的紫癜
- 脓疱性血管炎（例如短肠综合征）

可能涉及中小型（肉眼可见）血管
- 混合性冷球蛋白血症
- 风湿血管炎（红斑狼疮、类风湿关节炎、Sjögren 综合征）

免疫白细胞碎裂性血管炎

ANCA 相关
- 肉芽肿性多血管炎
- 显微镜下多血管炎
- 嗜酸性肉芽肿性多血管炎（Churg-Strauss 综合征）

其他
- 持久性隆起性红斑
- Sweet 综合征（罕见的血管炎）

续表

非白细胞碎裂性血管炎
● 多形性红斑
● 急性苔藓痘疮样糠疹（PLEVA）
● 色素性紫癜疹
● Waldenström 高丙种球蛋白血症性紫癜（尽管有些病变有白细胞碎裂性血管炎的组织学证据）
经典的靶形病变——通常是多形性红斑，但可为小血管炎，特别是 IgA 相关性

IgG，免疫球蛋白 G；IgM，免疫球蛋白 M；HSP，过敏性紫癜

Modified from Bolognia J：Dermatology，ed 4，Philadelphia，2018，Elsevier.

表 68-5 非炎症性网状紫癜的鉴别诊断

主要由血小板相关血小板病引起的闭塞
*主要病因 **
● 肝素诱导的血小板减少综合征（HITS）
● 继发于骨髓增生性疾病的血小板增多症
● 阵发性睡眠性血红蛋白尿
● 血栓性血小板减少性紫癜（尽管血小板栓子主要位于内脏血管，常因血小板减少而导致皮肤出血）
寒冷相关的沉淀或凝集
*主要病因 **
● 冷球蛋白血症，通常是单克隆的（混合性冷球蛋白血症的早期病变通常是由于炎症或免疫复合物沉积导致的白细胞碎裂所致）
● 冷纤维蛋白血症（尽管大多数冷冻纤维蛋白原是在住院患者身上偶然发现的）
● 冷凝集素（很少引起闭塞；通常引起溶血或无症状）
血管内病原微生物生长引起的闭塞
*主要病因 **
● 血管侵袭性真菌（如毛霉菌属、曲霉菌属，通常发生于免疫抑制患者）
● 坏疽性深脓疱病（常为假单胞菌或其他革兰氏阴性杆菌，常于皮下小动脉外膜增殖）
● 播散性类圆线虫病
● Hansen 病的 Lucio 现象
● 落基山斑点热，其他立克次体斑点热
控制凝血的系统性改变
*主要病因 **
● 蛋白 C 和蛋白 S 相关
● 纯合蛋白 C 或蛋白 S 缺乏
● 获得性蛋白 C 缺乏（见于部分脓毒症相关的 DIC 患者）
● 华法林坏死 **（蛋白 C 功能障碍）
● 感染后暴发性紫癜（蛋白 S 功能障碍）
● 抗磷脂抗体，狼疮抗凝物
● 左旋咪唑掺杂的可卡因 ^

续表

血管凝血病
● 青斑样血管病 / 白色萎缩症（也可能有系统性血栓形成成分）
● 恶性萎缩性丘疹病 /Degos 病（抗磷脂抗体综合征表现与该病类似）
● Sneddon 综合征（可与抗磷脂抗体综合征有关）
● 腺苷脱氨酶 2（ADA2）缺乏
栓塞或晶体沉积
*主要病因 **
● 胆固醇栓子
● 草酸盐晶体沉积（罕见）
● 非细菌性栓塞性心内膜炎、心房黏液瘤、晶体球蛋白、高嗜酸性粒细胞增多综合征（均为罕见）
网织红细胞，红细胞阻塞
● 镰状细胞病
● 严重疟疾（通常为恶性疟原虫）
其他
● 皮肤钙过敏
● 棕色隐遁蛛（斜蛛属）叮咬反应
● 血管内 B 细胞淋巴瘤
● 羟基脲（罕见）

DIC，弥散性血管内凝血

* 部分列出

** 也称为 Coumadin® 坏死

^ 早期病变主要是血栓性，但血管炎也可能发生

From Bolognia J：Dermatology，ed 4，Philadelphia，2018，Elsevier.

表 68-6 炎症性网状紫癜的鉴别诊断

血管炎
主要是真皮血管
● IgA 血管炎
通常累及真皮和皮下血管
● 混合性冷球蛋白血症
● 风湿性血管炎（LE，RA）
● 结节性多动脉炎
● 显微镜下多血管炎
● 肉芽肿性多血管炎
● 嗜酸性肉芽肿性多血管炎（Churg-Strauss 综合征）
真皮血管炎症 / 闭塞 / 收缩
● 青斑样血管病变
● 脓毒性血管炎
● 冻疮
● 坏疽性脓皮病

IgA，免疫球蛋白 A；LE，红斑狼疮；RA，类风湿关节炎

From Bolognia J：Dermatology，ed 4，Philadelphia，2018，Elsevier.

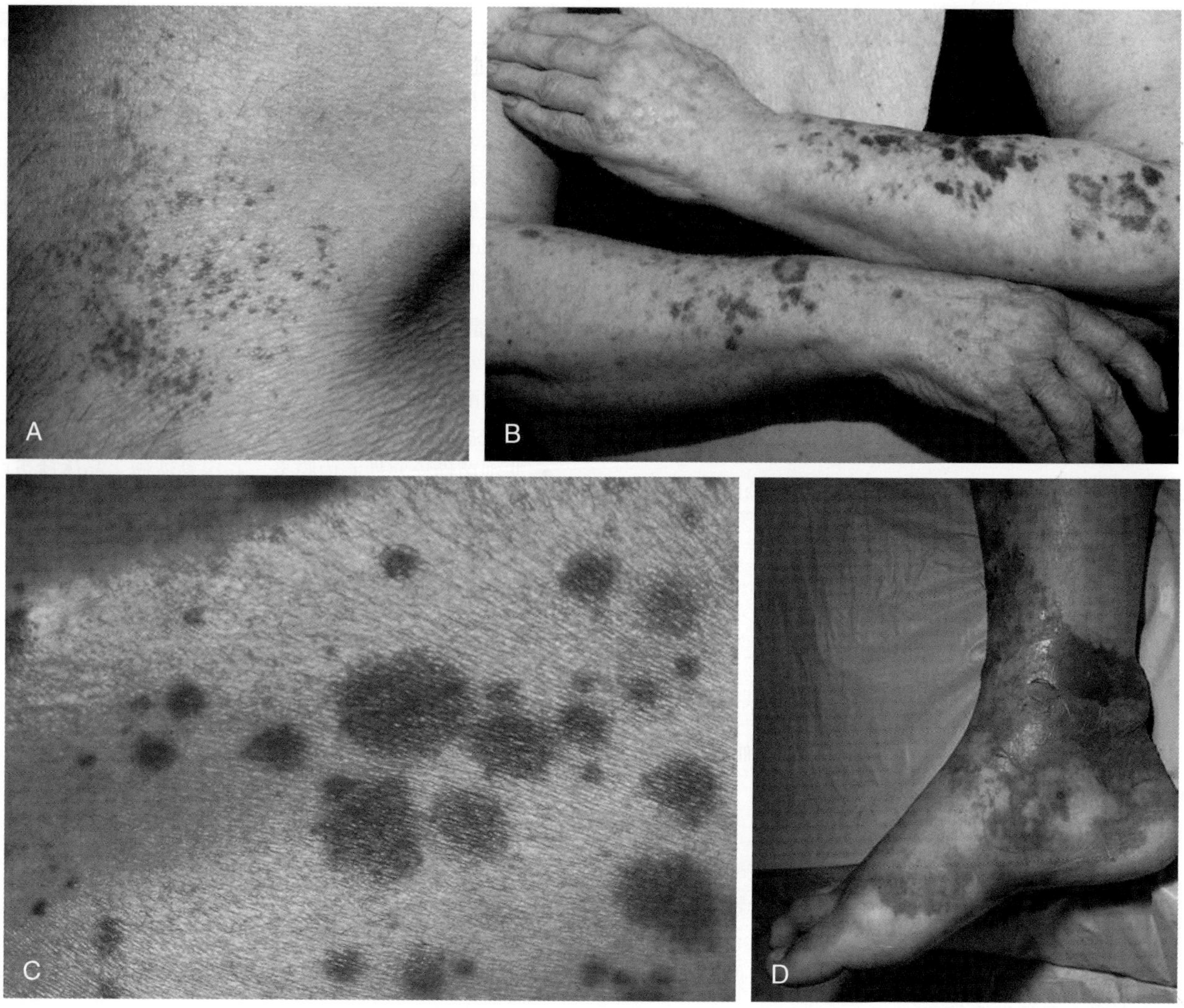

扫二维码看彩图

图 68-2 （扫二维码看彩图）瘀点和紫癜的临床实例。 **A.** 直径< 3 mm 的圆形至椭圆形瘀点。**B.** 光照性损伤和创伤部位的日光性（光化性）紫癜。**C.** 皮肤小血管血管炎（炎症加出血）引起的可触性紫癜。**D.** 弥散性血管内凝血患者的非炎症性（布兰德）网状紫癜和出血性大疱。（From Bolognia J：Dermatology，ed 4，Philadelphia，2018E，Elsevier. B，Courtesy Kalman Watsky，MD；D，Courtesy Judit Stenn，MD.）

第 69 章　高危血液病患者无明显诱因的发热和感染

Fever and Infection in High-Risk Hematology Patient Without Obvious Source

ICD-10CM #
R50.81 其他已明确疾病中伴随的发热
R50.2 药物性发热
R50.9 非特异性发热

王楠　译　方年新　审校

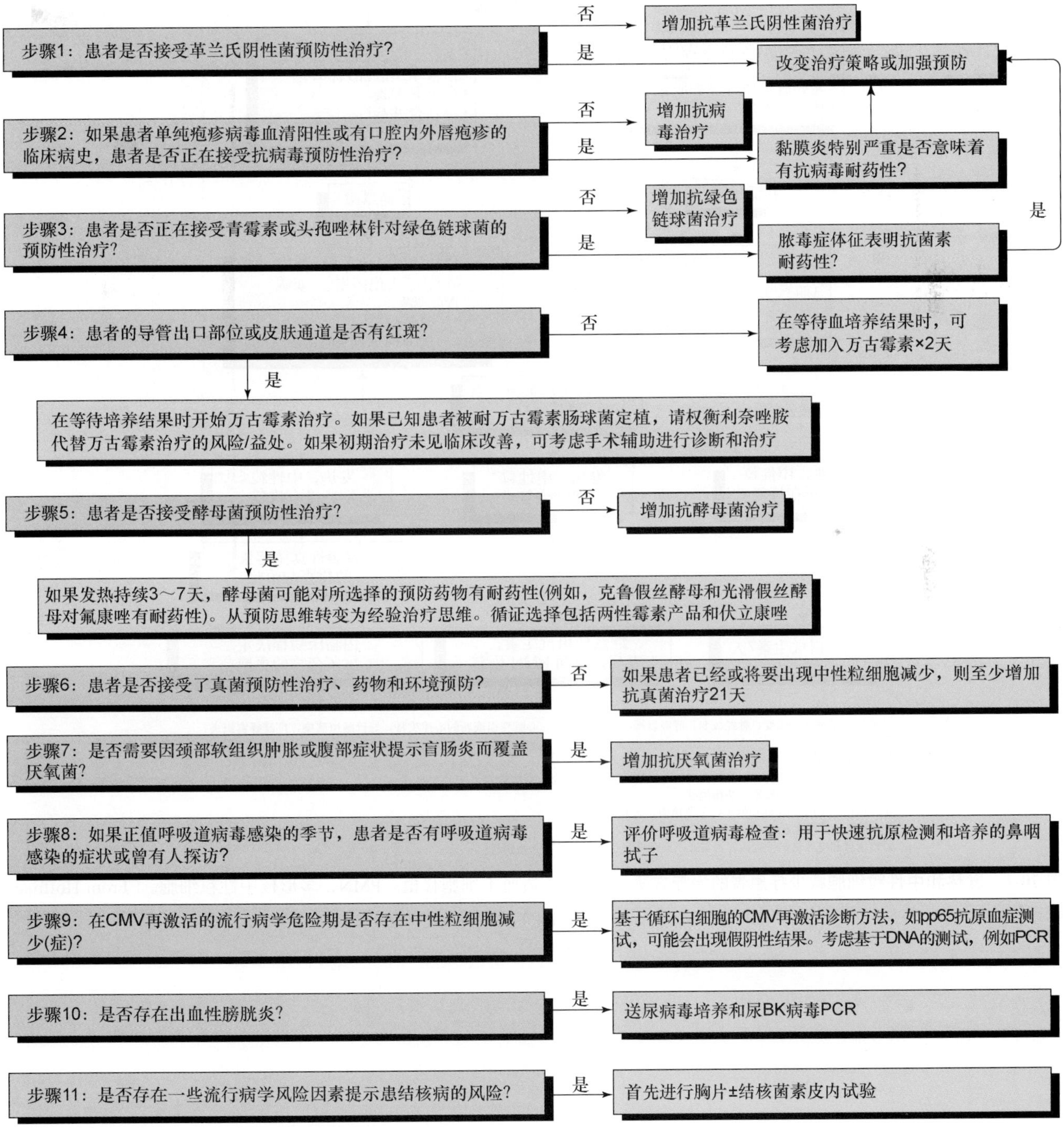

图 69-1　高危血液病患者无明显诱因的发热和感染管理流程图。该流程可用于造血细胞移植患者的移植术前或正在接受常规、高剂量治疗的恶性血液病患者以及重度嗜中性粒细胞减少的患者。CMV，巨细胞病毒；PCR，聚合酶链反应。（From Hoffmann R et al：Hematology：basic principles and practice，ed 5，Philadelphia，2009，Churchill Livingstone.）

第 70 章　发热和中性粒细胞减少症

Fever and Neutropenia

ICD-10CM # R50.9 发热，非特异性
D70.3 感染引起的中性粒细胞减少症

杨小艳　译　杨礼腾　审校

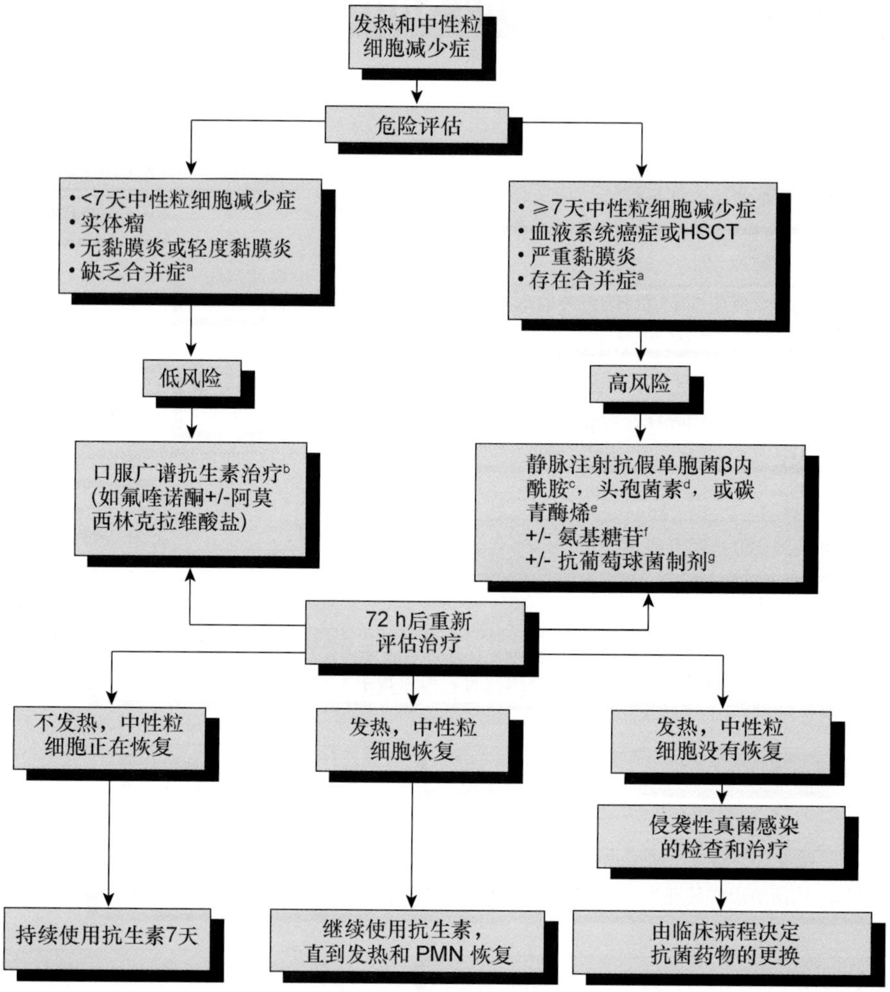

[a] 低血压、精神状态改变、神经改变、呼吸衰竭、腹痛、出血、心脏受损或新的心律失常、导管隧道感染、广泛蜂窝织炎、急性肾或肝衰竭

[b] 取决于机构敏感性，环丙沙星、左氧氟沙星、莫西沙星

[c] 药物选择和给药机构特定：哌拉西林他唑巴坦、替卡西林/克拉维酸盐

[d] 药物选择和给药机构特定：头孢他啶

[e] 亚胺培南、头孢吡肟/西司他丁、美罗培南、多利培南

[f] 庆大霉素、妥布霉素或丁胺卡那霉素

[g] 药物选择和给药机构特定：万古霉素、利奈唑胺、达托霉素、头孢洛林

图 70-1　发热和中性粒细胞减少症患者的治疗方法。 HSCT，造血干细胞移植。PMN，多形核中性粒细胞。（From Hoffman R：Hematology：basic principles and practice，ed 7，Philadelphia，2018，Elsevier.）

第 71 章　儿科发热

Fever，Pediatric Patient

ICD-10CM # R50 其他或不明原因的发热

兰霞　译　冯黎　审校

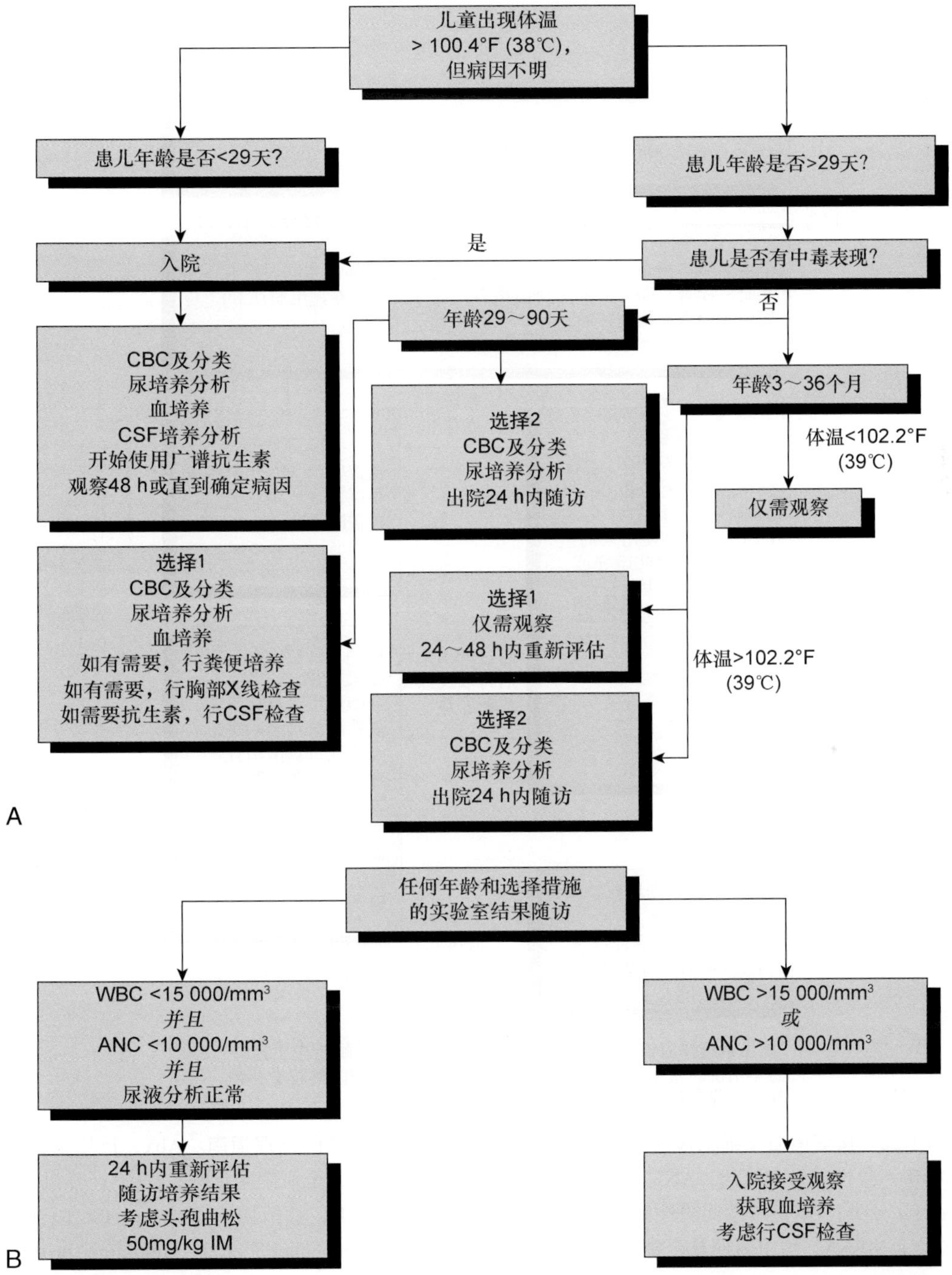

图 71-1　A. 用于无病因而发热超过 100.4°F（38℃）的 0～36 月龄患儿的治疗流程。**B.** 对于无病因而发热超过 100.4°F（38℃）的 0～36 月龄患儿的治疗的后续考虑。ANC，中性粒细胞绝对计数；CBC，全血细胞计数；CSF，脑脊液；IM，肌内注射；WBC，白细胞。（From Wein AJ et al：Campbell-Walsh urology，ed 11，Philadelphia，2016，Elsevier.

第 72 章　儿科发热和中性粒细胞减少症

Fever and Neutropenia, Pediatric Patient

ICD-10CM # D70.3 感染致中性粒细胞减少症
R50.9 发热，非特异性

杨小艳　译　杨礼腾　审校

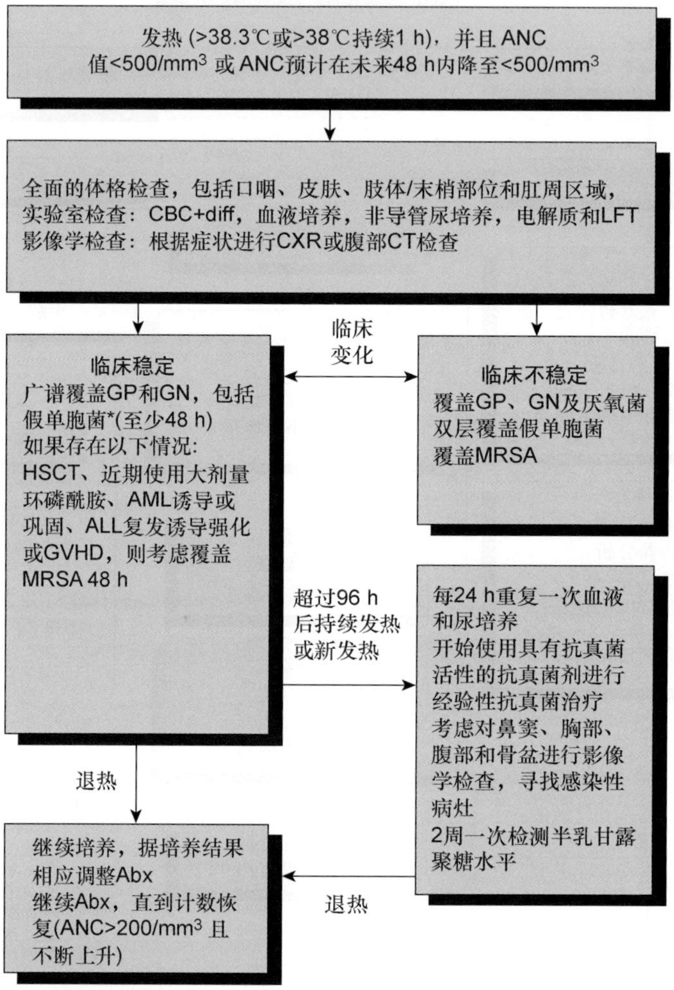

*抗生素选择应该考虑到当地的耐药模式以及以前耐药微生物的感染情况。常用的单一疗法包括抗假单胞菌、抗β内酰胺类药物和第四代头孢菌素类或碳青霉烯类药物

图 72-1　癌症和（或）接受造血干细胞移植的儿童发热和中性粒细胞减少症的处理指南。 Abx，抗生素；ALL，急性淋巴细胞白血病；AML，急性髓系白血病；ANC，中性粒细胞绝对计数；CBC，全血细胞计数；CT，计算机断层成像；CXR，胸部 X 线片；diff，分类；GN，革兰氏阴性菌；GP，革兰氏阳性菌；GVHD，移植物抗宿主病；HSCT，造血干细胞移植；LFT，肝功能检查；MRSA，耐甲氧西林金黄色葡萄球菌。（Data from Lehrnbecher T et al：Guideline for the management of fever and neutropenia in children with cancer and/or undergoing hematopoietic stem-cell transplantation. J Clin Oncol. 2012；30：4427-4438；Freifeld AG et al：Clinical practice guideline for the use of antimicrobial agents in neutropenic patients with cancer：2010 update by the Infectious Diseases Society of America. Clin Infect Dis. 2011；52：e56-e93. In The Johns Hopkins Hospital，Hughes HK，Kalh LK：The Harriet Lane handbook，ed 21，St Louis，2018，Elsevier.）

第 73 章 可疑腹腔内感染

Intraabdominal Infection, Suspected

ICD-10CM # A08.5 其他特异性肠道感染

杨小艳 译 杨礼腾 审校

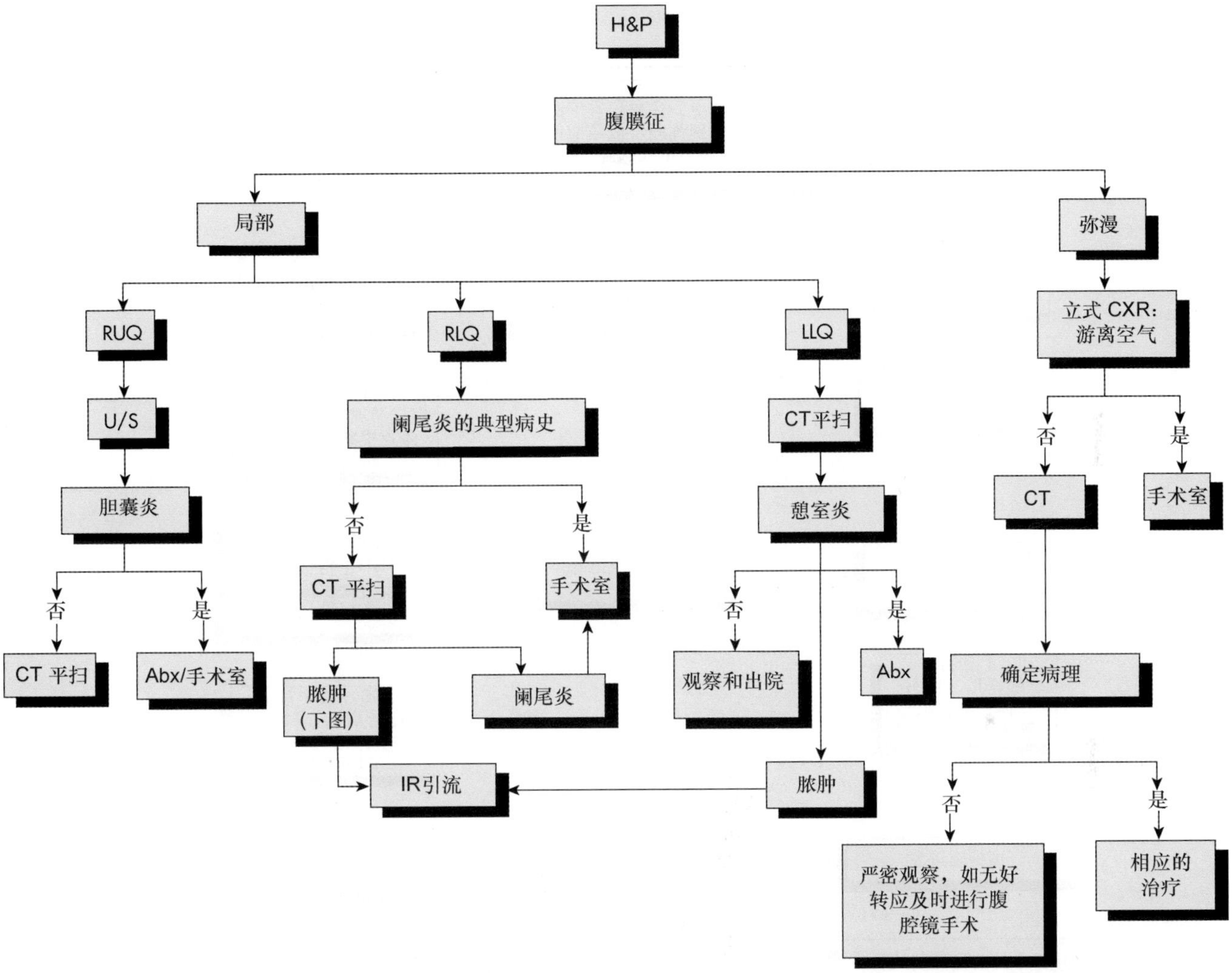

图 73-1 可疑腹腔内感染患者的诊断和处理流程。Abx，抗生素；CT，计算机断层成像；CXR，胸部 X 线片；H&P，病史和体格检查；IR，介入放射学；LLQ，左下象限；RLQ，右下象限；RUQ，右上象限；U/S，超声。（From Cameron JL，Cameron AM：Current surgical therapy，ed 10，Philadelphia，2011，Saunders.）

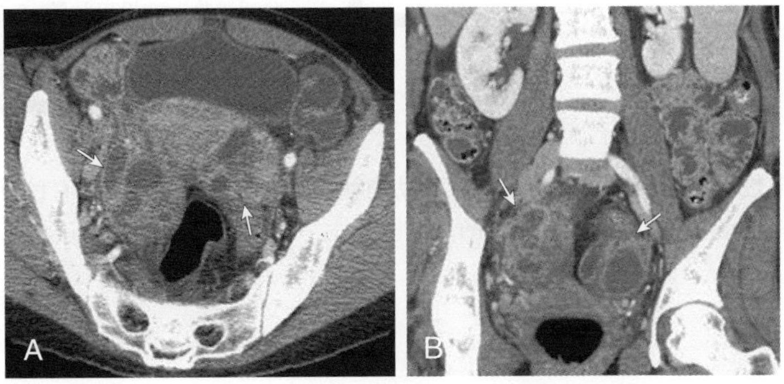

图 73-2 轴位（A）和冠状位（B）增强后 CT 图像显示双侧输卵管卵巢脓肿（箭头）。（From Fielding JR et al：Gynecologic imaging，Philadelphia，2011，Saunders.）

第 74 章 甲状腺肿的评估和管理

Goiter Evaluation and Management

ICD-10CM # E04.9 非毒性甲状腺肿，非特异性
E01.2 缺碘有关的（地区性）甲状腺肿，非特异性
E04.0 非毒性弥漫性甲状腺肿
E05.10 毒性单一甲状腺结节，未伴有甲状腺毒性危象或风暴
E05.20 毒性多结节性甲状腺肿，未伴有甲状腺毒性危象或风暴
E07.1 激素失调性甲状腺肿

蒋嘉睿 译 张自艳 审校

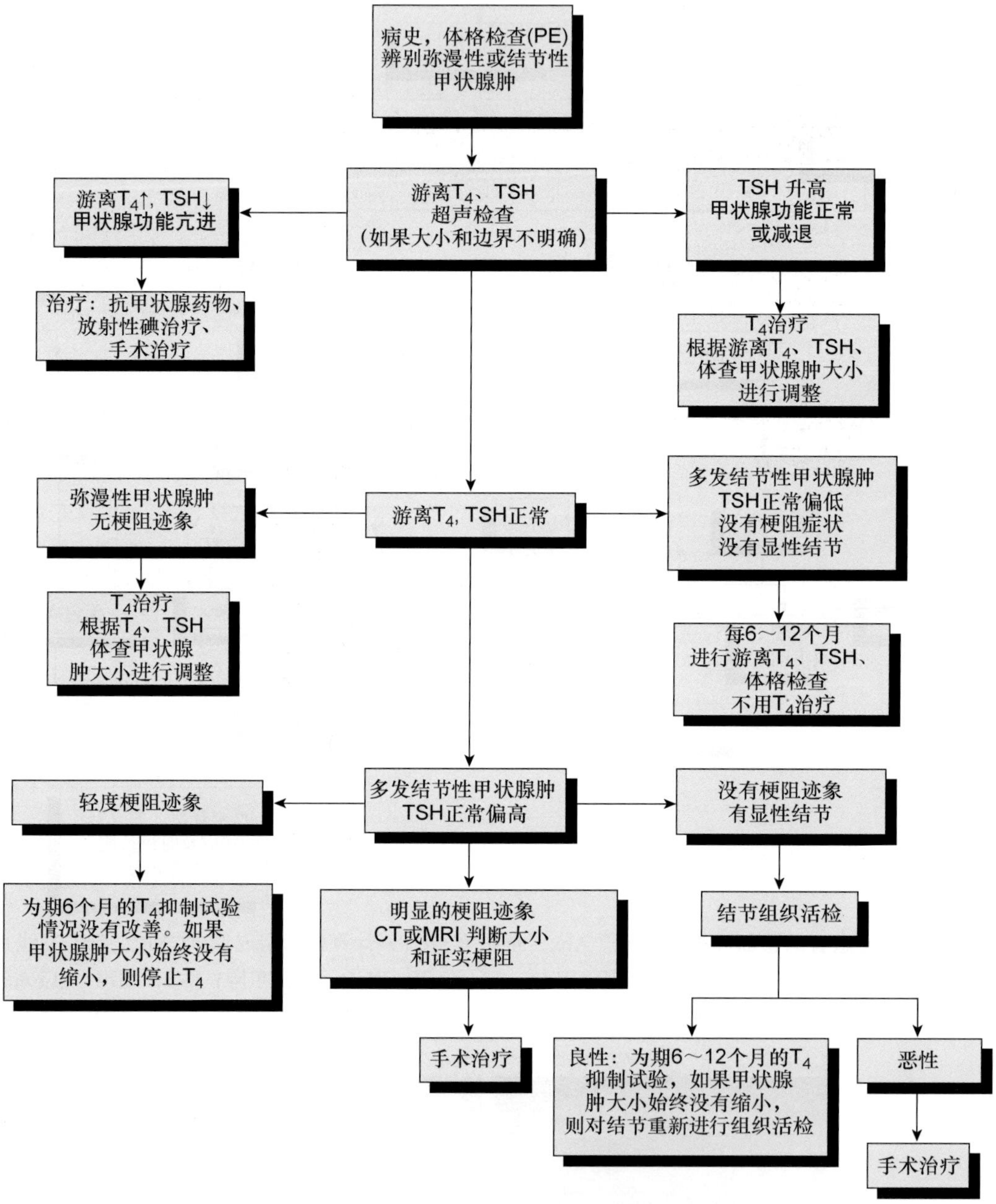

图 74-1 非毒性弥漫性和结节性甲状腺肿以及未确定甲状腺功能状态患者的评估和管理。CT，计算机断层成像；MRI，磁共振成像；TSH，促甲状腺素。（From Goldman L，Schafer AL［eds］：Cecil textbook of medicine，ed 24，Philadelphia，2012，Saunders.）

第 75 章　甲状腺毒症 Thyrotoxicosis

ICD-10CM # E05.90 甲状腺毒症，非特异性未见甲状腺毒性危象或风暴

孟伟民　译　童瑾　胡晶晶　审校

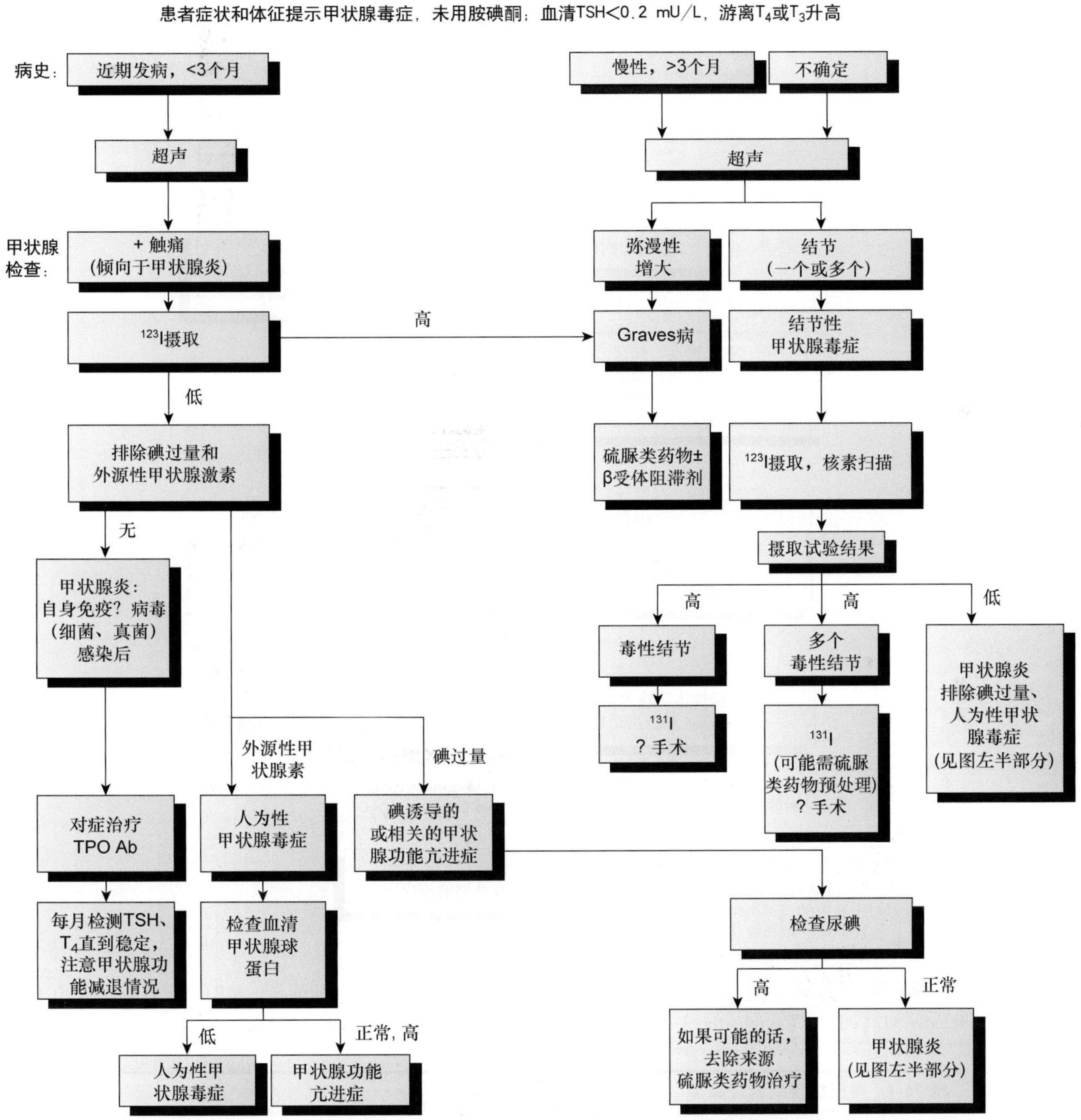

图 75-1　确定促甲状腺素非依赖性甲状腺毒症病因的流程图。关于甲状腺毒症的更多信息，请参见《Ferri 临床诊疗指南——内分泌与代谢疾病诊疗速查手册》。T_3，三碘甲状腺原氨酸；T_4，甲状腺素；TPO Ab，甲状腺过氧化物酶抗体；TSH，促甲状腺素。（From Melmed S et al：Williams textbook of endocrinology，ed 13，Philadelphia，2016，Elsevier.）

第 76 章　颈部肿块

Neck Mass

ICD-10CM # R22.0 局限性肿胀，肿块及包块，头部
R22.1 局限性肿胀，肿块及包块，颈部

刘凯雄　译　冯黎　审校

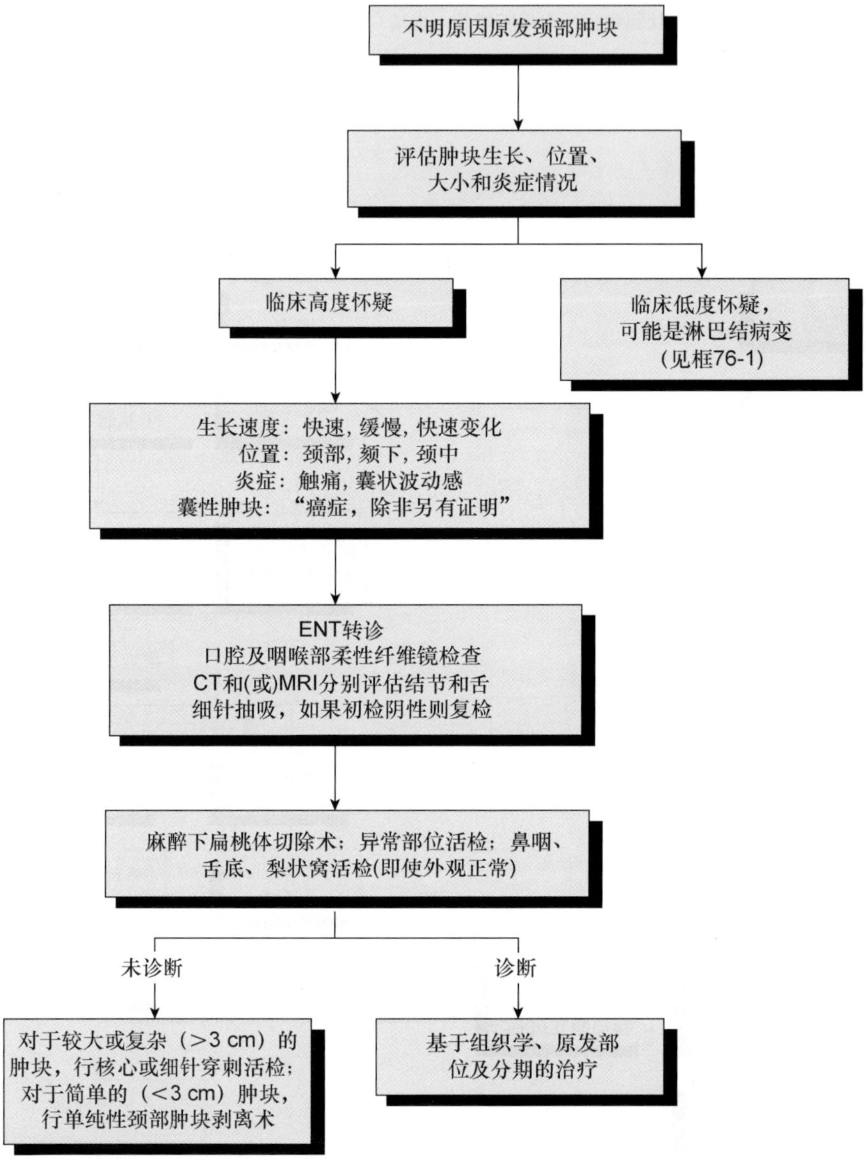

图 76-1　不明原因的原发颈部肿块评估。CT，计算机断层成像；ENT，耳、鼻、咽喉科；MRI，磁共振成像。(From Goldman L，Schafer AL [eds]：Cecil textbook of medicine，ed 24，Philadelphia，2012，Saunders.)

框 76-1　淋巴结疾病诊疗路径

- 患者是否有淋巴结疾病明确病因？治疗并监测是否缓解
- 是否明确因感染所致（如传染性单核细胞增多症）？治疗并监测是否缓解
- 结节是否很大和（或）固定，提示恶性？活检
- 患者是否非常关注恶性肿瘤？无法排除恶性？进行活检
- 如果不属于上述任何一种情况，则进行全血细胞计数，如果计数结果未有阳性发现，则监测一段预定的时间（通常为 2 ～ 6 周）。如果淋巴结没有消退或淋巴结增大，则进行活检

From Goldman L，Ausiello D（eds）：Cecil textbook of medicine，ed 23，Philadelphia，2008，Saunders.

第 77 章　乳腺肿块
Breast Lump

万春琴　刘岗　译　童瑾　胡晶晶　审核

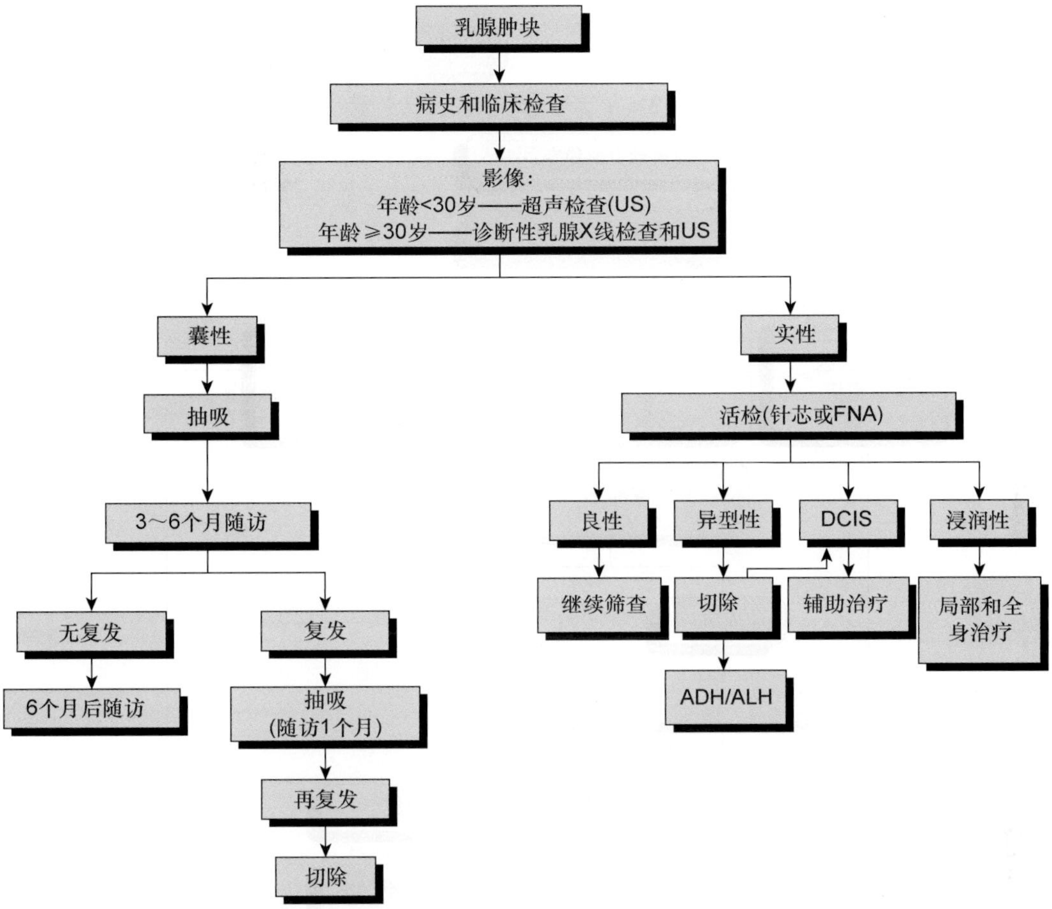

图 77-1　乳腺肿块处理流程。ADH，不典型导管增生；ALH，不典型小叶增生；DCIS，导管原位癌；FNA，细针穿刺活检。（From Niederhuber JE：Abeloff's clinical oncology，ed 6，Philadelphia，2020，Elsevier.）

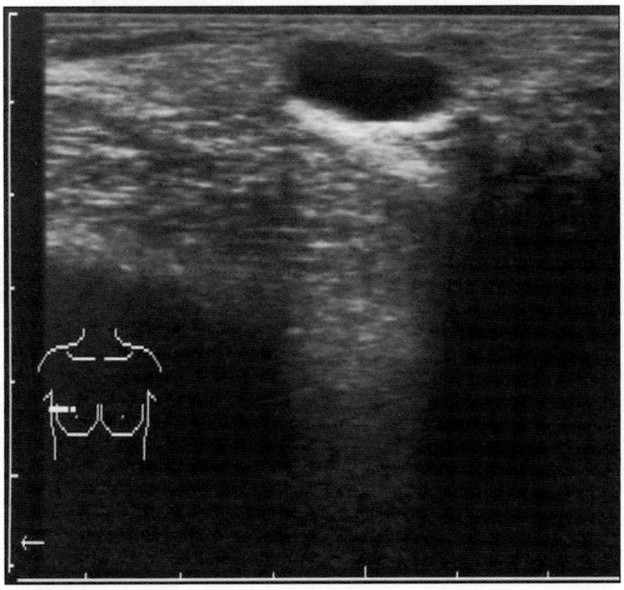

图 77-2　乳腺超声图像显示可触及的肿块为囊性。囊性病变以低回声为特征，伴有明显的声影。（From Niederhuber JE：Abeloff's clinical oncology，ed 6，Philadelphia，2020，Elsevier.）

第 78 章　脾损伤
Splenic Injury

ICD-10CM # S36.00XA 非特异性脾损伤 初诊
S35.32 脾静脉损伤
S35.3 门静脉或脾静脉及其分支损伤

冯黎　译　童瑾　胡晶晶　审校

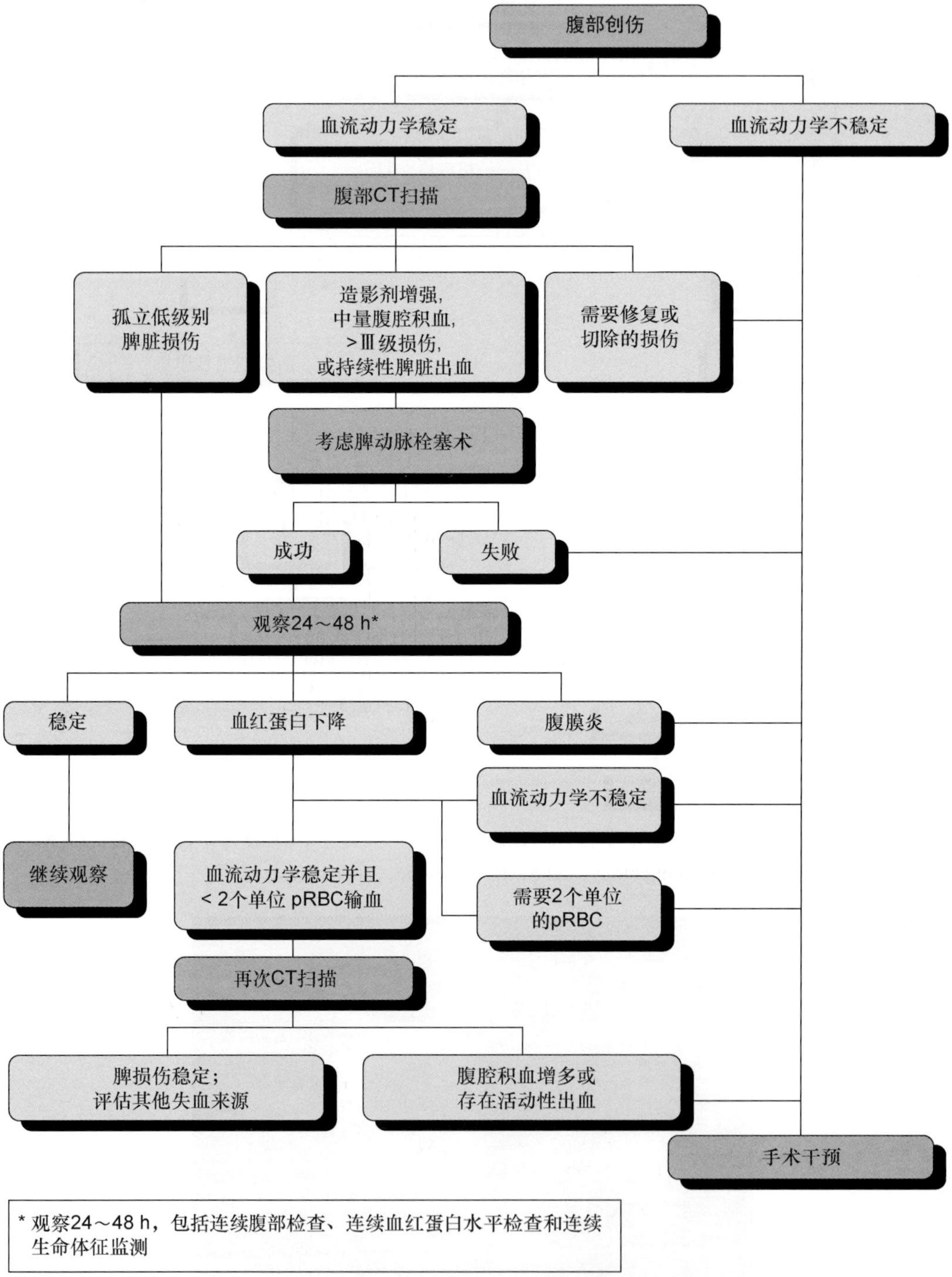

图 78-1　创伤性脾损伤的诊疗流程。CT，计算机断层成像；pRBC，浓集红细胞。（From Cameron JL，Cameron AM：Current surgical therapy，ed 12，Philadelphia，2017，Elsevier.）

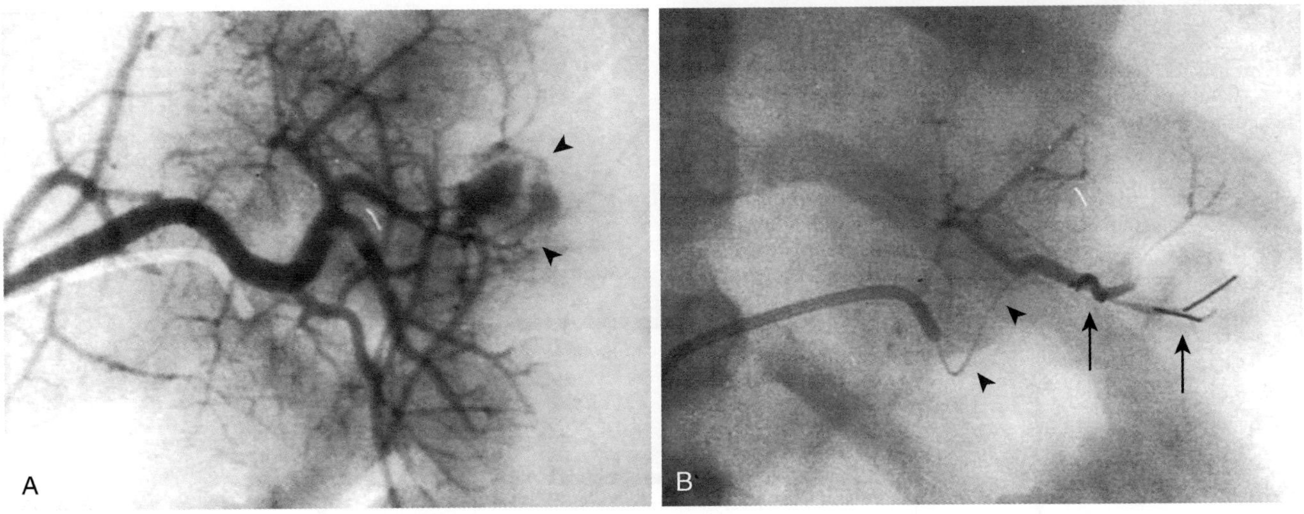

图 78-2　**A.** 钝性脾损伤非手术治疗后的脾假性动脉瘤（三角箭头显示假性动脉瘤对比剂）。**B.** 成功的血管造影栓塞（箭头显示破裂血管的阻塞）。（From Cameron JL，Cameron AM：Current surgical therapy，ed 12，Philadelphia，2017，Elsevier.）

表 78-1　美国创伤外科协会的脾损伤评级量表

级别	损伤类型	损伤说明
Ⅰ	血肿	包膜下、非膨胀性，＜ 10% 表面积
	撕裂	包膜撕裂，无出血，＜ 1 cm 脾实质深度
Ⅱ	血肿	包膜下、非膨胀性，10% ～ 50% 表面积；＜ 5 cm 脾实质深度
	撕裂	包膜撕裂，活动性出血，1 ～ 3 cm 脾实质深度、未累及小梁血管
Ⅲ	血肿	包膜下、非膨胀性，＞ 50% 表面积或扩大；包膜下或实质性血肿破裂伴活动性出血；实质内血肿 ≥ 5 cm 或扩大
	撕裂	＞ 3 cm 脾实质深度或累及小梁血管
Ⅳ	撕裂	裂伤累及脾段或脾门血管，导致严重断流（＞ 25% 脾血流）
Ⅴ	裂伤	脾完全碎裂
	血管损伤	脾门血管损伤伴断流脾

From Cameron JL，Cameron AM：Current surgical therapy，ed 12，Philadelphia，2017，Elsevier.

第 79 章 肾创伤

Renal Trauma

ICD-10CM # S37.009A 初次发生，非特异性肾损伤

赵瑞 译 柳威 审校

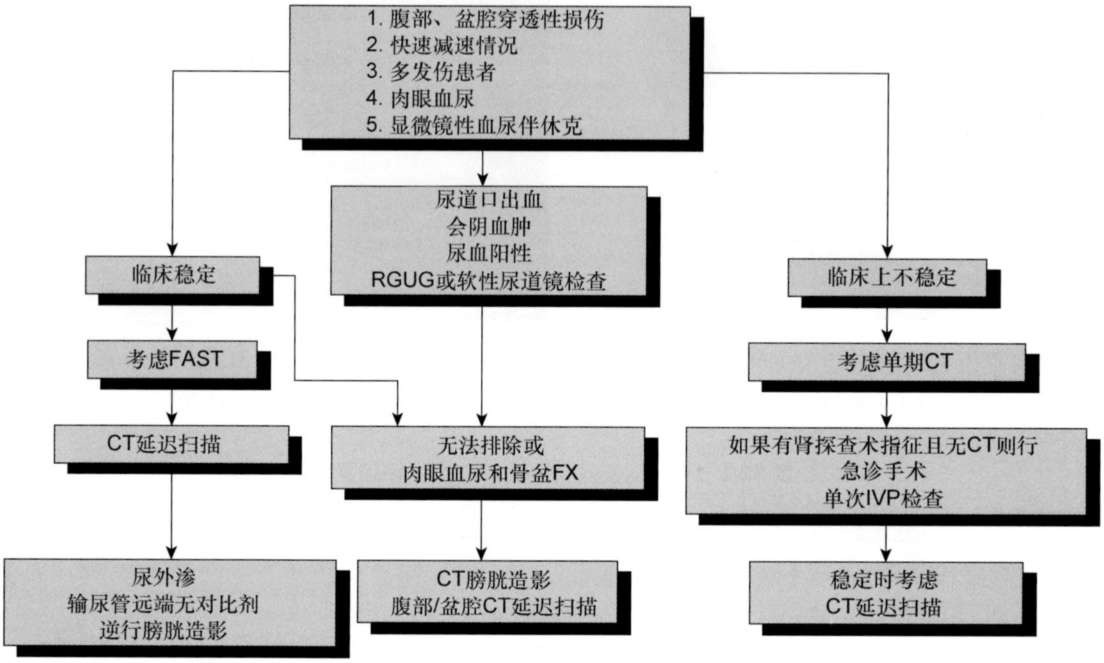

图 79-1 病史或体格检查提示可能泌尿生殖系统损伤患者的推荐评估方案。CT，计算机断层成像；FAST，创伤超声重点评估；FX，骨折；IVP，静脉肾盂造影；RGUG，逆行尿道造影。（From Wein AJ et al：Campbell-Walsh urology，ed 11，Philadelphia，2016，Elsevier.）

表 79-1 肾创伤治疗共识建议

肾创伤的临床表现和（或）分级	治疗建议
1 级或 2 级肾损伤，不论创伤病因 *	无需手术
单独 3 级、4 级、血流动力学稳定的 5 级肾损伤	无需手术
不可控制的肾出血 / 血管不稳定；偶尔 4 级“粉碎性”肾和大部分的 5 级损伤	必须手术干预
持续性或延迟性出血，对血管造影栓塞没有反应	必须手术干预
腹腔内损伤外科探查发现腹膜后扩大的搏动性肿块	必须手术干预（探查前确认对侧肾功能）
穿透性创伤，因患者血管不稳定而导致术前放射学评估不充分，在探查中发现腹膜后出血	推荐腹膜后（肾）探查（探查前确认对侧肾功能）
钝性伤；因患者血管不稳定而导致术前放射学评估不充分；探查时发现腹膜后出血，未发现十二指肠、胰腺或结肠损伤	如果 FAST 探查到双侧血流，则观察。如果无法完成 FAST，应考虑术中单次 IVP/US 评估肾血流，并在患者稳定后立即进行 CT 检查
钝性伤；因患者血管不稳定而导致术前放射学评估不充分；探查时发现十二指肠、胰腺或结肠损伤伴腹膜后出血	手术治疗可选择肾修补术（探查前确认对侧肾功能）或引流腹腔内损伤。如果 FAST 探查到双侧血流，则观察。如果无法完成 FAST，应考虑术中单次 IVP/US 评估肾血流，并在患者稳定后立即进行 CT 检查
钝性 / 穿透性伤；放射学检查发现 3 级肾损伤伴肾破裂失活，4 级或 5 级肾损伤并存腹腔内损伤——尤其十二指肠、胰腺和结肠	推荐腹膜后（肾）探查加肾修补术

CT，计算机断层成像；FAST，创伤超声重点评估；IVP，静脉肾盂造影；US，超声。

* 钝性或穿透性伤

From Wein AJ et al：Campbell-Walsh urology，ed 11，Philadelphia，2016，Elsevier.

第 80 章　肾脏肿块
Renal Mass

ICD-10CM # D41.10 非特异性肾盂生物学行为不确定的肿瘤

赵瑞　译　柳威　审校

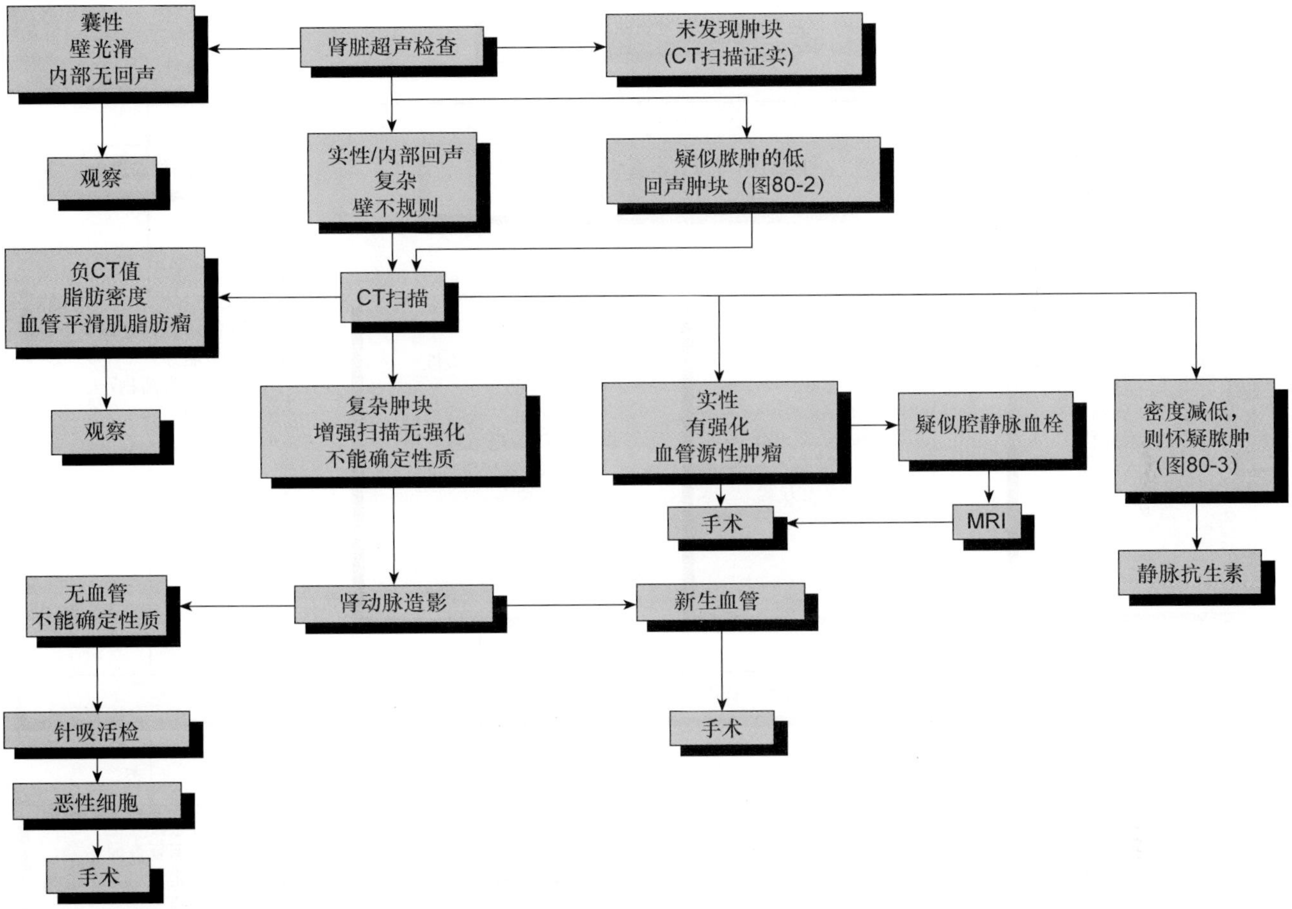

图 80-1　对肾脏超声显示肾脏肿块患者的评估。CT，计算机断层成像；MRI，磁共振成像。（Modified from Williams RD：Tumors of the kidney，ureter，and bladder. In Goldman L，Schafer AL［eds］：Cecil textbook of medicine，ed 23，Philadelphia，2008，Saunders.）

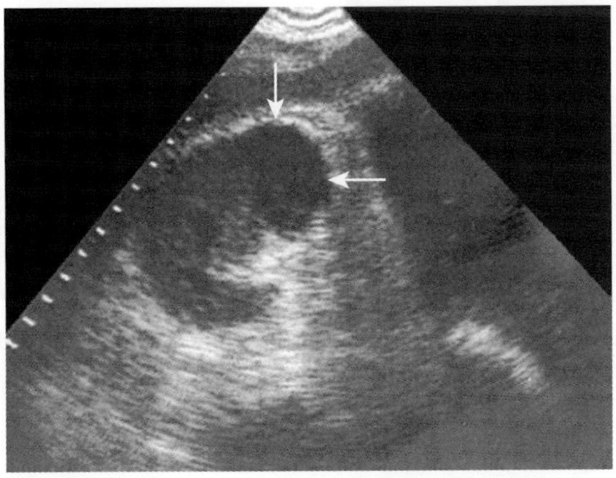

图 80-2　**急性肾脓肿**。右肾超声横切图像示肾前部边缘不清晰的圆形低回声团块（箭头）。（From Wein AJ et al：Campbell-Walsh urology，ed 11，Philadelphia，2016，Elsevier.）

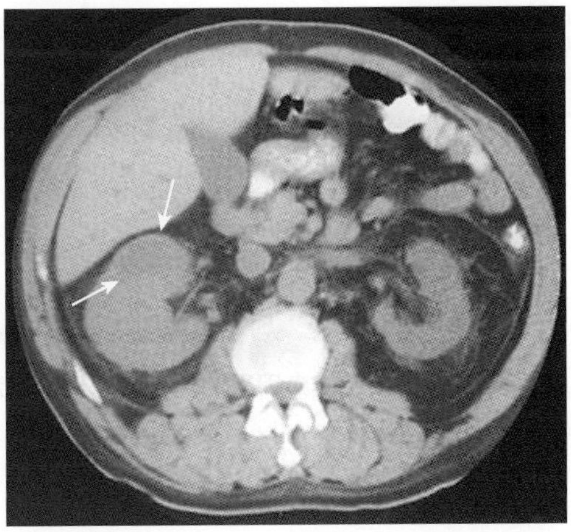

图 80-3　**急性肾脓肿**。通过右肾中极的非增强计算机断层成像显示右肾增大和密度减低区（箭头）。抗生素治疗后，随访扫描显示这些病变完全恢复正常。（From Wein AJ et al：Campbell-Walsh urology，ed 11，Philadelphia，2016，Elsevier.）

第 81 章　急性膀胱炎

Cystitis，Acute

ICD-10CM # N30.00 无血尿的急性膀胱炎

刘孜卓　译　盛艳　审校

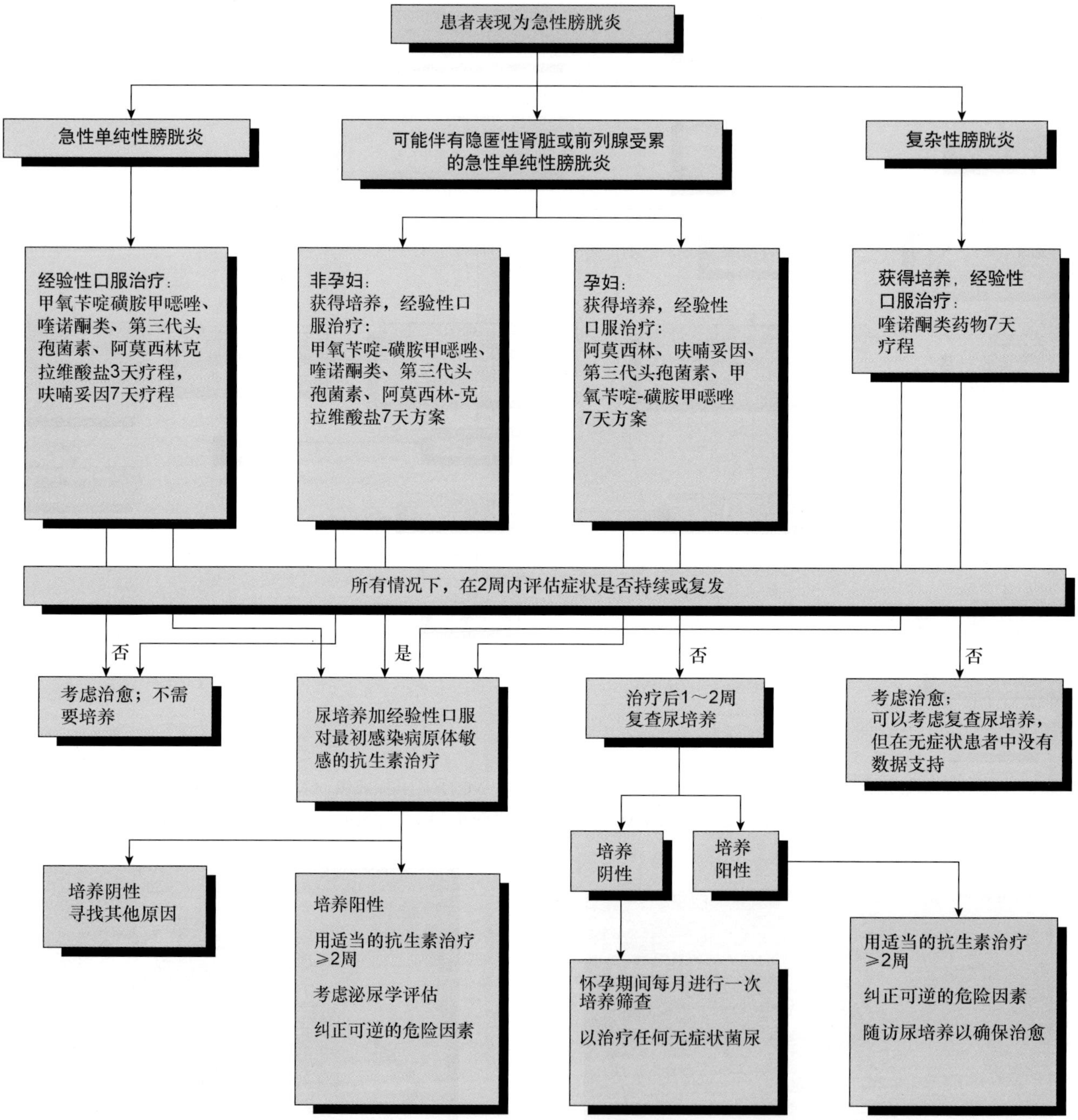

图 81-1　基于严重程度和复杂因素的急性膀胱炎治疗流程。（From Johnson R et al：Comprehensive clinical nephrology，ed 5，Philadelphia，2015，Saunders.）

第 82 章　下尿路症状

Urinary Symptoms, Lower Urinary Tract

ICD-10CM # R33.9 尿潴留，非特异性
N21.8 其他下尿路结石
R32 非特异性尿失禁

李云雷　译　何芳　余婷　审校

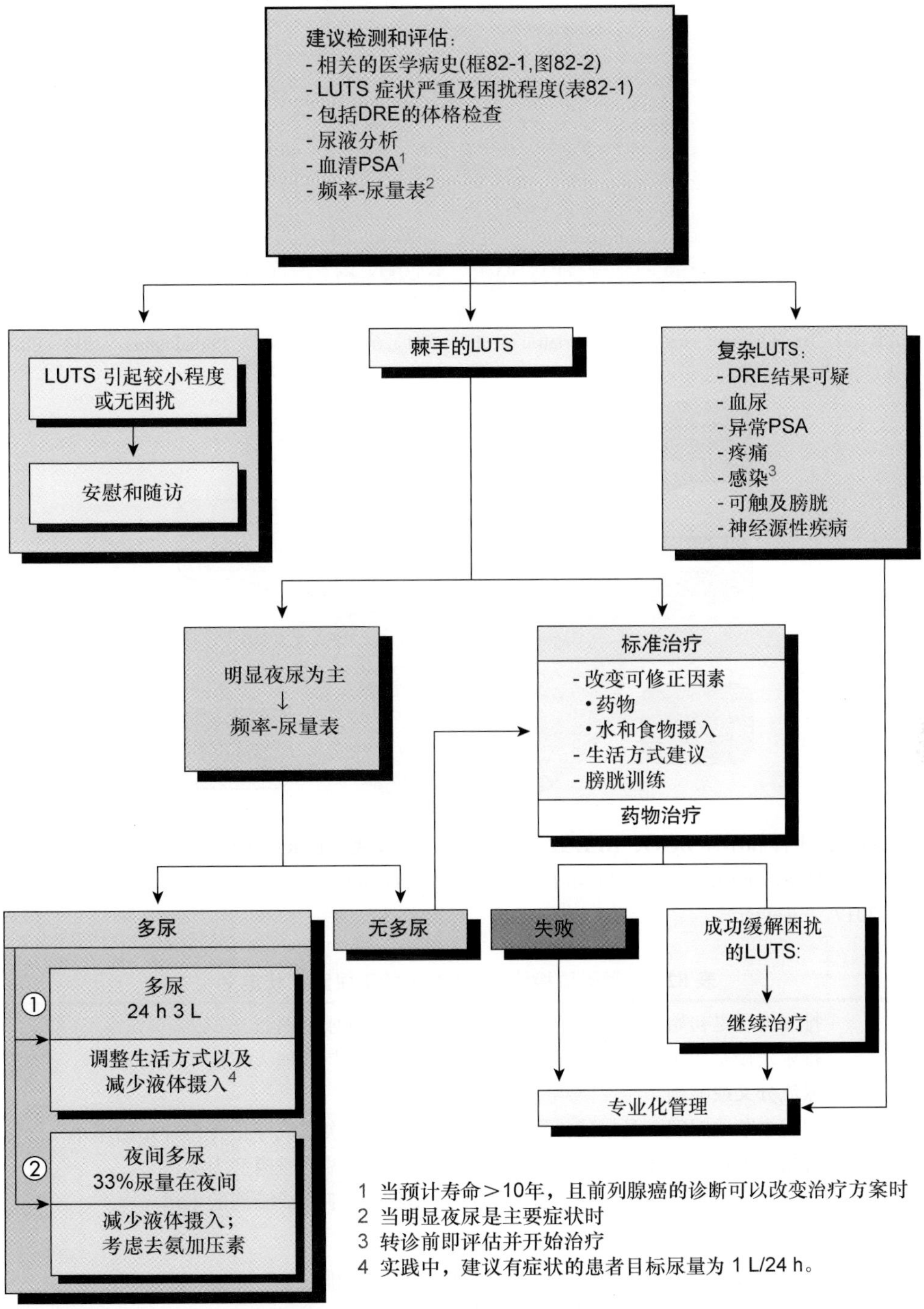

图 82-1　男性下尿路症状（LUTS）的基础管理。 DRE，直肠指检；PSA，前列腺特异性抗原。（From Fillit HM：Brocklehurst's textbook of geriatric medicine and gerontology，ed 8，Philadelphia，2017，Elsevier.）

框 82-1　男性下尿路症状的原因

良性前列腺增大（继发于良性前列腺增生）
尿路感染
前列腺炎
膀胱过度活动症
神经源性膀胱功能障碍
尿道狭窄
膀胱颈挛缩
包茎
尿路结石
膀胱肿瘤
晚期前列腺癌
膀胱异物
药物，毒品，以及膳食因素（包括咖啡因、酒精、氯胺酮，以及减充血剂）
糖尿病

From Fillit HM：Brocklehurst's textbook of geriatric medicine and gerontology，ed 8，Philadelphia，2017，Elsevier.

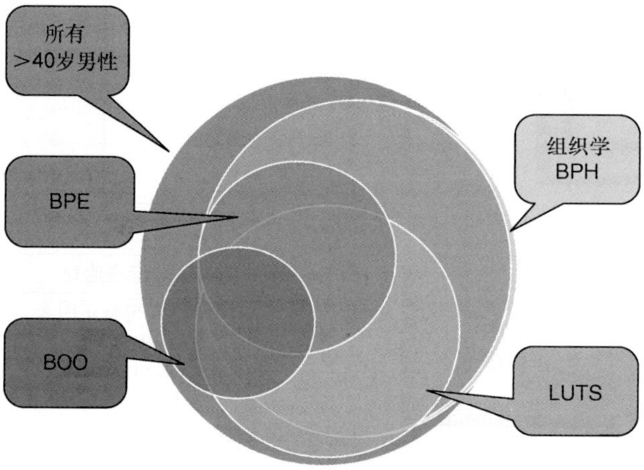

扫二维码看彩图

图 82-2 （扫二维码看彩图）伴和不伴 BOO、BPE 或 BPH 的 LUTS 发生。BOO，膀胱出口梗阻；BPH，良性前列腺增生；BPE，良性前列腺增大；LUTS，下尿路症状。（From Fillit HM：Brocklehurst's textbook of geriatric medicine and gerontology，ed 8，Philadelphia，2017，Elsevier.）

表 82-1　国际尿控协会（ICS）的下尿路症状定义

排尿症状	排尿迟疑是初始排尿困难，导致准备好排尿后排尿延迟 排尿缓慢是尿流降低的感觉，常是与既往相比或与其他人相比 尿流分叉或喷洒 尿流中断（间歇）是描述排尿过程中一次或更多次尿流停止并再开始的术语 排尿用力用于描述为了开始、维持或增大尿流所做的肌肉努力 尿末滴沥用于描述排尿终末部分延长，尿流慢至细线或滴沥的术语
储尿症状	日尿频繁是患者主诉日间排尿次数过多 夜尿增多是患者主诉夜间睡眠时需起床一到数次排尿 尿急是患者主诉难以推迟的突然的排尿欲望 尿失禁是指任何不自主尿液流出的主诉
排尿后症状	排尿不尽感顾名思义，用于描述个人排尿后未排尽的感觉 尿后滴沥用于描述排尿结束后立即出现不自主的尿液流出，常至离开厕所后

From Fillit HM：Brocklehurst's textbook of geriatric medicine and gerontology，ed 8，Philadelphia，2017，Elsevier.

第 83 章　尿路梗阻

Urinary Tract Obstruction

李云雷　译　何芳　余婷　审校

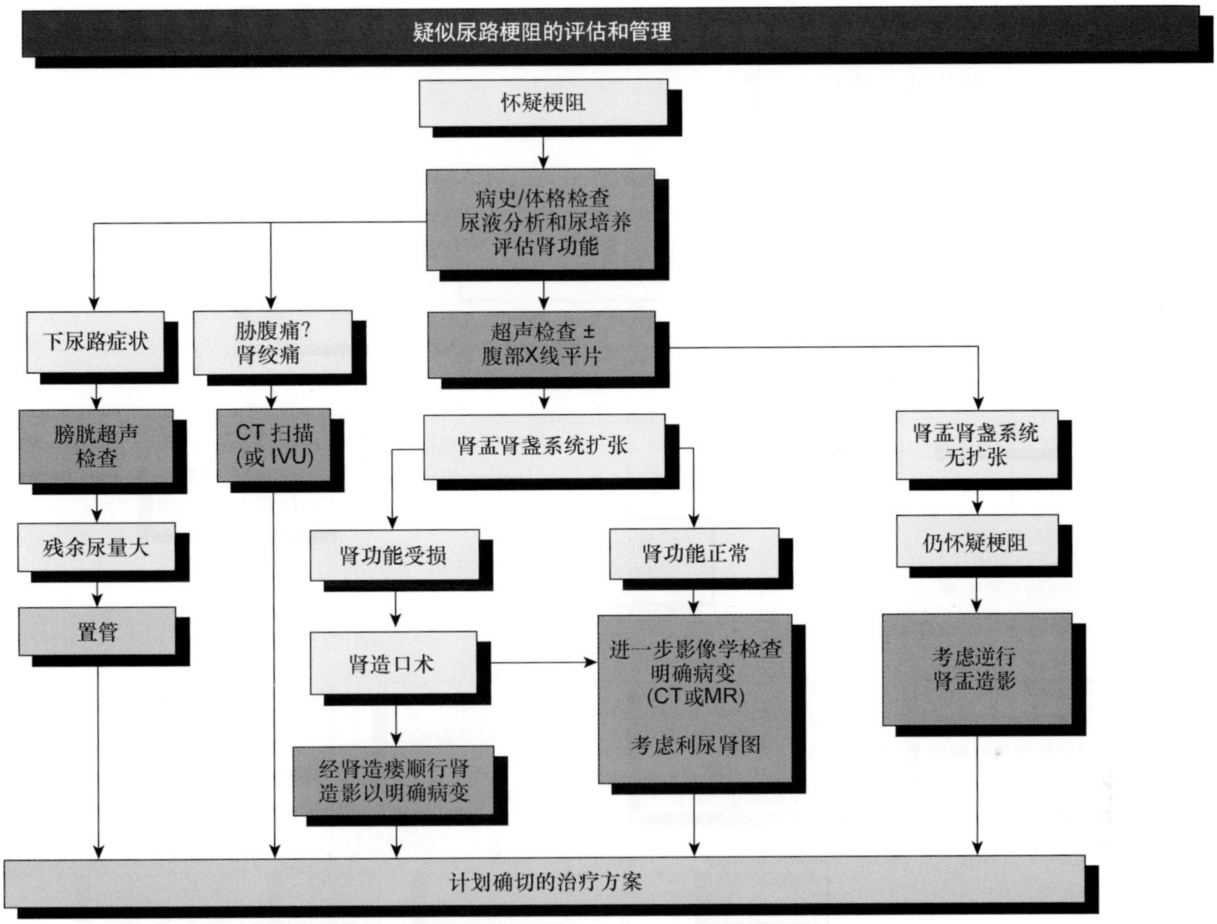

图 83-1　疑似尿路梗阻的评估和诊治。需进行完整的病史采集，并进行详尽的体格检查，同时进行尿液分析，尿镜检和培养，并评估肾功能和血电解质。超声是评估所有怀疑尿路梗阻患者的有用的一线检查方法。目前，计算机断层成像（CT）是怀疑肾结石的首选影像学检查方法。对大多数患者，CT 或磁共振成像（MRI）尿路造影均能准确诊断梗阻的原因和部位。如有肾功能受损，肾造瘘术可以有效缓解梗阻并在计划确切治疗方案的同时为肾功能恢复提供时间。IVU，静脉尿路造影。（From Johnson R，Feehally J，Floege J：Comprehensive clinical nephrology，ed 5，Philadelphia，2015，Saunders.）

框 83-1　尿路梗阻的诊断性检查

上尿路梗阻

- 超声检查（超声波）
- 腹部平片（KUB）
- 排泄性 / 静脉肾盂造影（极少需要）
- 逆行性肾盂造影
- 同位素肾图
- 计算机断层成像（螺旋 CT）
- 磁共振成像
- 尿流压力检测（肾盂内压测定）

下尿路梗阻

- 部分检查见左列
- 膀胱镜检查
- 排泄性膀胱尿道造影
- 逆行尿道造影
- 尿动力学检测
- 流量计
- 膀胱压力容积测定
- 肌电图检查
- 尿道压描记

KUB，肾脏、输尿管、膀胱

第 84 章　男性括约肌性尿失禁

Urinary Incontinence, Sphincteric, Male Patient

ICD-10CM # R32 非特异性尿失禁

林玉蓉　译　柳威　审校

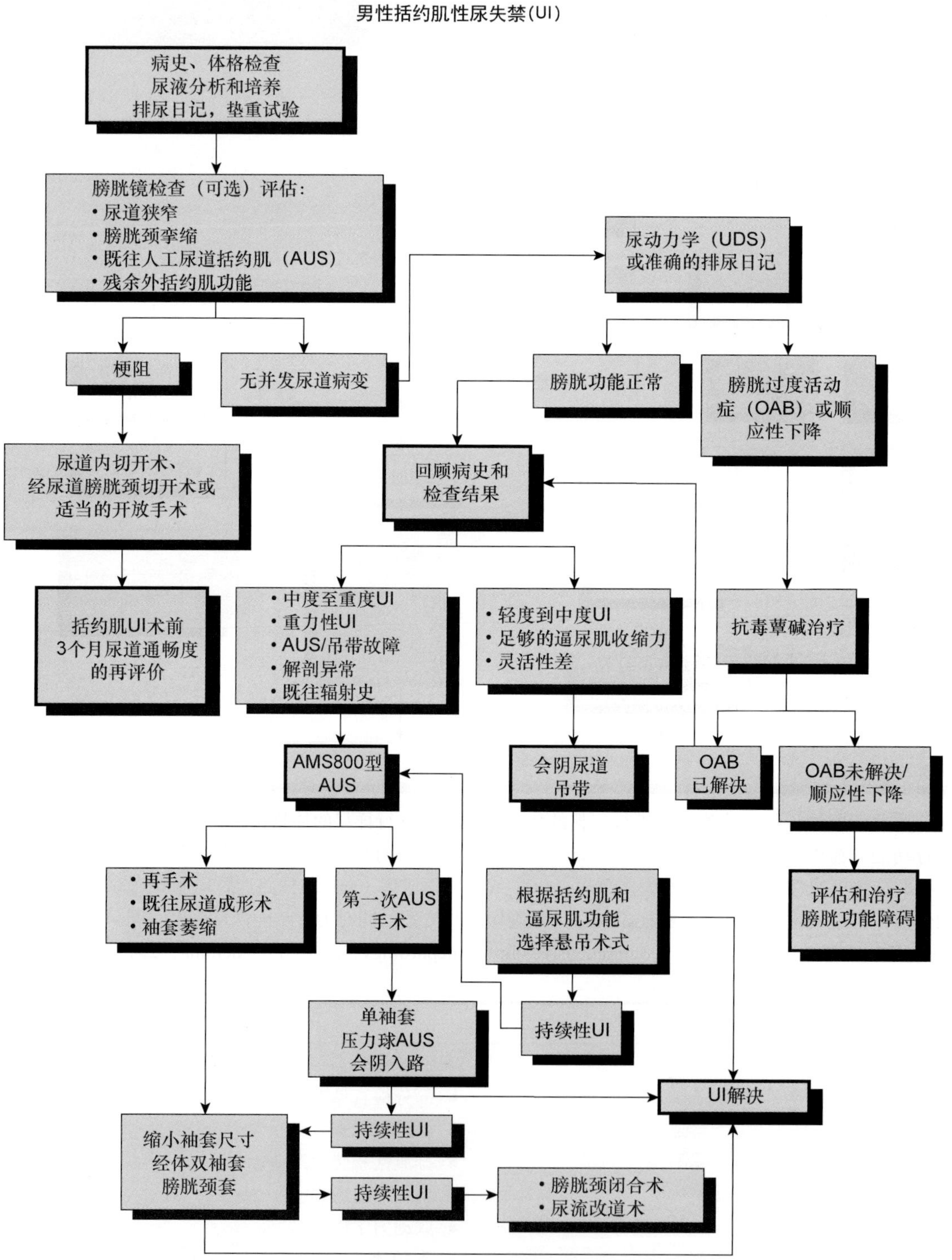

图 84-1　括约肌性尿失禁的评估和管理流程图。(From Wein AJ et al: Campbell-Walsh urology, ed 11, Philadelphia, 2016, Elsevier.)

第 85 章 乏力 Weakness

冯黎 译 童瑾 胡晶晶 审校

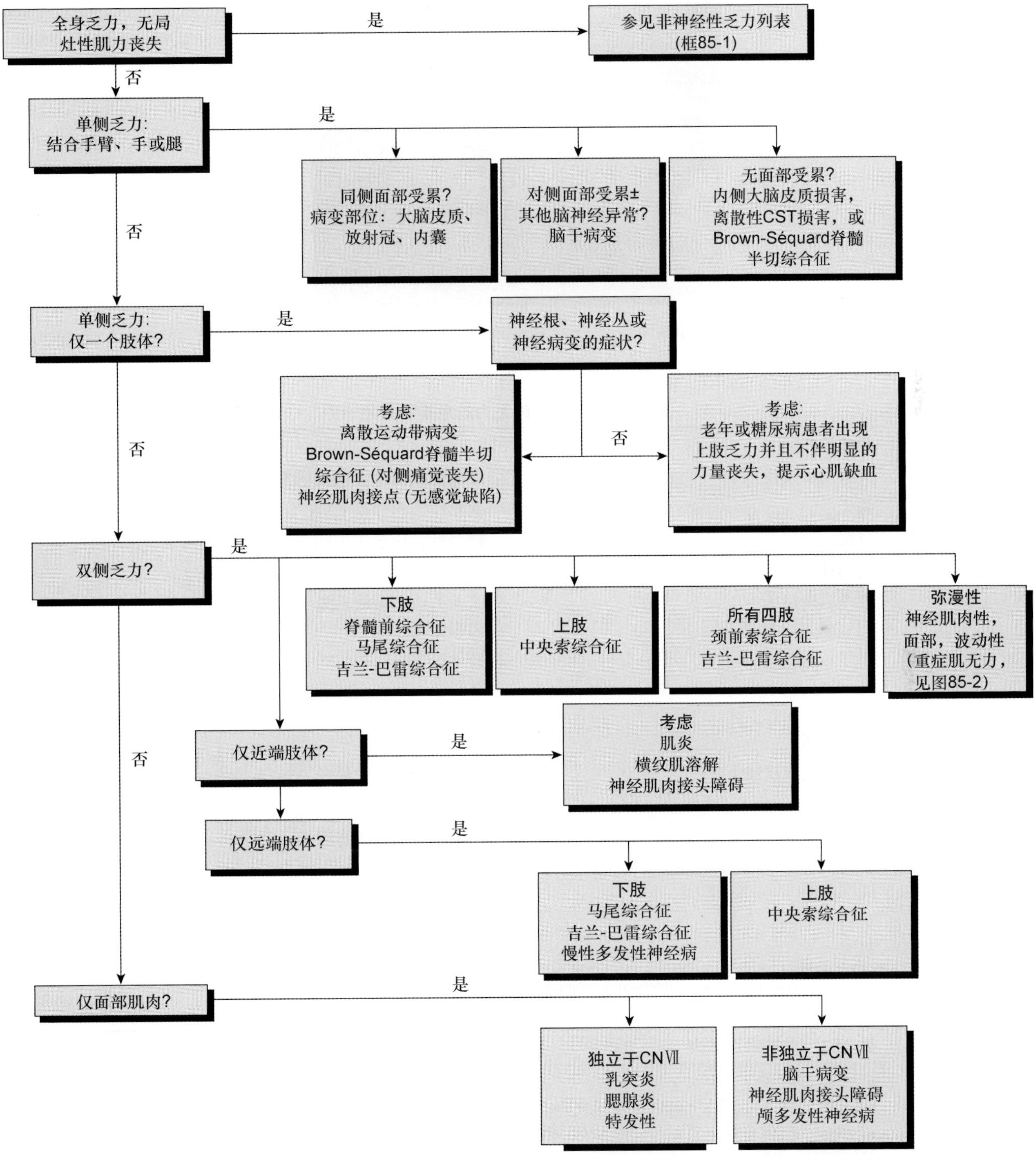

图 85-1　乏力的常见临床模式，分类和评估。CN，脑神经；CST，皮质脊髓束。（Modified from Marx JA et al：Rosen's emergency medicine，ed 8，Philadelphia，2014，Saunders.）

扫二维码看彩图

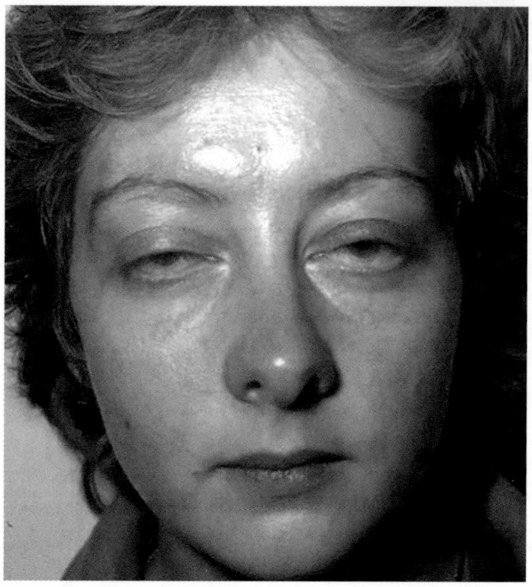

图 85-2 （扫二维码看彩图）重症肌无力的肌病面容。（From Bowling B：Kanski's clinical ophthalmology，a systemic approach，ed 8，2106，Elsevier.）

表 85-1　神经肌肉乏力的危重和紧急诊断

危重诊断	
大脑皮质或皮质下	缺血性或出血性脑血管意外（CVA）
脑干	缺血性或出血性 CVA
脊髓	缺血性，压迫（椎间盘、脓肿或血肿）
周围神经	急性脱髓鞘（Guillain-Barré 综合征）
神经肌肉接头	肌无力或胆碱能危象 肉毒中毒 蜱性麻痹 有机磷中毒
肌肉	横纹肌溶解
紧急诊断	
大脑皮质或皮质下	肿瘤、脓肿、脱髓鞘
脑干	脱髓鞘
脊髓	脱髓鞘（横贯性脊髓炎） 压迫（椎间盘、颈椎病）
周围神经	压迫性神经病变（血肿、动脉瘤） 副肿瘤性血管炎尿毒症
肌肉	炎性肌炎

From Marx JA et al：Rosen's emergency medicine，ed 8，Philadelphia，2014，Saunders.

框 85-1　非神经性乏力

- 血浆容量变化（脱水）
- 血浆成分（葡萄糖、电解质）的改变
- 循环红细胞紊乱（贫血或红细胞增多症）
- 心脏泵功能下降（心肌缺血）
- 全身血管阻力下降（任何原因引起的血管舒张性休克）
- 代谢需求增加（局部或全身感染、内分泌疾病、毒素）
- 线粒体功能障碍（严重败血症或毒素介导）
- 中枢神经系统的整体抑制（镇静剂、兴奋剂戒断）

From Marx JA et al：Rosen's emergency medicine，ed 8，Philadelphia，2014，Elsevier.

第 86 章　不明原因性体重减轻

Weight Loss，Unintentional

ICD-10CM # R63.4 异常体重减轻

冯黎　译　童瑾　胡晶晶　审校

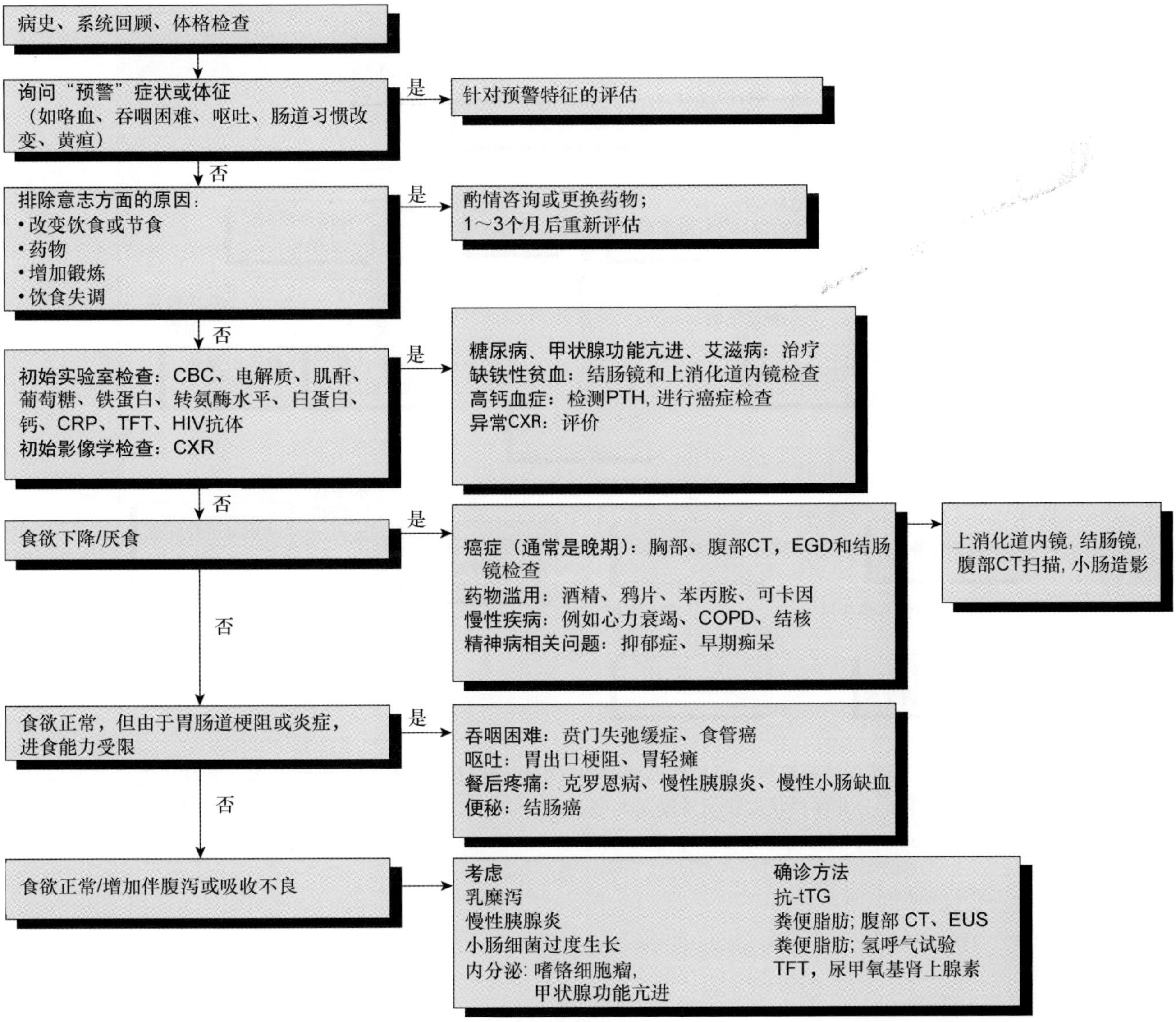

图 86-1　针对不明原因性体重减轻超过 5% 的患者的诊断流程。CBC，全血细胞计数；COPD，慢性阻塞性肺疾病；CRP，C 反应蛋白；CT，计算机断层成像；CXR，胸部 X 线检查；EGD，食管、胃、十二指肠镜检查；EUS，超声内镜检查；GI，胃肠道；HIV，人类免疫缺陷病毒；PTH，甲状旁腺激素；TFT，甲状腺功能试验；tTG，组织转谷氨酰胺酶。（From Goldman L，Schafer AI：Goldman Cecil medicine，ed 25，Philadelphia，2016，Saunders.）

第 87 章　非感染性肉芽肿

Granuloma，Noninfectious

ICD-10CM # 因具体诊断而异

亢锴　译　童瑾　胡晶晶　审校

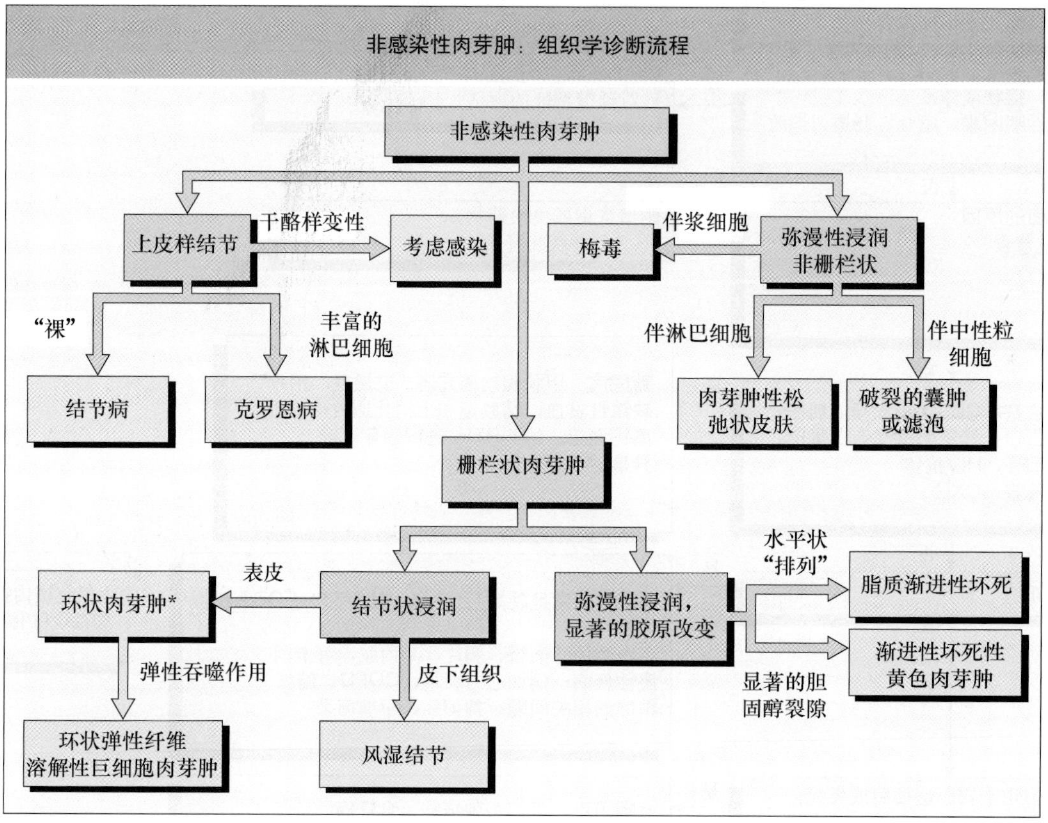

图 87-1　非感染性肉芽肿：组织学诊断流程。间质性肉芽肿性皮炎和栅栏状嗜中性粒细胞性及肉芽肿性皮炎可考虑为附加诊断。* 环状肉芽肿存在一种部分非栅栏状皮肤间质浸润类型，或较风湿结节更多黏液分泌的皮下栅栏状浸润类型。（From Bolognia J：Dermatology，ed 4，Philadelphia，2018，Elsevier.）

表 87-1　非感染性肉芽肿性皮炎的主要临床特征

	结节病 *	典型环状肉芽肿 †	环状弹性纤维溶解性巨细胞肉芽肿	脂质渐进性坏死	克罗恩病	类风湿结节
平均年龄（岁）	25 ～ 35，45 ～ 65	＜ 30	50 ～ 70	30	35	40 ～ 50
好发性别	女性	女性	女性	女性	女性	男性 ‡
美国的好发种族 / 人种	美国非裔	无	高加索人 / 白种人	无	德系犹太人	无
部位	对称分布，面部、颈部、上躯干、四肢	手、足、四肢伸面	面、颈、前臂（慢性阳光暴露部位）	胫前部及侧方	肛门生殖器区域、臀部，下肢＞上肢	关节旁区域，尤其是肘部及手指
表现	多形性；最常见为红棕色或紫色丘疹及斑块	融合性丘疹，环状斑块	环状斑块	边缘隆起的斑块，中央毛细血管扩张	暗色红斑，淋巴水肿，溃疡形成，增形性斑块	肤色硬结，可移动的皮下结节
病变大小	从 0.2 cm 到＞ 5 cm	1 ～ 3 mm 丘疹，环形斑块，通常＜ 6 cm	从 2 cm 到＞ 10 cm	从 3 cm 到＞ 10 cm	多变的	1 ～ 3 cm
病变数量	多变的	1 ～ 10	1 ～ 10	1 ～ 10	1 ～ 5	1 ～ 10
伴发疾病	全身性的结节病可能为药物所致（如干扰素、肿瘤坏死因子抑制剂）或对潜在淋巴瘤的反应	可能的糖尿病，精神疾病，甲状腺疾病，高脂血症，罕见于 HIV，恶性疾病	光损害	糖尿病	肠内的克罗恩病	类风湿关节炎
特殊的临床征象	外伤部位病变的进展，包括瘢痕或文身	中央部色素沉着	中央萎缩或色素浅淡	中央黄褐色萎缩，或溃疡形成	引流窦道或瘘管	偶尔溃疡形成，尤其在外伤部位

* 临床变异包括冻疮样狼疮、皮下病变（Darier-Roussy）、银屑病样、鱼鳞病样、毛细血管扩张性狼疮疹和溃疡性肉样瘤病

† 临床变异包括泛发性 / 弥漫性的皮疹、微丘疹、结节、皮下穿孔以及部分环状肉芽肿

‡ 尽管风湿性关节炎发生率女：男为（2 ～ 3）：1

Modified from Bolognia J：Dermatology，ed 4，Philadelphia，2018，Elsevier.

第 88 章　腰背痛
Back Pain

刘岗　译　张小芳　审校

ICD-10CM # L29 瘙痒症
M54.89 其他背痛
M54.9 非特异性腰痛
M54.5 腰痛
F45.42 疼痛障碍与相关心理因素
M54.08 累及颈部和背部、骶尾部和骶尾部脂膜炎
S23.9XXA 胸部非特定部位扭伤，初次就诊
M43.27 脊柱、腰骶部融合
M43.28 脊柱、骶骨和骶尾部融合
M53.2X7 腰骶部脊柱不稳
M53.3 骶尾部疾病，不另分类

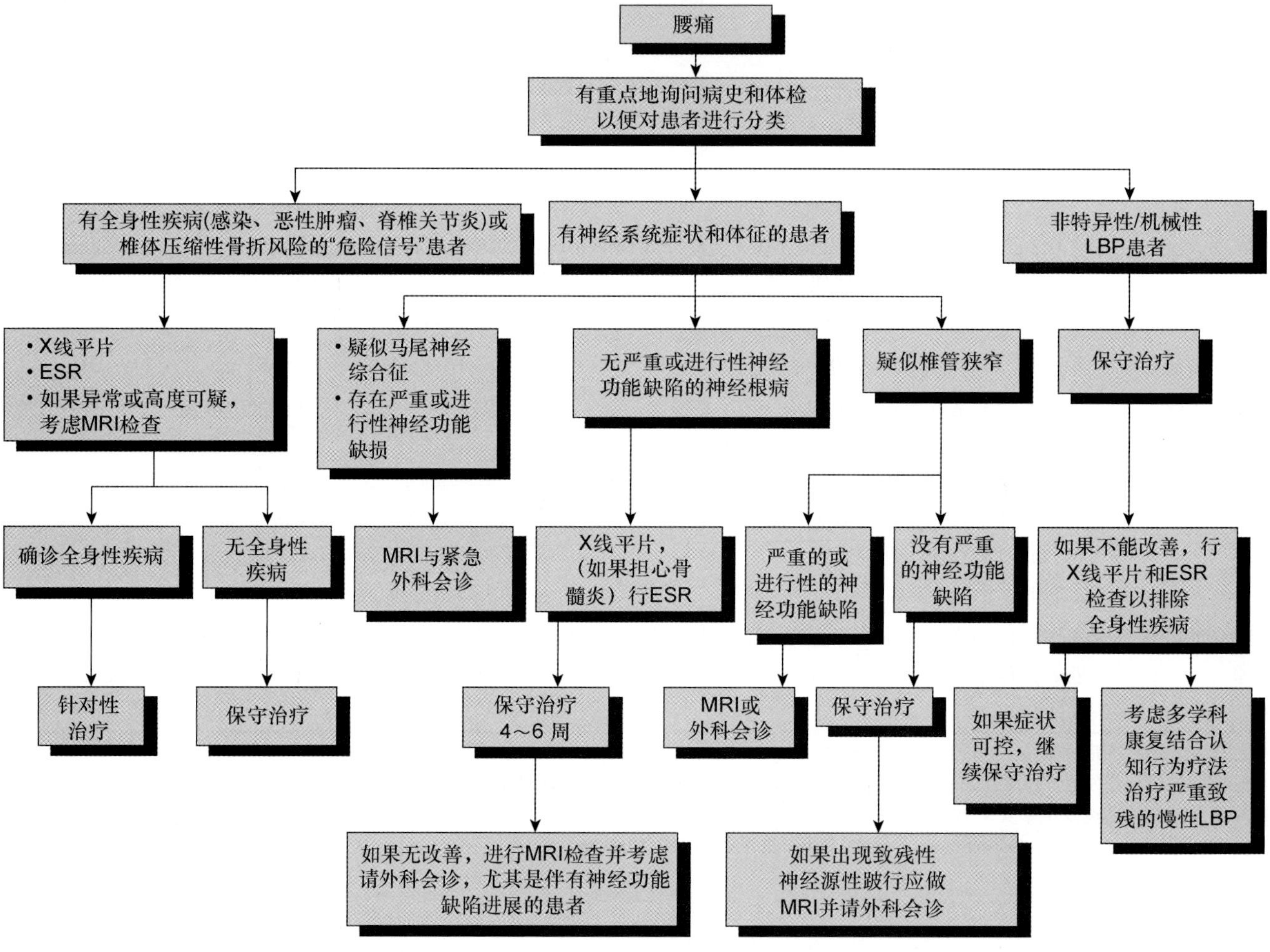

图 88-1　腰痛的鉴别诊断和治疗方案。ESR，红细胞沉降率；LBP，腰痛；MRI，磁共振成像。（From Firestein GS et al：Kelley and Firestein's textbook of rheumatology，ed 10，Philadelphia，2017，Elsevier.）

表 88-1　潜在严重情况的危险信号

可能骨折	可能肿瘤或感染	可能马尾神经综合征
来自病史		
严重创伤，如车祸或从高处坠落 轻微创伤，甚至是（老年或潜在骨质疏松患者）用力抬举	年龄在 50 岁以上或 20 岁以下、癌症病史 如最近发热或发冷或原因不明的体重减轻等体质症状 有脊柱感染的风险因素：如近期细菌感染（如尿路感染）、静脉内药物滥用或免疫抑制（类固醇、移植或人类免疫缺陷病毒感染） 仰卧时疼痛加重；夜间重度疼痛	鞍区麻木 近期发生膀胱功能障碍，如尿潴留、尿频或充溢性尿失禁 下肢严重或进行性神经功能缺陷

第 89 章 肩痛

Shoulder Pain

冯黎 译 童瑾 胡晶晶 审校

ICD-10CM # S34.109A 不明程度的非特异性腰脊髓损伤，初诊
M24.819 其他未分类的非特指肩关节的特殊关节紊乱
M75.80 其他肩关节病变，非特指肩关节
S43.409A 非特指肩关节的非特异性扭伤，初诊
S46.919A 肩、上臂水平和手臂的非特指肌肉、筋膜和肌腱的劳损，初诊
M75.20 肱二头肌腱炎，非特指肩关节
M75.40 非特指肩关节的撞击综合征
M75.50 非特指肩关节的滑囊炎

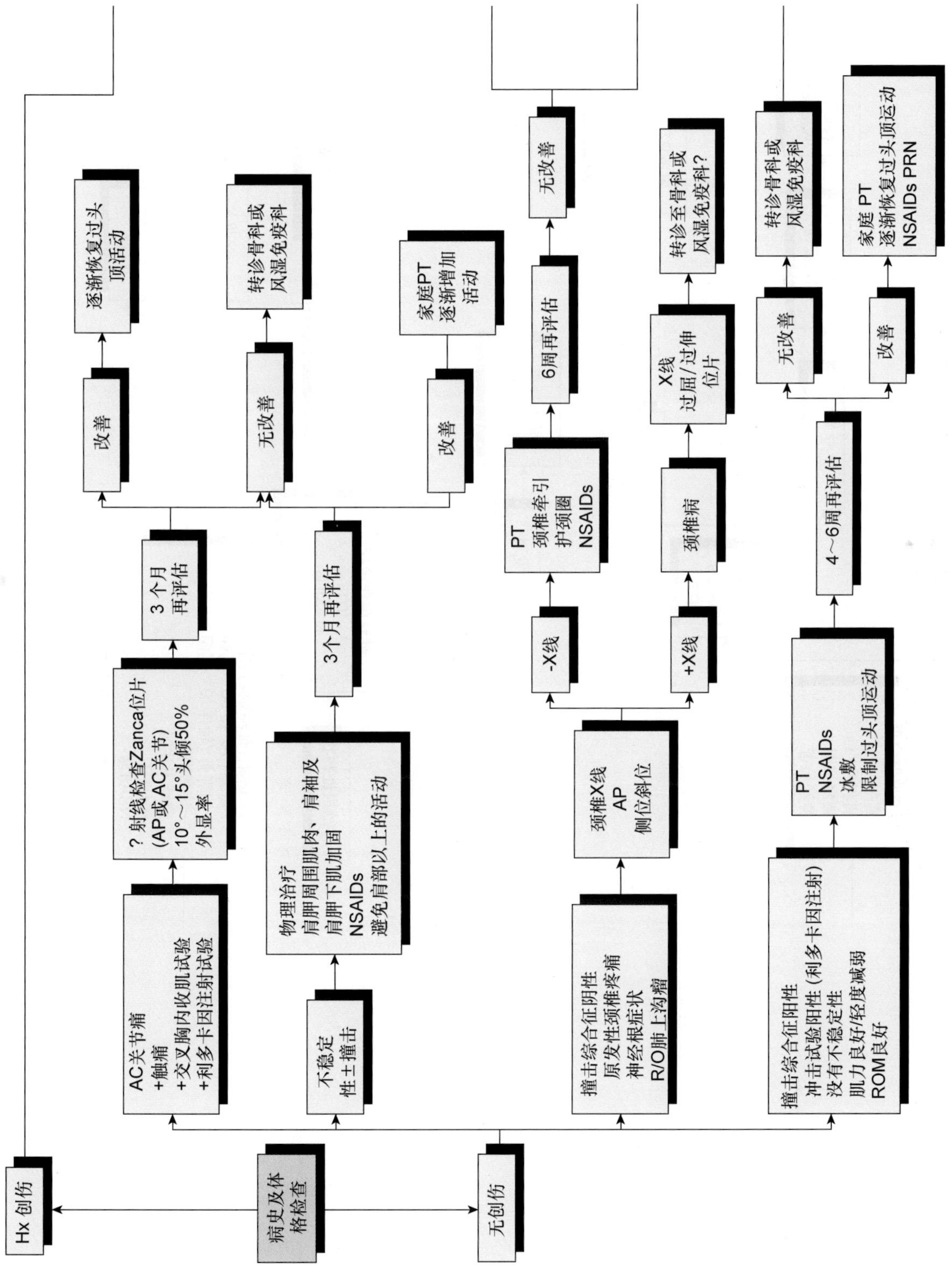

图 89-1 肩痛的评估流程。AC，肩锁关节；AP，前后位；GH，肩关节；Hx，病史；MRI，磁共振成像；NSAIDs，非甾体抗炎药；PRN，根据需要；PT，物理治疗；R/O，排除；ROM，运动范围。（From Harris ED et al［eds］：Kelley's textbook of rheumatology，ed 7，Philadelphia，2005，Saunders.）

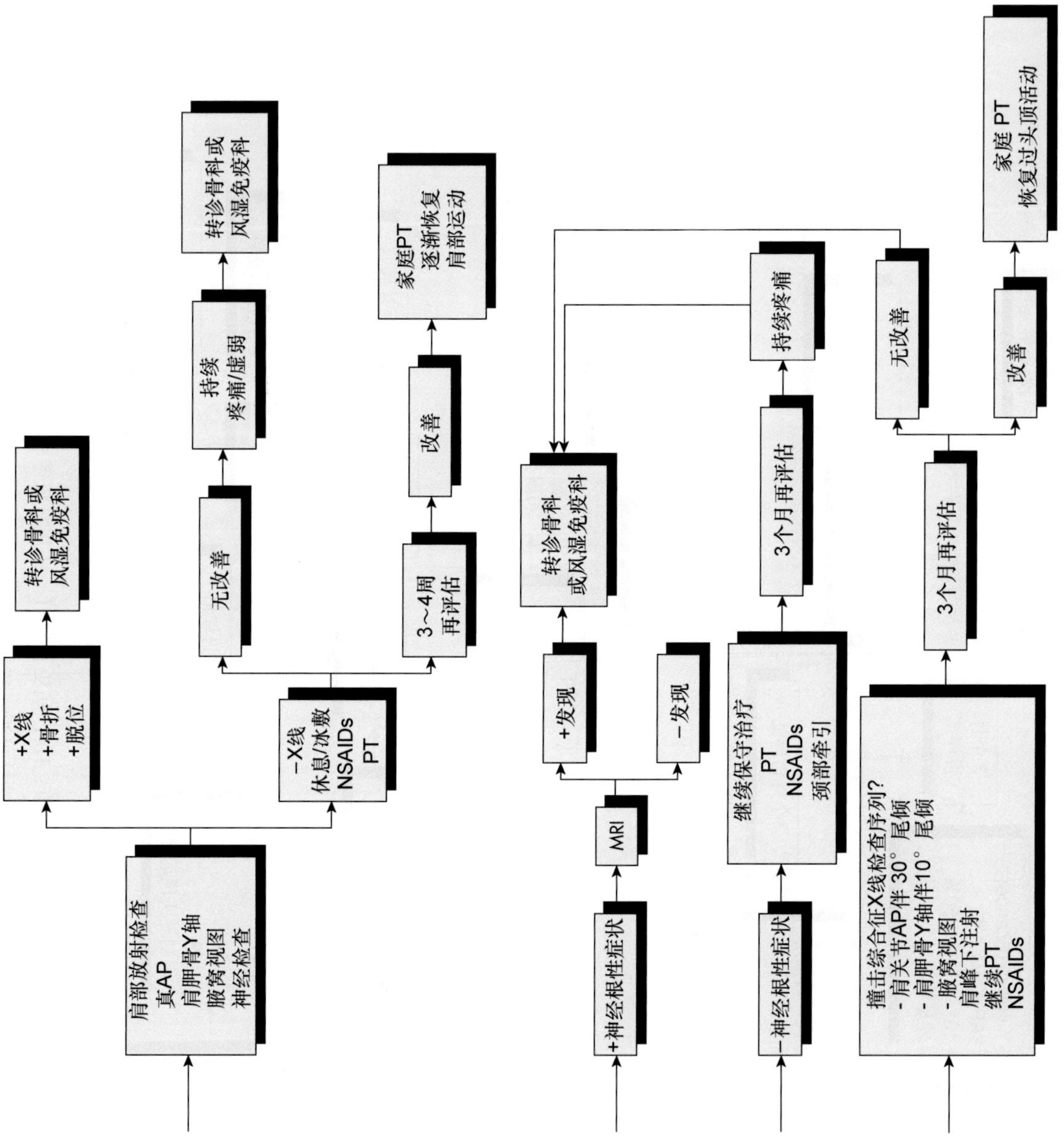
肩部放射检查
真AP
肩胛骨Y轴
腋窝视图
神经检查
+X线
+骨折
+脱位
转诊骨科或
风湿免疫科
−X线
休息/冰敷
NSAIDs
PT
无改善
持续
疼痛/虚弱
转诊骨科或
风湿免疫科
3~4周
再评估
改善
家庭PT
逐渐恢复
肩部运动
+神经根性症状
MRI
+发现
−发现
转诊骨科
或风湿免疫科
−神经根性症状
继续保守治疗
PT
NSAIDs
颈部牵引
3个月再评估
持续疼痛
撞击综合征X线检查序列?
- 肩关节AP伴30°尾倾
- 肩胛骨Y轴伴10°尾倾
- 腋窝视图
肩峰下注射
继续PT
NSAIDs
3个月再评估
无改善
改善
家庭 PT
恢复过头顶活动

图 89-1（续）

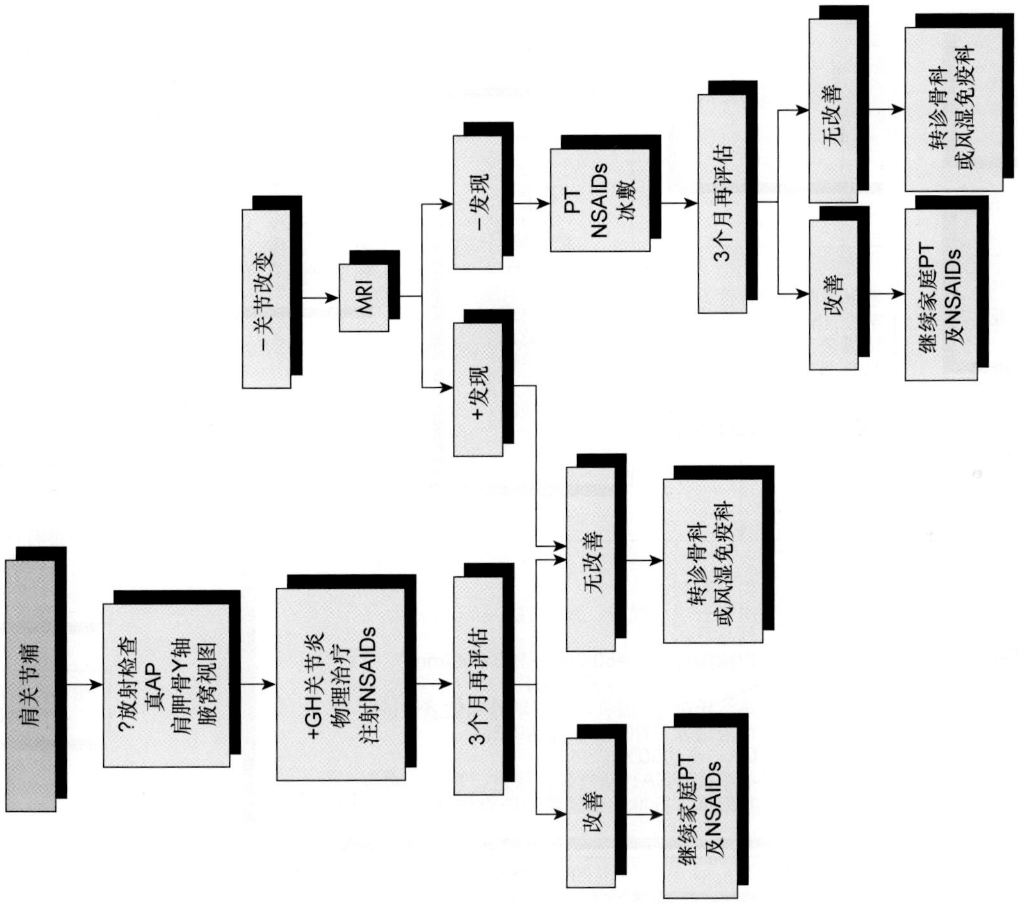
肩关节痛
?放射检查
真AP
肩胛骨Y轴
腋窝视图
+GH关节炎
物理治疗
注射NSAIDs
3个月再评估
改善
继续家庭PT
及NSAIDs
无改善
转诊骨科
或风湿免疫科
−关节改变
MRI
+发现
−发现
PT
NSAIDs
冰敷
3个月再评估
改善
继续家庭PT
及NSAIDs
无改善
转诊骨科
或风湿免疫科

图 89-1（续）

第 90 章 软组织、关节和骨感染

Infections of Soft Tissue, Joints, and Bone

ICD-10CM # M00.9 非特异性化脓性关节炎
M86.9 非特异性骨髓炎
T84.3 感染和炎症反应
M79.9 软组织疾患，未特指

林玉蓉 译 柳威 审校

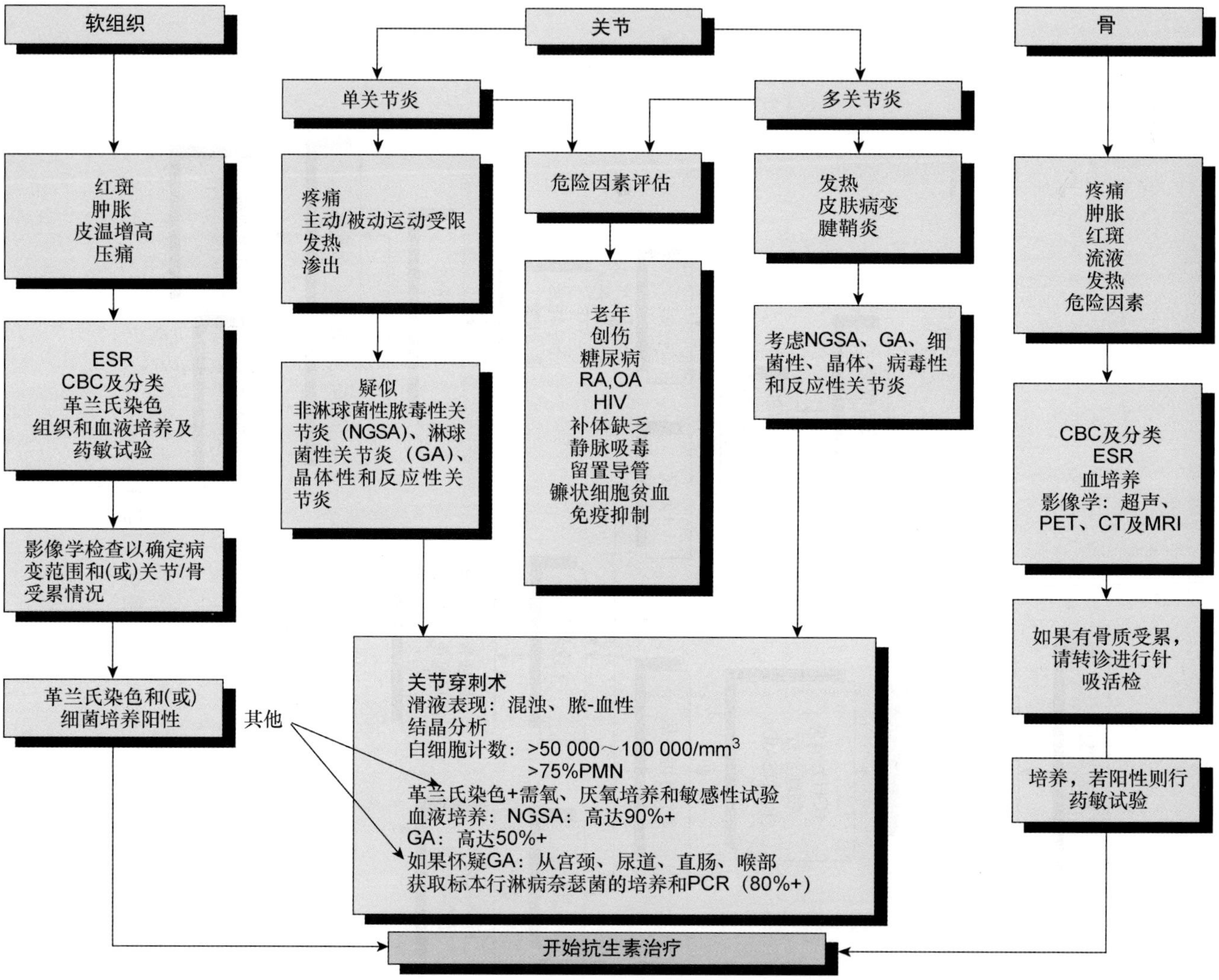

图 90-1 软组织、关节和骨感染的临床评估。CBC，全血细胞计数；CT，计算机断层成像；ESR，红细胞沉降率；GA，淋球菌性关节炎；HIV，人类免疫缺陷病毒；MRI，磁共振成像；NGSA，非淋球菌性脓毒性关节炎；OA，骨关节炎；PCR，聚合酶链反应；PET，正电子发射断层成像；PMN，多形核白细胞；RA，类风湿关节炎。（From Goldman L，Schafer AI：Goldman Cecil medicine，ed 25，Philadelphia，2016，Saunders.）

第 91 章　关节积液 Joint Effusion

ICD-10CM # M25.40 积液，非特定关节

林玉蓉　译　柳威　审校

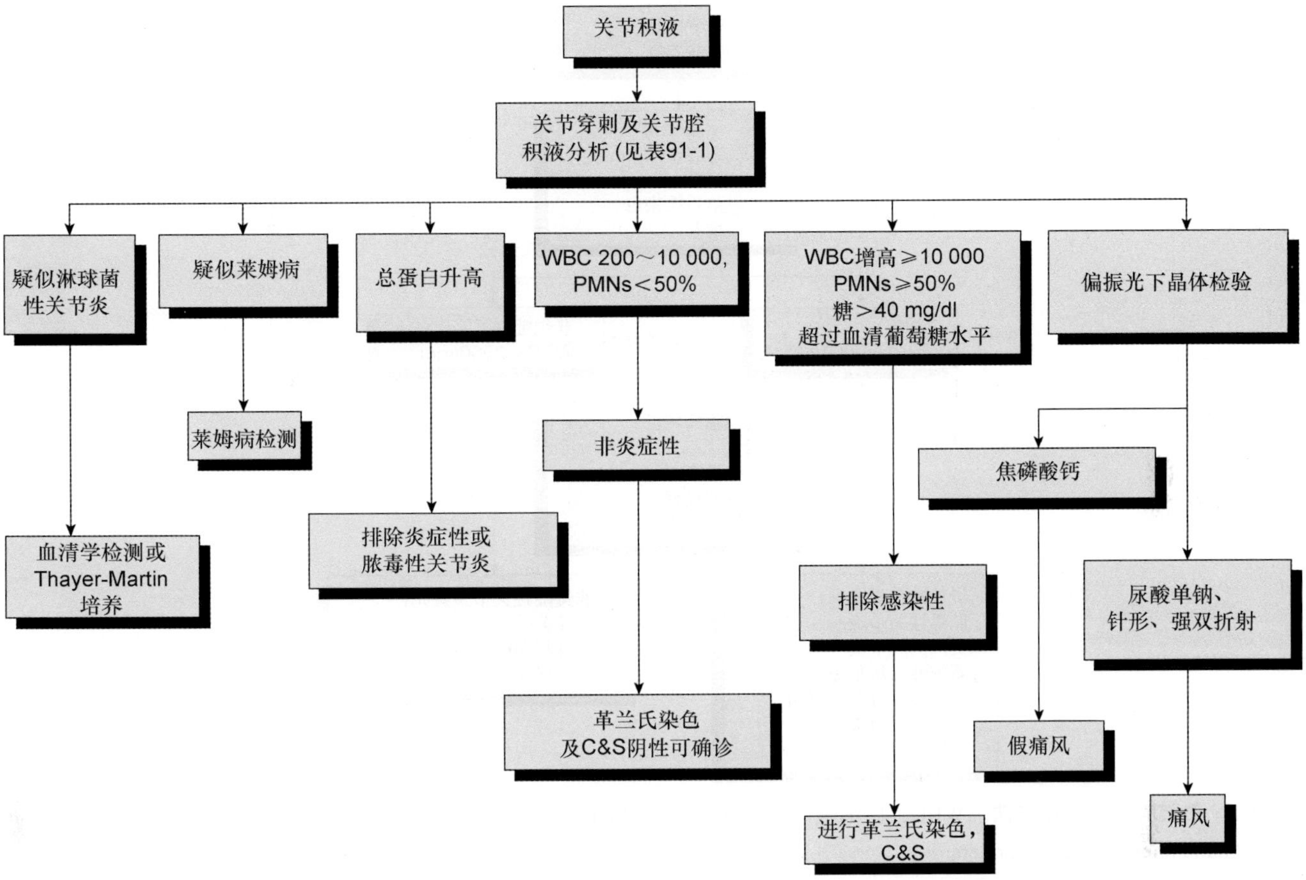

图 91-1　关节积液。C&S，培养和药敏实验；PMNs，多形核白细胞；WBC，血白细胞

表 91-1　关节穿刺术适应证

未确诊关节炎伴积液

关节炎类型

- 非炎症性（WBC ＜ 2000/mm³）
- 炎症性（WBC ＞ 2000/mm³）
- 脓毒性（WBC ＞ 50 000/mm³）
- 诊断明确
- 痛风（尿酸盐结晶）
- 假痛风（二水焦磷酸钙结晶）
- 脓毒性关节炎［革兰氏染色（罕见）或培养］

未确诊关节炎不伴积液

可能确诊为痛风（膝关节，第一跖趾关节）

确诊患者

脓毒性关节炎（反复穿刺引流）

缓解症状的其他类型关节炎（注射或不注射）*

WBC：血白细胞

* 大多数研究显示抽液后再行腔内注射疗效更好

From Firestein GS et al：Kelley's textbook of rheumatology，ed 9，Philadelphia，2013，Saunders.

第 92 章　关节疼痛和肿胀 Joint Pain and Swelling

ICD-10CM # M25.40 渗出，非特定关节

刘岗　译　柳威　审校

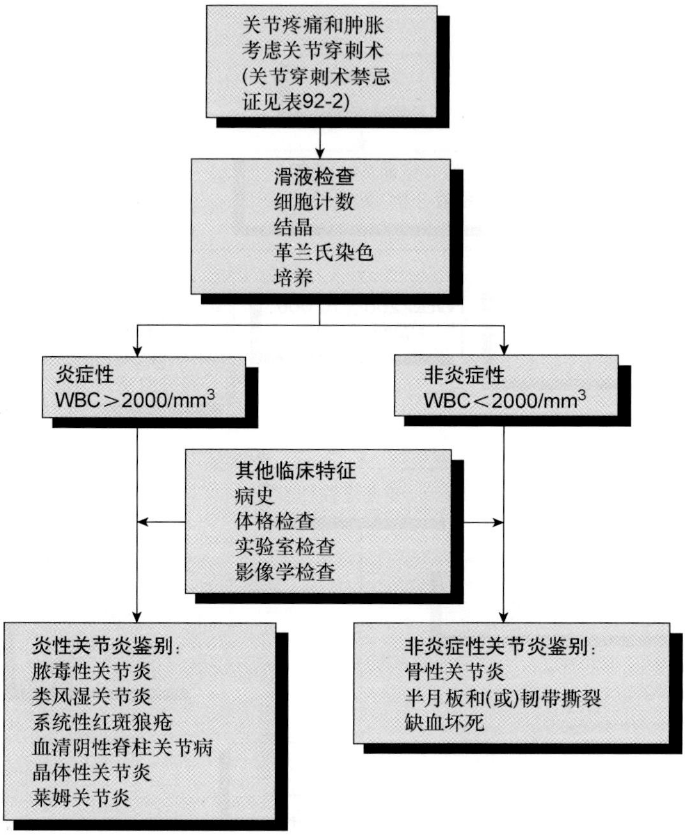

图 92-1　关节肿胀的诊断方法。WBC，白细胞计数。（From Goldman L，Schafer AL［eds］：Cecil textbook of medicine，ed 24，Philadelphia，2012，Saunders.）

表 92-1　关节疾病的临床和放射学表现

病变	累及部位	特征表现
原发性骨关节炎（F ＞ M · ＞ 45 岁）	手	近端指（趾）间关节（PIP）和远端指（趾）间关节（DIP）受累（Heberden 和 Bouchard 结节） • 无骨量减少
	大关节（如髋、膝关节）	关节间隙变窄 • 软骨下硬化 • 软骨下囊肿 • 边缘骨赘
	脊柱	退行性椎间盘疾病 • 变形性椎关节强硬 • 椎间关节受累 • 椎管狭窄 • 椎间孔狭窄
侵蚀性骨关节炎（影响中年女性）	手	PIP 和 DIP 受累 • 关节强直 • “海鸥翼”畸形（中央性侵蚀和边缘性骨赘）
类风湿关节炎（女＞男 · RH 因子阳性）	手和腕关节	对称性关节炎 • PIP 和 DIP 受累 • 关节周围（早期）和弥漫性（晚期）骨量减少

续表

病变	累及部位	特征表现
		• 边缘侵蚀 • 半脱位（天鹅颈和 Boutonnière 畸形） • 骨膜炎并不常见
	大关节	关节间隙变窄 • 边缘侵蚀 • 滑膜囊肿 • 髋臼突出
	脊柱	寰枢关节半脱位
幼年特发性关节炎（男＝女·影响儿童）	手	关节强直 • 花斑样骨膜反应 • 骨量减少
	大关节（如膝关节）	生长和成熟异常 • 骨骺过度生长和骨骺过早闭合 • 髁间切迹增宽
	颈椎	椎间关节融合 • 寰枢关节半脱位
银屑病关节炎（男＞女·指甲改变·HLA-B27＋ve）	上肢（如手）	“香肠”指（趾） • DIP 关节受累 • 终簇侵蚀 • 铅笔帽样畸形 • 关节强直 • 残毁型关节炎 • 骨膜反应 • 无骨量减少
	骶髂关节	不对称或单侧骶髂关节炎
	脊柱	粗韧带骨赘
Reiter 综合征（影响年轻成年男性）	下肢（如脚）	跗趾受累 • 骨膜反应 • 跟骨侵蚀 • 骨量减少不明显
	脊柱	粗韧带骨赘
	骶髂关节	不对称或单侧骶髂关节炎
强直性脊椎炎（男＞女·影响年轻成人·95% HLA-B27＋ve）	骶髂关节	双侧对称性骶髂关节炎 • 关节强直
	脊柱	椎体呈“方形椎” • 韧带骨赘 • 椎旁骨化 • 竹节样脊柱
	骨盆	髂嵴和坐骨结节骨质侵蚀及骨膜炎
肠病性关节病	骶髂关节	对称性骶髂关节炎
痛风（男＞女）	四肢（尤其是跗趾）	跗趾的跖趾关节 • 关节附近骨质侵蚀 • 边缘突出的凹凸不平的病变 • 无关节周围骨量减少 • 痛风石
二水焦磷酸钙晶体沉积病（CPPD）（男＝女）	任何外周关节 • 膝关节多见	退行性改变 • 软骨钙质沉着病 • 少见软骨下硬化症

续表

病变	累及部位	特征表现
透明质酸晶体沉积病（男＝女）	肩部多见（冈上肌腱）	关节周围钙化
血色素沉着病（男＞女）	手	第 2、3 掌指关节受累（“方形”掌骨头） • 关节间隙变窄 • “钩状”骨赘 • 大量软骨下囊肿
尿黑酸尿（褐黄病）（男＝女）	椎间盘 • 骶髂关节 • 大关节	退行性改变：椎间盘钙化 • 关节间隙变窄 • 关节周围硬化
系统性红斑狼疮（女＞男 · 影响青壮年）	手	可逆性掌指关节半脱位
硬皮病（F ＞ M · 影响成人）	手	指（趾）间关节炎 • 肢端骨质溶解 • 软组织钙化
混合性结缔组织病（重叠综合征）	手	PIP、掌指关节、中间腕骨受累 • 软组织肿胀、钙化或萎缩
多中心性网状组织细胞增多症（F ＞ M）	四肢	DIP 和腕关节受累 • 软组织肿胀 • 关节侵蚀 • 无骨量减少
多发性肌炎 / 皮肌炎	四肢近端 手	软组织钙化 远端指（趾）间关节侵蚀
结节病	四肢的远端和中间指（趾）骨	突出的囊肿样病变 • “花边样”病变
血友病关节病（影响男性，但女性为携带者）	主要影响大关节（如膝关节）	骨骺过度生长 • 关节旁骨质减少 • 侵蚀和软骨破坏 • 髁间和滑车切迹增宽 • 方形髌骨
神经病性关节病	任何关节	5“D”： • 骨密度正常（Density） • 关节肿胀（Distension） • 碎骨片（Debris） • 关节松弛（Disorganization） • 脱位（Dislocation）
肥大性骨关节病	管状骨（桡骨和尺骨＞胫骨和腓骨）	骨干和干骺端痛性骨膜炎

From Grant LA，Griffin N：Grainger & Allison's diagnostic radiology essentials，ed 2，Philadelphia，2019，Elsevier.

表 92-2　关节穿刺术和关节注射的禁忌证

禁忌证	评论
明确的附近结构感染（如蜂窝织炎、化脓性滑囊炎）	痛风表现可类似蜂窝织炎，容易混淆
败血症（理论上有将微生物引入关节的风险）	脓毒症患者疑似脓毒症关节时，需切开
皮肤屏障受损（如银屑病）	不在病变处穿刺
出血性疾病（不是绝对禁忌证，但要多加小心）	出血风险非常低，即使患者正在服用华法林
脓毒症关节	类固醇注射禁忌证
既往治疗无效	相对禁忌证
穿刺困难的关节	无影像辅助时为相对禁忌证

From Firestein GS et al：Kelley's textbook of rheumatology，ed 9，Philadelphia，2013，Saunders.

第 93 章　急性肢体缺血

Limb Ischemia，Acute

ICD-10CM # I73 其他特异性的周围血管疾病

万春琴　刘岗　译　童瑾　胡晶晶　审核

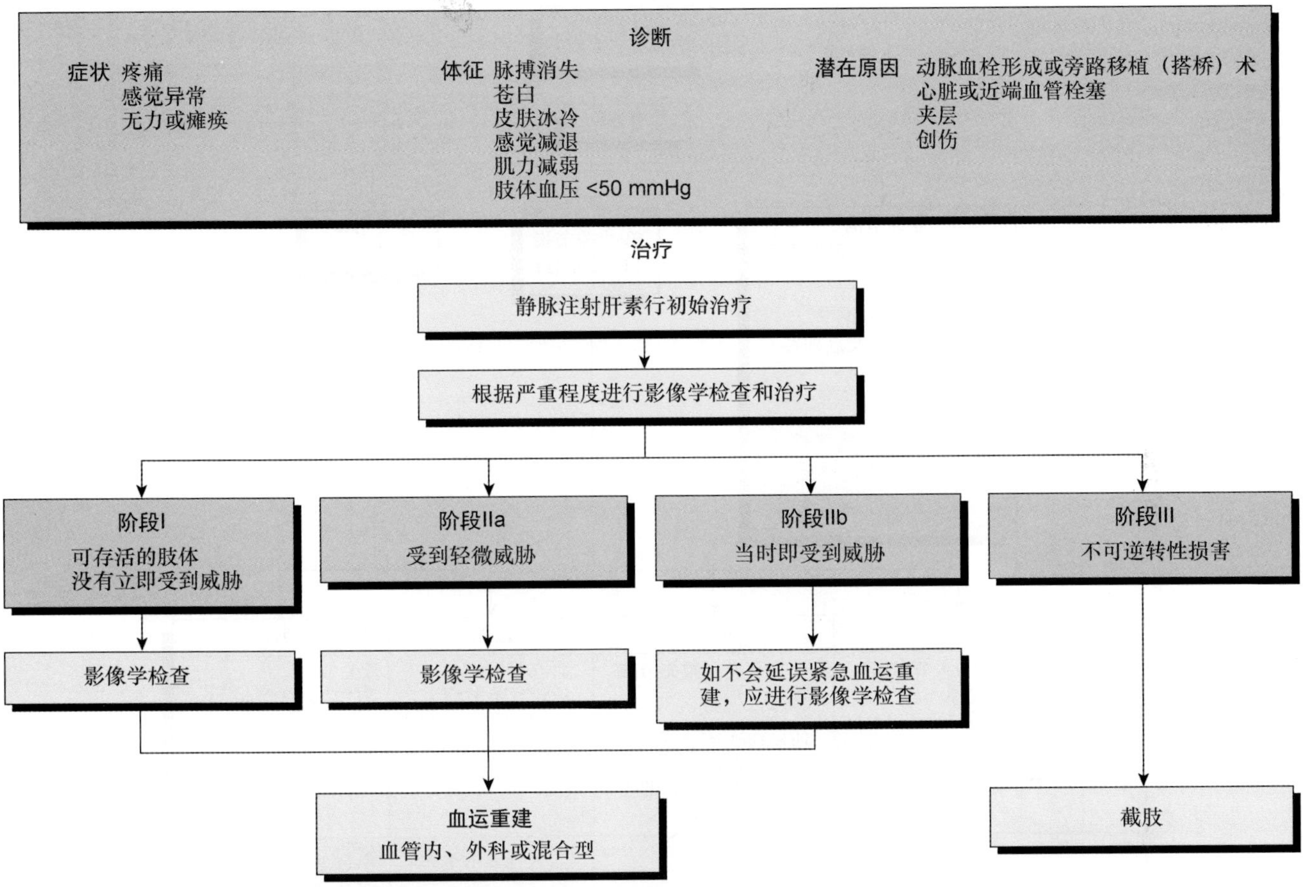

图 93-1　急性肢体缺血患者的诊断和治疗方法。（From Zipes DP：Braunwald's heart disease，a textbook of cardiovascular medicine，ed 11，Philadelphia，2019，Elsevier.）

第 94 章 肌肉骨骼不适

Musculoskeletal Complaints

ICD-10CM # M25.50 关节疼痛
关节痛（过敏性）
关节痛
多关节痛

刘岗 译 柳威 审校

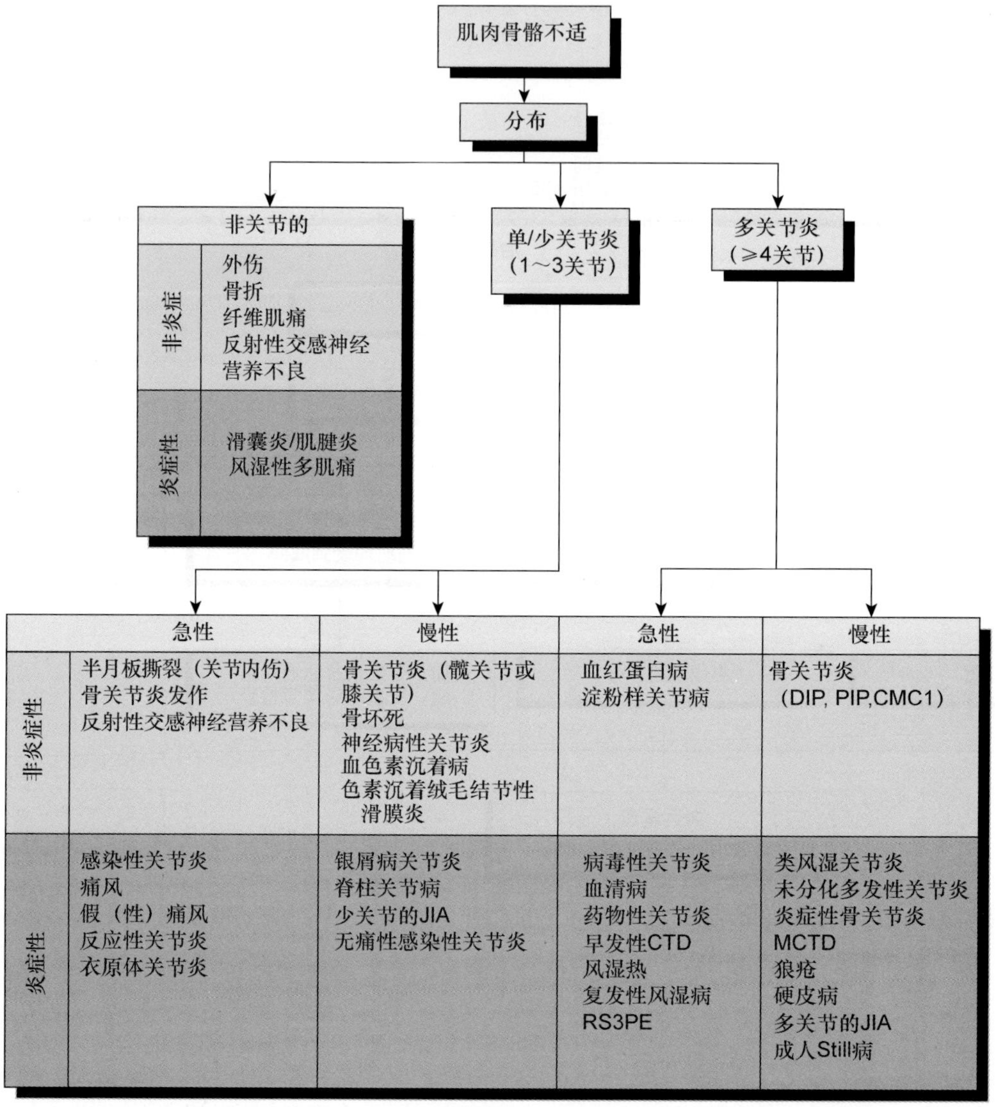

图 94-1 评估最初病史和检查的方案。CMC1，第一腕掌关节；CTD，结缔组织病；DIP，远端指（趾）间关节；JIA，幼年型特发性关节炎；MCTD，混合性结缔组织病；PIP，近端指（趾）间关节；RS3PE，缓和的血清阴性对称性滑膜炎伴凹陷性水肿综合征。（From Firestein GS et al：Kelley's textbook of rheumatology，ed 9，Philadelphia，2013，Saunders.）

第 95 章　颈痛

Neck Pain

ICD-10CM # M54.2 颈痛

S19.9XXA 未特异性的颈部损伤，初次就诊

刘岗　译　杨礼腾　审校

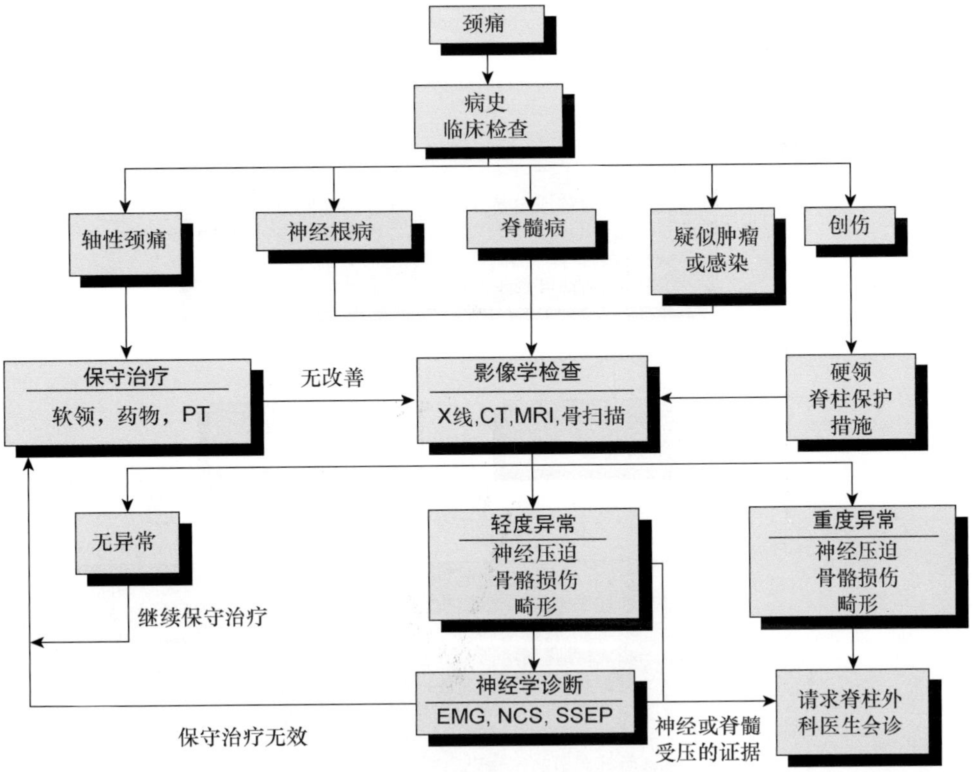

图 95-1　颈痛的诊疗流程。CT，计算机断层成像；EMG，肌动图；MRI，磁共振成像；NCS，神经传导检查；PT，物理治疗；SSEP，体感诱发电位。（From Firestein GS et al：Kelley's textbook of rheumatology，ed 9，Philadelphia，2013，Saunders.）

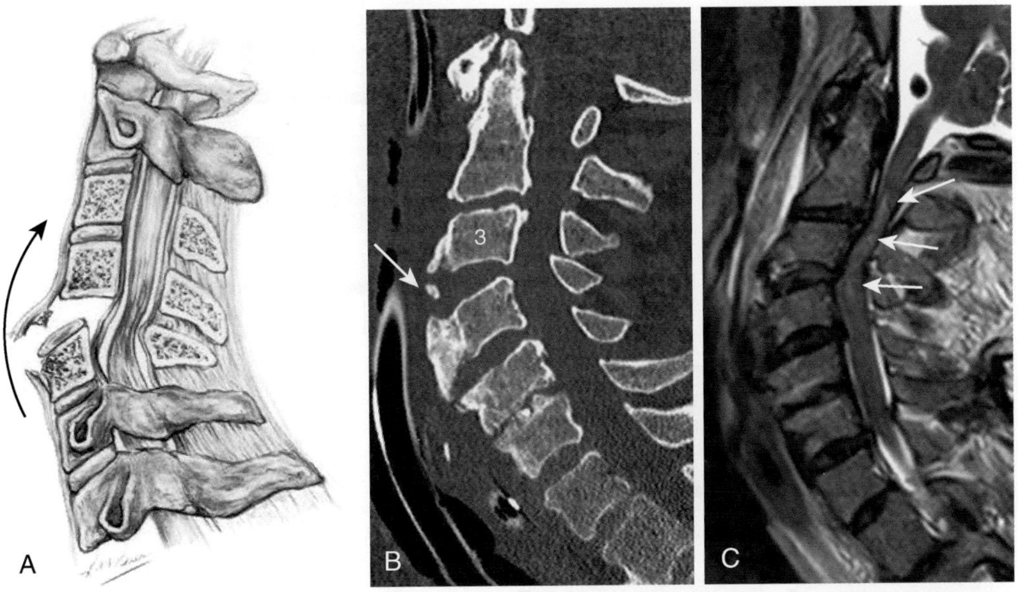

扫二维码看彩图

图 95-2　伸展性损伤。（扫二维码看彩图）A. 图中显示了机制和损伤情况。受累节段正下方椎体前上缘有小撕脱。注意较宽的椎间隙和后滑脱，这是损伤的标志。在这种情况下，脊髓经常损伤。**B.** 矢状面重建计算机断层成像图像显示 C3 椎间盘间隙增宽伴撕脱骨碎片（箭头）和后滑脱。**C.** T2 加权磁共振图像显示脊髓出血（箭头）。患者四肢瘫痪。（From Pope TL et al：Musculoskeletal imaging，ed 2，Philadelphia，2015，Elsevier.）

第 96 章　脊柱关节病

Spondyloarthropathy, Diagnosis

ICD-10CM # M46.90 非特异炎症性脊柱关节病，不明部位

刘岗　译　张小芳　审校

一、诊断

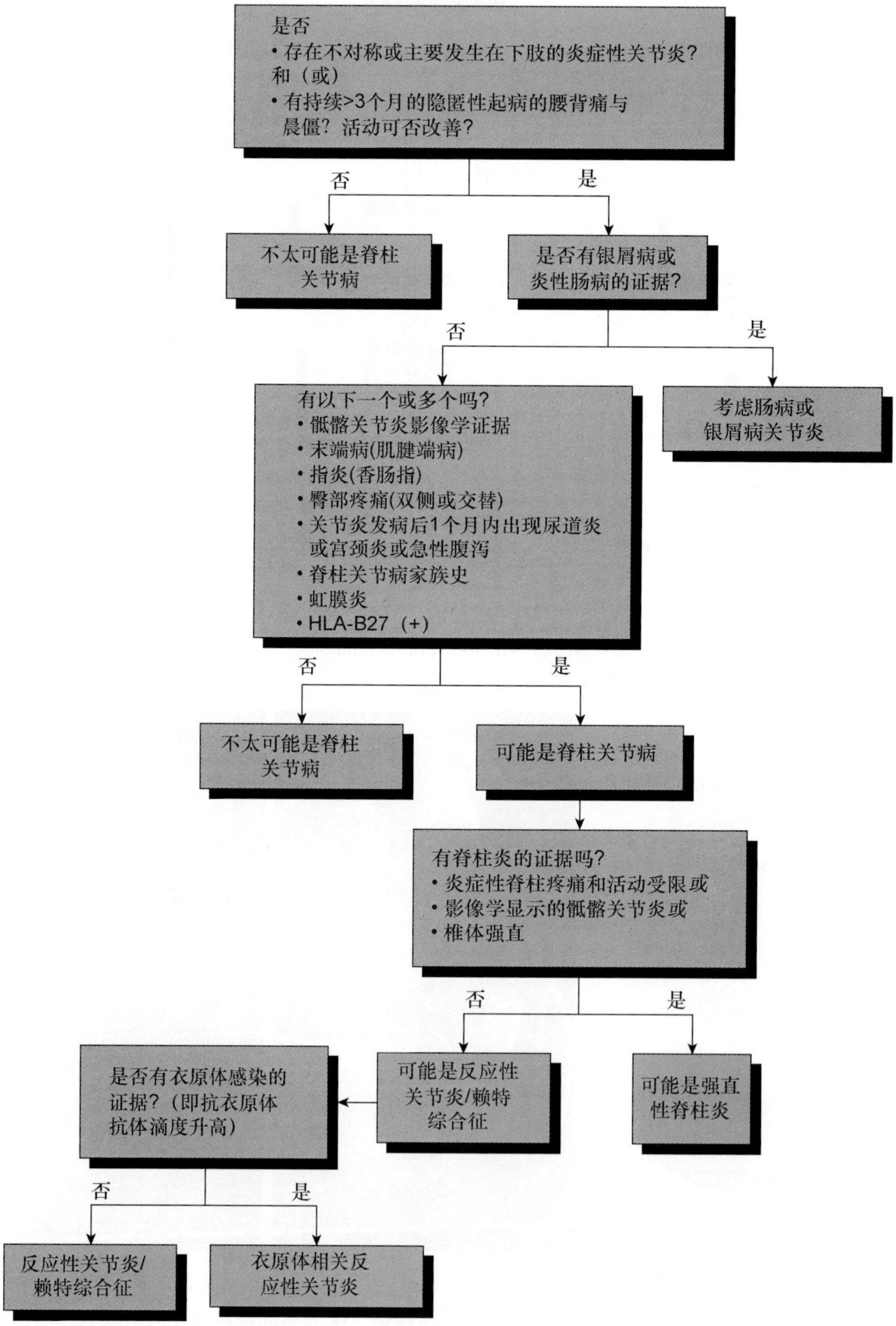

图 96-1　脊柱关节病的诊断流程。（From Goldman L，Schafer AL：Cecil textbook of medicine，ed 24，Philadelphia，2012，Saunders.）

二、治疗

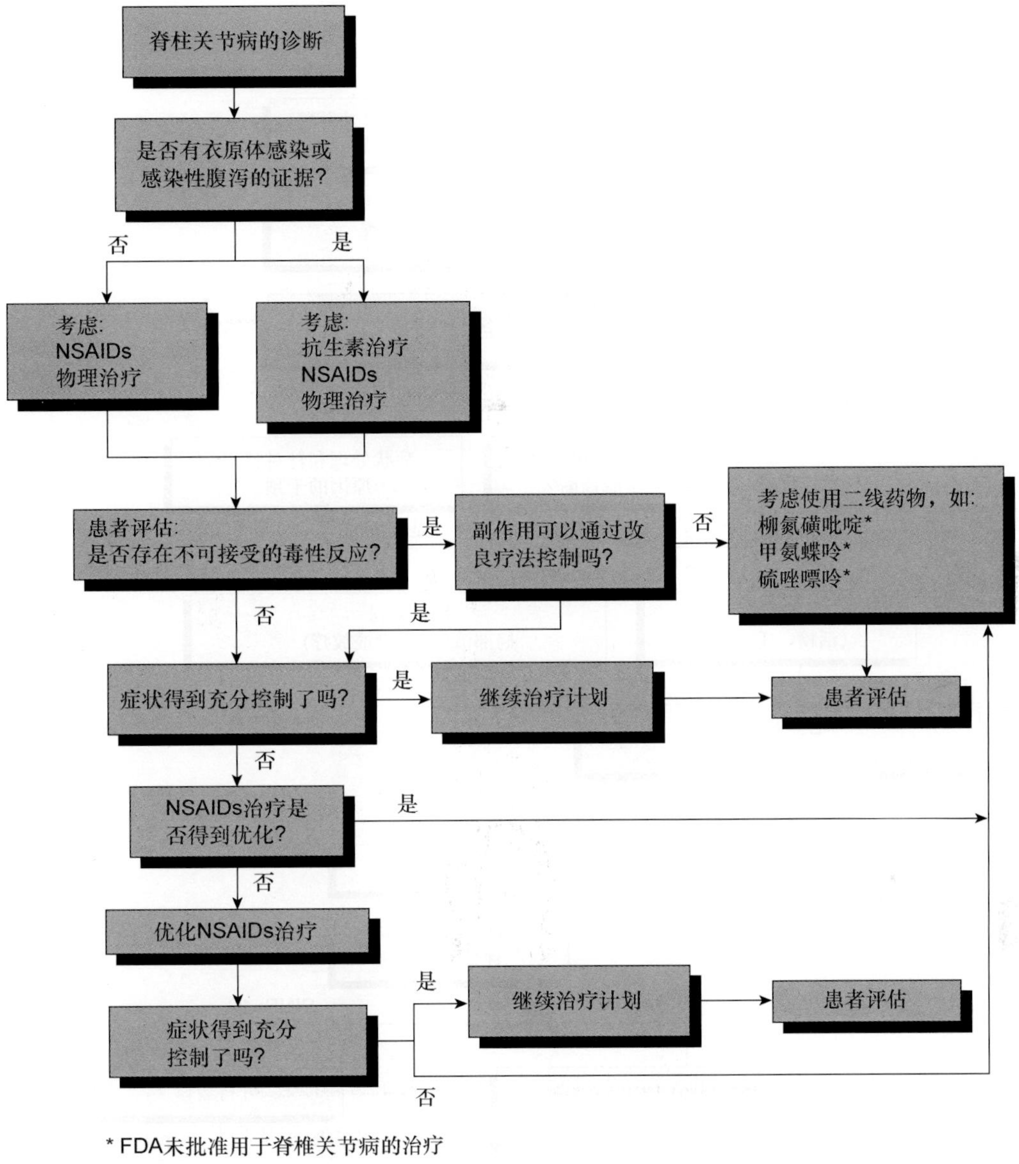

图 96-2　脊椎关节病患者的治疗流程。FDA，（美国）食品和药物管理局；NSAID，非甾体抗炎药。（From Goldman L，Schafer AL：Cecil textbook of medicine，ed 24，Philadelphia，2012，Saunders.）

第 97 章 脊柱转移性疾病

Spinal Metastatic Disease

ICD-10CM # 编码因具体疾病而异

冯黎 译 童瑾 胡晶晶 审校

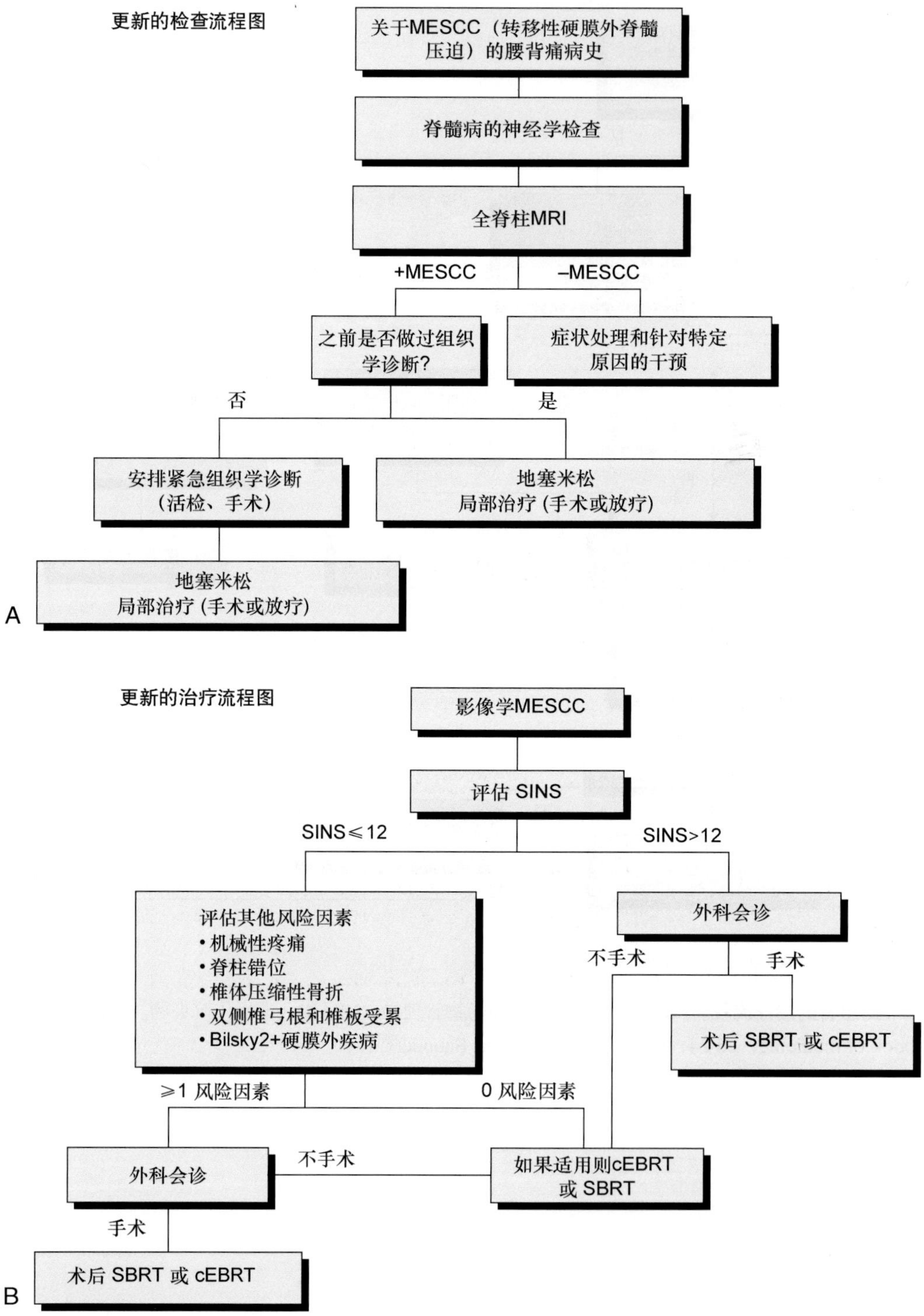

图 97-1 **A.** 疑似脊柱转移性疾病患者的初步检查流程图。**B.** 转移性硬膜外脊髓压迫症（MESCC）的治疗流程图。cEBRT，常规外照射放射治疗；MRI，磁共振成像；SBRT，立体定向放射治疗；SINS，脊柱肿瘤不稳定性评分。（From Niederhuber JE：Abeloff's clinical oncology，ed 6，Philadelphia，2020，Elsevier.）

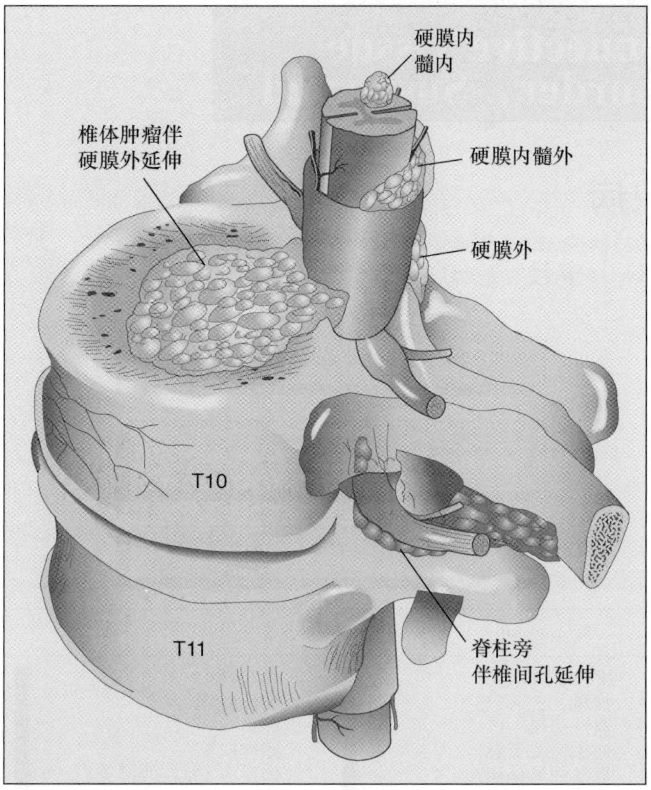

扫二维码看彩图

图 97-2　（扫二维码看彩图）脊柱转移性病变的位置：椎体、硬膜外间隙、神经孔、硬膜内间隙和脊髓内。（From Niederhuber JE：Abeloff's clinical oncology，ed 6，Philadelphia，2020，Elsevier.）

SINS评分要素	评分
部位	
结合部 (枕部-C2, C7–T2, T11–L1, L5–S1)	3
移动椎 (C3–C6, L2–L4)	[2]
半固定椎(T3–T10)	1
固定椎(S2–S5)	0
卧位疼痛缓解和(或)脊柱运动/负荷后疼痛	
是	[3]
否 (偶尔疼痛，但不是机械性疼痛)	1
无痛病变	0
骨病变	
溶骨性	2
混合性(溶骨性/成骨性)	[1]
成骨性	0
脊柱力线的放射学	
存在半脱位/平移	4
新出现的畸形(脊柱后凸/脊柱侧凸)	2
正常力线	[0]
椎体塌陷	
塌陷>50%	3
塌陷<50%	[2]
无塌陷，但椎体受累>50%	1
无	0
脊柱后外侧受累情况 (关节突、椎弓根或CV关节骨折或被肿瘤替代)	
双侧	[3]
单侧	1
无	0

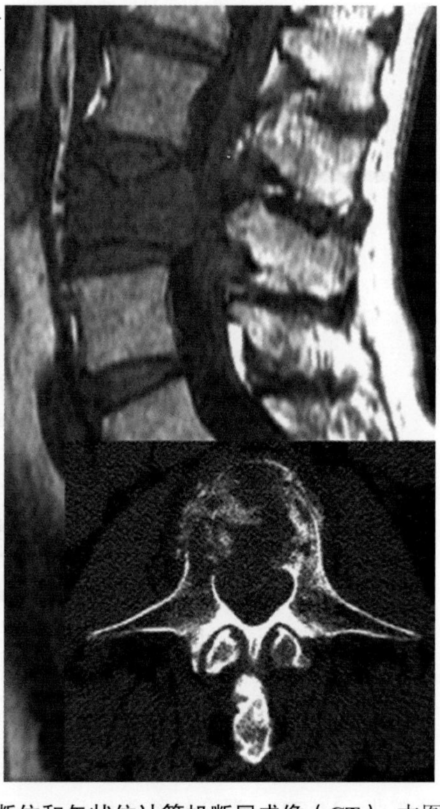

图 97-3　脊柱肿瘤不稳定性评分（SINS）要素，一例 L3 转移性肿瘤的横断位和矢状位计算机断层成像（CT）。本图上半部分为 MRI 图像。在本病例中，SINS 总评分为 11（部位 2 分，疼痛 3 分，骨病变 1 分，椎体力线的放射学 0 分，椎体塌陷 2 分，脊柱后外侧受累情况 3 分）。（From Niederhuber JE：Abeloff's clinical oncology，ed 6，Philadelphia，2020，Elsevier.）

第 98 章 结缔组织病

Connective Tissue Disorder, Suspected

ICD-10CM # M35.9 综合征，结缔组织

一、疑似结缔组织病

李云雷 译 何芳 余婷 审校

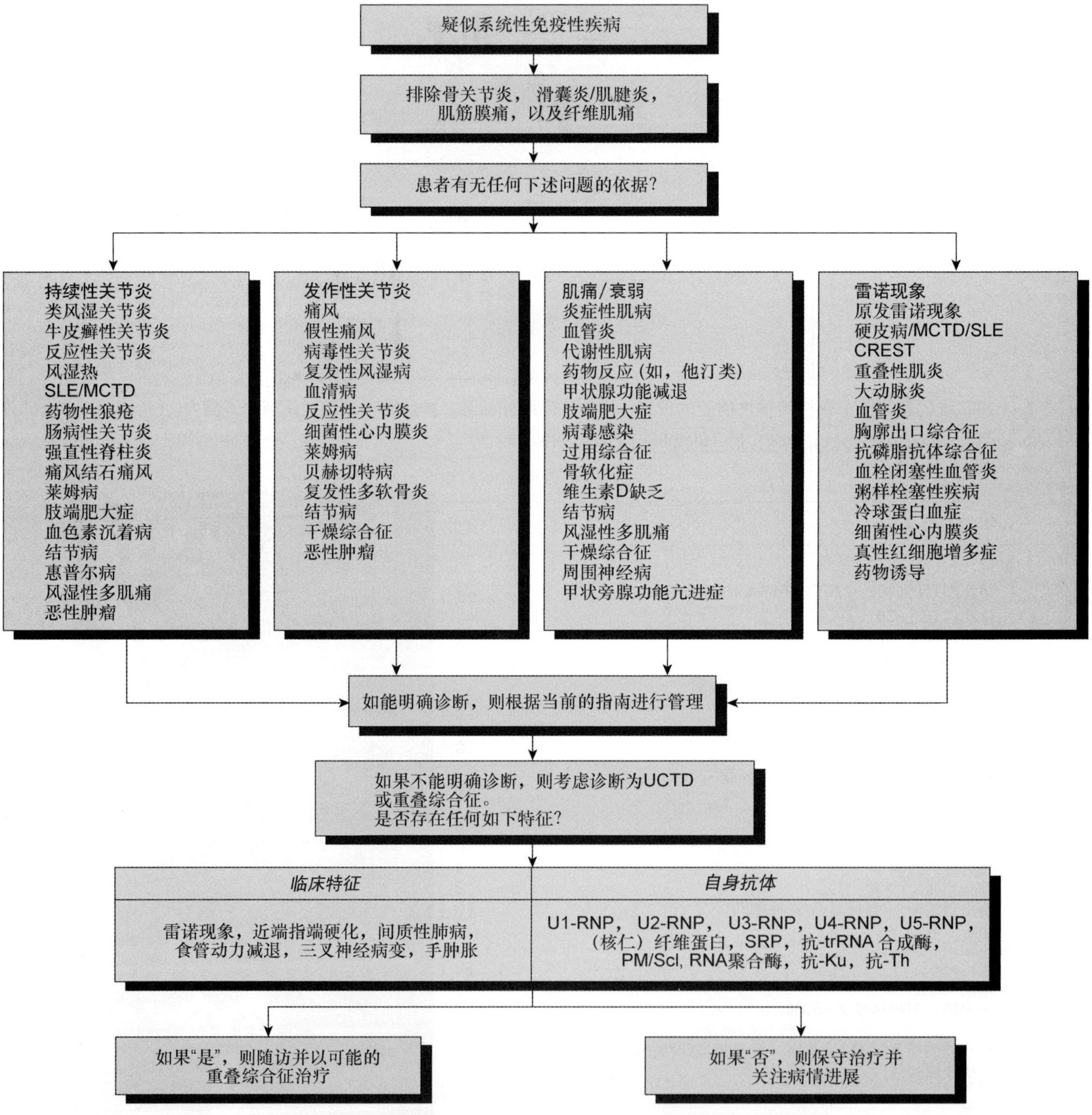

图 98-1 未分类结缔组织病（UCTD）患者的评估流程。 CREST，钙质沉着症，雷诺现象，食管运动失调，指端硬化，毛细血管扩张；MCTD，混合结缔组织病；PM/Scl，多发性肌炎/硬皮病；SLE，系统性红斑狼疮；SRP，信号识别蛋白。（From Firestein GS，Budd RC，Gabriel SE et al：Kelley and Firestein' s textbook of rheumatology，ed 10，Philadelphia，2017，Elsevier.）

二、结缔组织病实验室检查

刘凯雄　译　冯黎　审校

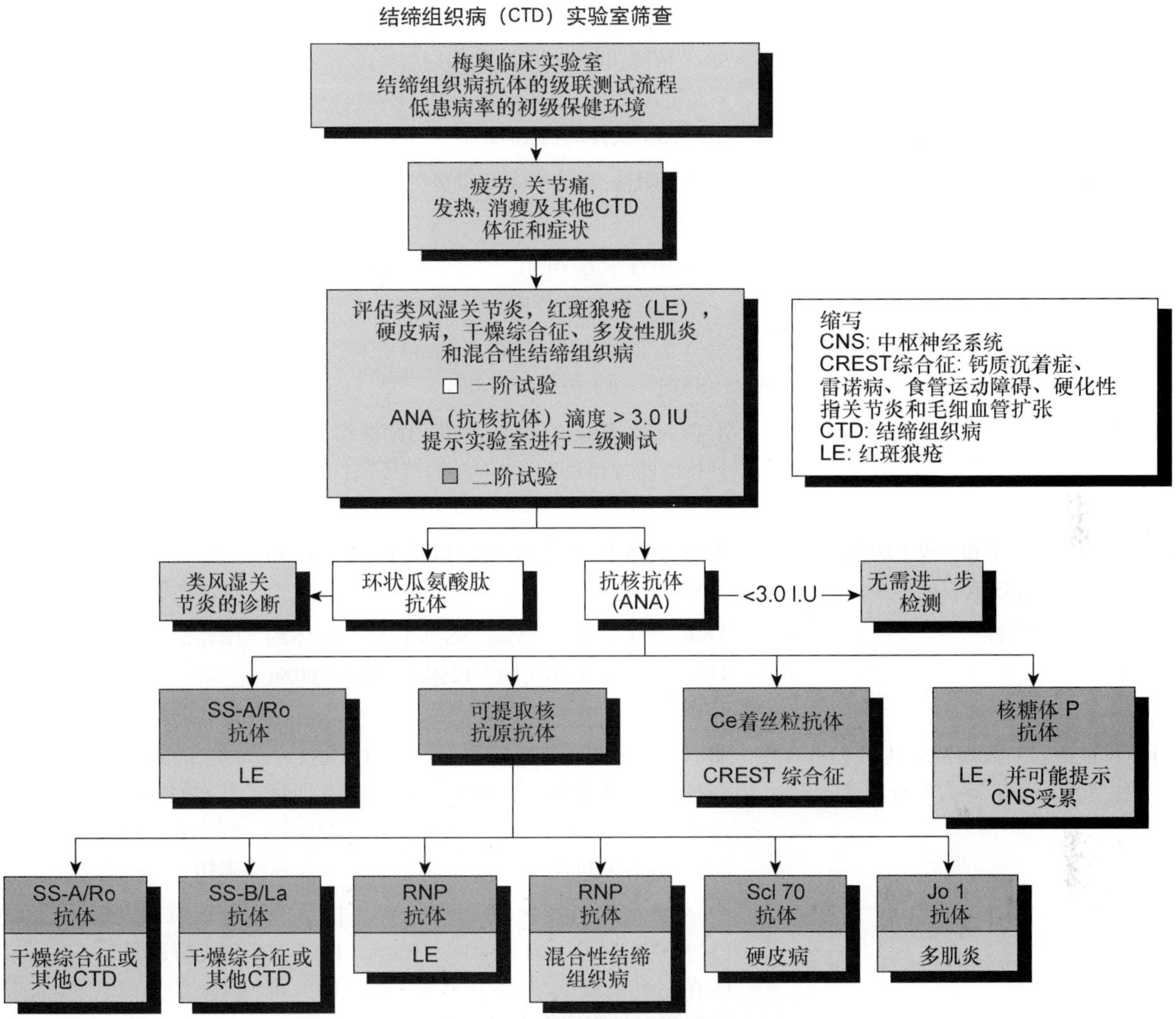

图 98-2　结缔组织病实验室筛查流程

表 98-1　结缔组织病自身抗体检测

抗体	临床意义
抗核抗体	筛查 SLE 及 PSS
着丝粒抗体	CREST 综合征标志物
组蛋白抗体	用以排除药物引起的 LE
ENA：Sm 抗体	SLE 标志物
RNP 抗体	SLE，MCTD，硬皮病
SS-A（Ro）/SS-B（La）抗体	SLE，干燥综合征，SCLE 及其他
Scl-70 抗体	硬皮病标志物
Jo-1 抗体	多肌炎标志物
Ku（Ki）抗体	多肌炎 / 硬皮病重叠，SLE
磷脂抗体（狼疮抗凝剂）	伴有血栓形成的 SLE 亚群标志物；频繁流产者

CREST，钙质沉着症、雷诺病、食管运动障碍、硬化性指关节炎和毛细血管扩张；ENA，可提取核抗原抗体；LE，红斑狼疮；MCTD，混合性结缔组织病；PSS，进行性系统性硬化病；RNP，核糖核蛋白；SCLE，亚急性皮肤红斑狼疮；SLE，系统性红斑狼疮

From Habif TP：Clinical dermatology，a color guide to diagnosis and therapy，ed 6，Philadelphia，2016，Elsevier.

表 98-2　结缔组织病血清和皮肤活检中免疫学检查结果的诊断意义

疾病	活检结果：直接免疫荧光	血清结果	相关性
系统性红斑狼疮	狼疮带［颗粒免疫物沉积，IgG 和（或）IgM］IgA，病变和（或）正常皮肤中 DEJ 处的 C3（暴露于阳光下的皮肤超过 90%）	抗核抗体滴度升高（约 95% ～ 99%）；双链 DNA 抗体 50% ～ 75%；DNP 抗体＜ 50%；Sm 抗体约占 20%；RNP 抗体 5% ～ 30%；SS-A 抗体 30%～40%；SS-B 抗体 1%～15%；磷脂抗体 30%～50%；PCNA 抗体 2%～10%；Ku（Ki）抗体约占 10%	DIF、ANA 和 ENA 通常具有诊断性；nDNA 和 Sm 抗体是诊断标志物
盘状红斑狼疮	狼疮带，IgG 和 C 为主，仅病变部位	基本为阴性；ANA 滴度通常在正常范围内	狼疮带高特异性
亚急性皮肤红斑狼疮	病变部位狼疮带	ANA 阳性率为 70%；SS-A（Ro）抗体阳性超过 60%	DIF 和 SS-A（Ro）抗体高特异性
新生儿红斑狼疮	病变部位狼疮带（约 50%）	ANA 阳性率为 30%；SS-A（Ro）抗体 100%；SS-B（La）抗体约占 60%	DIF 和 SS-A（Ro）抗体高特异性
药源性红斑狼疮	病变部位狼疮带（罕见）	ANA 阳性率超过 90%；组蛋白阳性约 90% 其他针对 nDNA 和 ENA 的抗体阴性	DIF 和组蛋白抗体在没有其他核抗体的情况下具有高度特异性
混合性结缔组织病	正常和（或）病变表皮中核 IgG 或狼疮带	斑点 ANA 抗体超过 95% 以及 RNP 抗体超过 90%	诊断 MCTD、SLE 或 PSS 的血清学和（或）细胞核 DIF
干燥综合征	阴性	ANA 阳性率超过 55%；SS-A（Ro）抗体约 43% ～ 88%；SS-B（La）抗体约 14% ～ 60%；RF 阳性	阳性血清结果支持诊断
进行性系统性硬化症（硬皮病）	少数病例表皮核仁 IgG 阳性；绝大部分阴性	ANA（约 85%）斑点状或核仁；CREST 中着丝粒抗体（70% ～ 90%）；在弥漫性硬化中（45%）以及在肢端硬化病中（15% ～ 20%）Scl-70 抗体	DIF 价值有限；着丝粒抗体是 CREST 的诊断标志物；Scl-70 是硬皮病的诊断标志物
多肌炎 / 皮肌炎	阴性	ANA 通常阳性（超过 80%）；Jo-1 抗体在 PM 中 30%，在 DM 中 10%；SS-A（Ro）抗体在 PM/ 硬皮病重叠中 55%；Ku（Ki）抗体在 PM/ 硬皮病重叠中 10%	价值有限，但阳性血清结果支持诊断
类风湿关节炎	阴性	ANA 通常为阴性或低滴度；RF 阳性约 90%；RNA 阳性约 70% ～ 90% 以及 95%RF 阴性病例出现 RNA 阳性	阳性血清结果支持诊断

ANA，抗核抗体；CREST，钙质沉着症、雷诺病、食管运动障碍、硬化性指关节炎和毛细血管扩张；DEJ，真皮表皮交界部；DIF，直接免疫荧光；DM，皮肌炎；DNP，脱氧核糖核蛋白；ENA，可提取核抗原；LE，红斑狼疮；MCTD，混合性结缔组织病；PCNA，增殖细胞核抗原；PM，多肌炎；PSS，进行性系统性硬化症；RF，类风湿因子；RNA，类风湿关节炎相关核抗原抗体；RNP，核糖核蛋白；SLE，系统性红斑狼疮

From Habif TP：Clinical dermatology，a color guide to diagnosis and therapy ed 6，Philadelphia，2016，Elsevier.

第 99 章　阴道分泌物的评估

ICD-10CM # N89.8 其他特定的非炎性阴道疾病

Vaginal Discharge, Evaluation

吴文娟　译　刘娅妮　审校

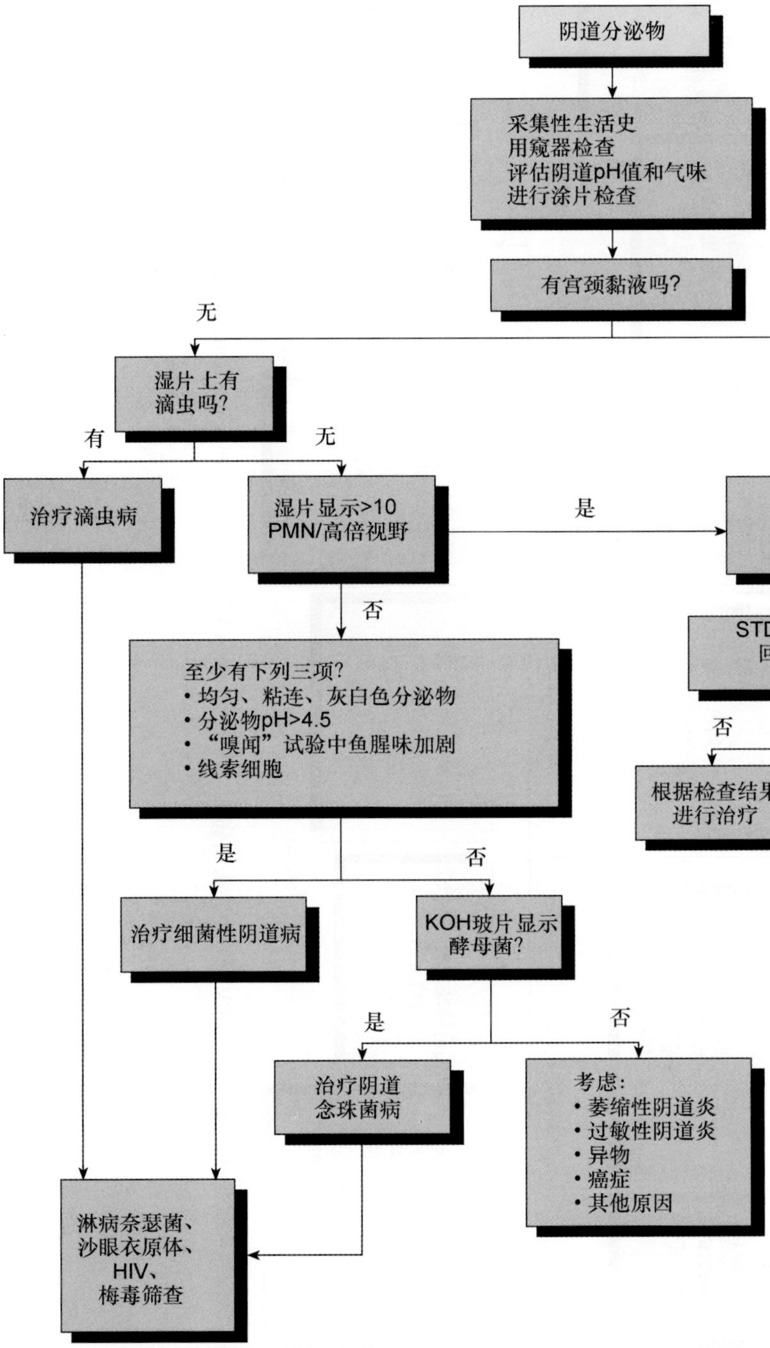

图 99-1　阴道分泌物的评估。更多信息，请参见《Ferri 临床诊疗指南——妇产科疾病诊疗速查手册》。HIV，人类免疫缺陷病毒；KOH，氢氧化钾；PMN，多形核白细胞；STD，性传播疾病

第 100 章　儿科阴道炎

Vaginitis，Pediatric

吴文娟　译　刘娅妮　审校

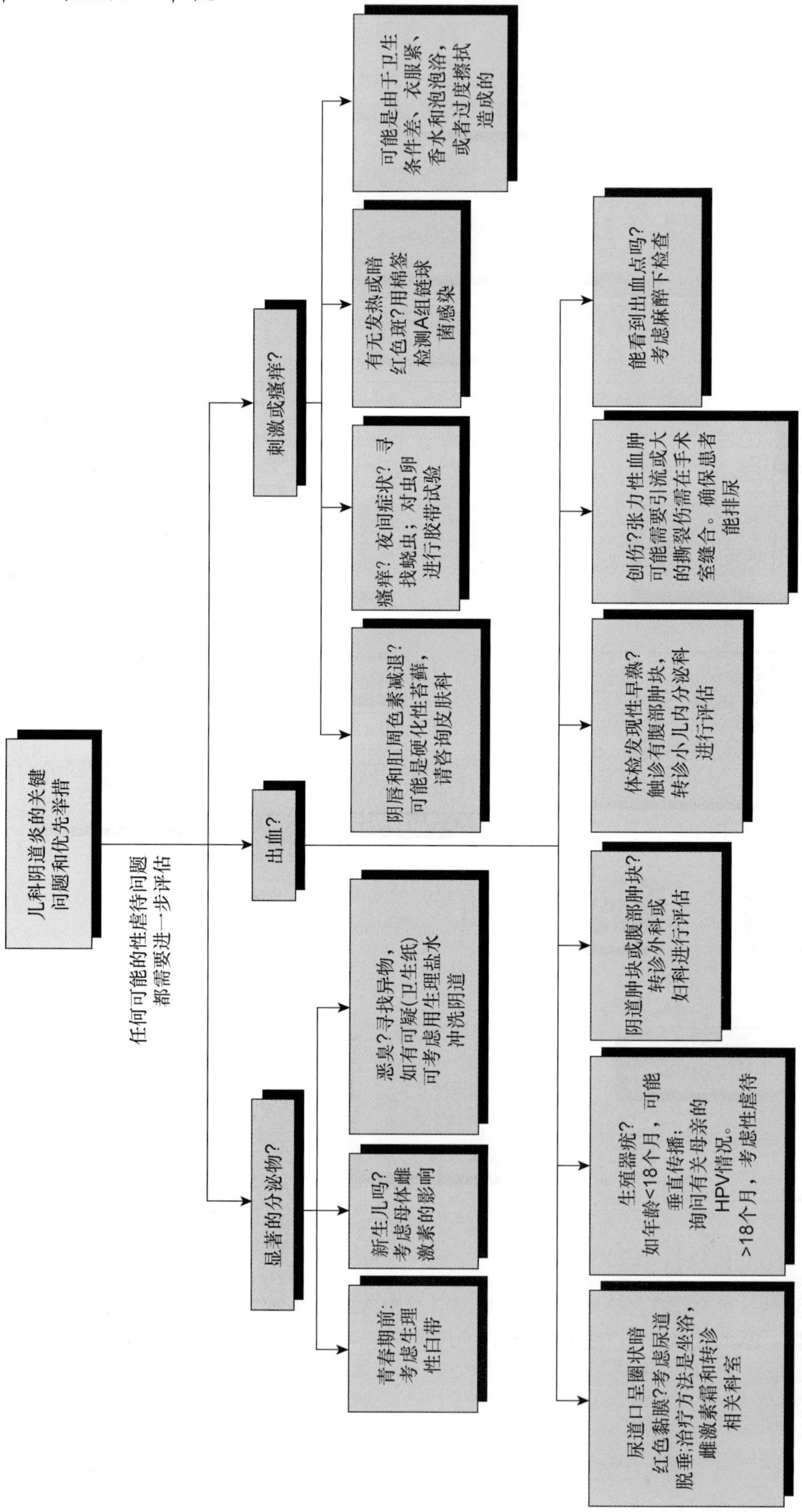

图 100-1　儿科阴道炎的关键问题和优先处理流程图。HPV，人类乳头瘤病毒。（From Adams JG et al：Emergency medicine：clinical essentials，ed 2，Philadelphia，2013，Elsevier.）

第 101 章　女性盆腔疼痛

Pelvic Pain，Women，Diagnostic Evaluation

ICD-10CM # R10.2 盆腔和会阴疼痛

吴文娟　译　胡晶晶　童瑾　审核

一、女性盆腔疼痛的诊断性评估

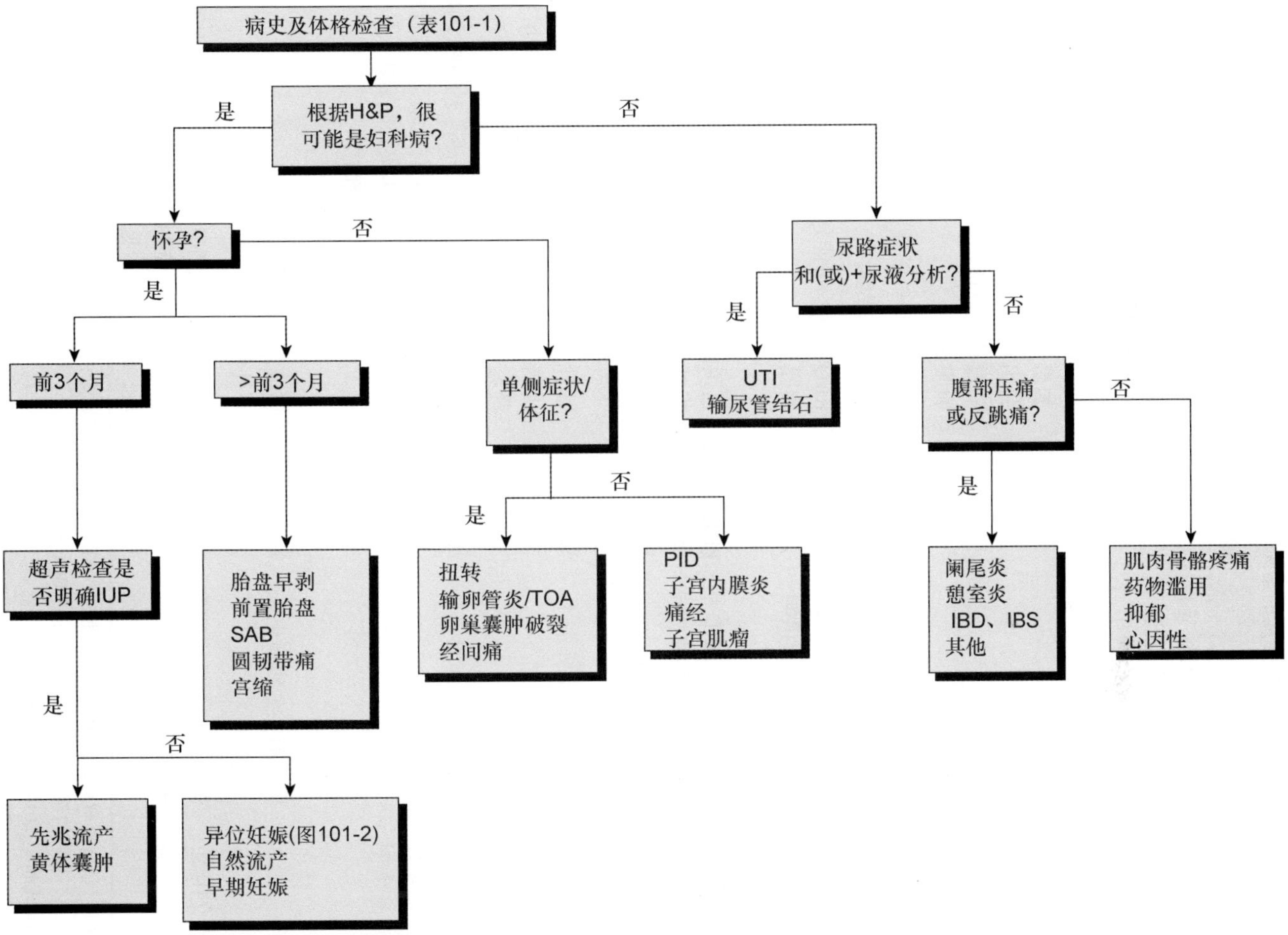

图 101-1　急性女性盆腔疼痛的诊断流程。H&P，病史和体格检查；IBD，炎性肠病；IBS，肠易激综合征；IUP，宫内妊娠；PID，盆腔炎性疾病；SAB，自然流产；TOA，输卵管卵巢脓肿；UTI，尿路感染。（From Marx JA et al：Rosen's emergency medicine，ed 8，Philadelphia，2014，Saunders.）

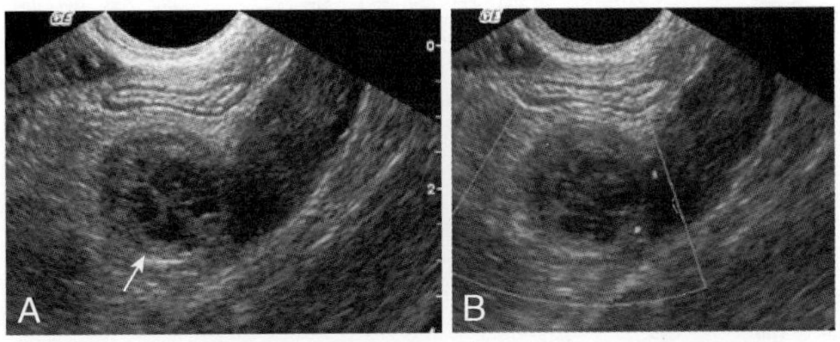

扫二维码看彩图

图 101-2　（扫二维码看彩图）表现为混合回声团块的异位妊娠。患者女，30 岁，孕 7 周时左下腹疼痛，β 人绒毛膜促性腺激素（β-hCG）500 mIU/ml，连续 3 天下降。**A.** 在左侧附件中，左侧卵巢内侧有一个 2 cm 长的肿块（箭头），呈混合回声。**B.** 只有很少的外周血管。证实为左侧异位妊娠，基于 β-hCG 下降，进行了保守治疗，在无并发症情况下肿块消退。（From Rumack CM et al：Diagnostic ultrasound，ed 4，Philadelphia，2011，Elsevier.）

表 101-1 骨盆疼痛的常见或潜在严重原因的鉴别

可能疾病或状况	疼痛的病史	相关症状	支持的病史	ED 就诊频率	体格检查	有价值的检查	非典型的或附加的方面
宫外孕（如破裂性质严重）	典型的严重、尖锐、一侧盆腔疼痛，但严重程度、部位和性质有很大的变化	阴道出血（通常轻微，可无）	月经未行；既往异位妊娠、不孕、盆腔手术、PID 或宫内节育器使用史	常见	典型的单侧附件压痛、附件肿块和 CMT	盆腔 US，定量 β-hCG，T&C，腹腔镜检查	不能根据病史和体格检查可靠排除诊断。剧烈疼痛、低血压或腹膜炎提示破裂
卵巢囊肿破裂（明显出血属紧急且危重情况；否则属于一般紧急情况）	突然出现中至重度一侧痛	如果出血严重，则头晕；直肠疼痛是子宫直肠陷凹积液引起的		不常见	如果大量失血，则会出现低血压和心动过速；可能出现腹膜炎		盆腔 US、CBC、T&C、体格检查的结果往往与 US 上的骨盆出血量无关
卵巢扭转（紧急）	急性发作的中度至重度一侧疼痛	恶心和呕吐	卵巢肿块或囊肿病史	不常见	附件肿块和压痛，可能出现腹膜炎	超声多普勒血流检查，腹腔镜检查	扭转可间歇发作
阑尾炎（紧急）	持续时间通常＜48 h，全身疼痛，然后是局部 RLQ 疼痛	低热，恶心，厌食	疼痛从腹中心转移至 RLQ，腹痛后可有呕吐	常见	RLQ 压痛，可能是腹膜炎	不明确的病例行 US 或 CT 检查	病程早期，压痛可轻微或局部不明显
PID，TOA（TOA：紧急；PID：紧急-危急）	无 TOA 情况下常为双侧疼痛。可能在 48 h 内表现为急性或亚急性疼痛，且可长达 3 周	发热、阴道分泌物	阴道分泌物，PID 病史，无保护性交史或有多个性伴侣	PID：常见，TOA：不常见	宫颈口脓液，CMT，附件压痛。提示严重 PID 或 TOA 的腹膜炎	CBC、ESR、CRP、盆腔 US、腹腔镜检查、宫颈培养、宫颈 WBC 涂片检查	病史和体格检查可能对诊断而言不准确，特别是亚急性表现的患者
UTI（紧急）	排尿疼痛。患者可能因肾盂肾炎而有腹痛	尿急和尿频；如有肾盂肾炎，则有发热及呕吐	近期泌尿外科手术，既往 UTI	常见	耻骨上压痛，腹部压痛，发热伴肾盂肾炎	尿液分析、（如复发或并发症）行尿培养	PID 和阑尾炎患者的尿中可出现 WBC。出血性膀胱炎患者尿中有 RBC
输尿管绞痛（紧急）	急性发作，持续几小时。一侧痛，通常为中度至重度。常向腹股沟或肋脊角或腹外侧放射	恶心和呕吐	既往结石的病史	常见	患者常有不适，但体格检查可能无其他异常	尿分析：约 80% 的病例有血尿。进行肾超声来诊断肾积水。腹部 CT	如结石位于输尿管膀胱交界处，患者可能出现与阑尾炎或其他急性盆腔病变相似的局部疼痛
未破裂卵巢囊肿或肿瘤	逐渐发作的外侧疼痛	通常极轻	既往有类似疼痛史	常见	伴或不伴肿块的盆腔外侧压痛	盆腔 US	
子宫内膜异位	单侧或双侧盆腔疼痛，常复发	痛经、性交困难	既往有与月经周期有关的同性质疼痛史	常见	单侧或双侧附件压痛，偶有盆腔肿块，腹膜病变少见	盆腔 US，腹腔镜检查	症状可以类似其他类型的盆腔病变；通常需要腹腔镜检查来确认

β-hCG，β 人绒毛膜促性腺激素；CBC，全血细胞计数；CMT，宫颈举痛；CRP，C 反应蛋白；CT，计算机断层成像；ED，急诊科；ESR，红细胞沉降率；PID，盆腔炎性疾病；RBC，红细胞；RLQ，右下腹；T&C，分型和交叉配血；TOA，卵巢脓肿；US，超声检查；UTI，尿路感染；WBC，白细胞

From Marx JA et al：Rosen's emergency medicine，ed 8，Philadelphia，2014，Saunders.

二、女性盆腔疼痛的处理策略

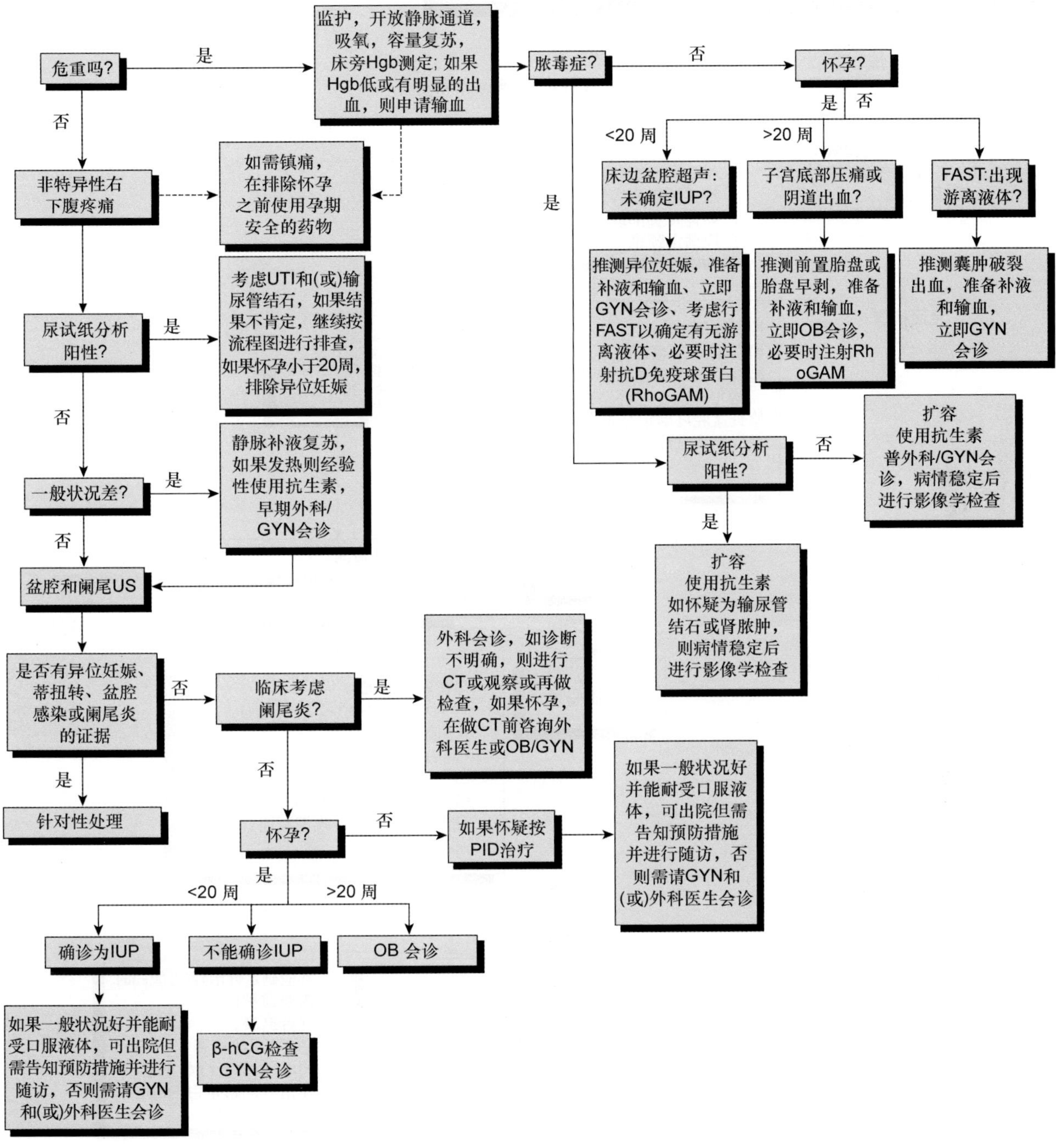

图 101-3　急性盆腔疼痛的处理流程：危重的右下腹疼痛患者。β-hCG，β 人绒毛膜促性腺激素；CT，计算机断层成像；FAST，超声创伤重点评估法；GYN，妇科医生；Hgb，血红蛋白；IUP，宫内妊娠；OB，产科医生；PID，盆腔炎性疾病；US，超声；UTI，尿道感染。(From Marx JA et al：Rosen's emergency medicine，ed 8，Philadelphia，2014，Saunders.)

第 102 章　孕期创伤

Trauma in Pregnancy

ICD-10CM # O71.9 非特异性产科创伤

吴文娟　译　陈俊文　审校

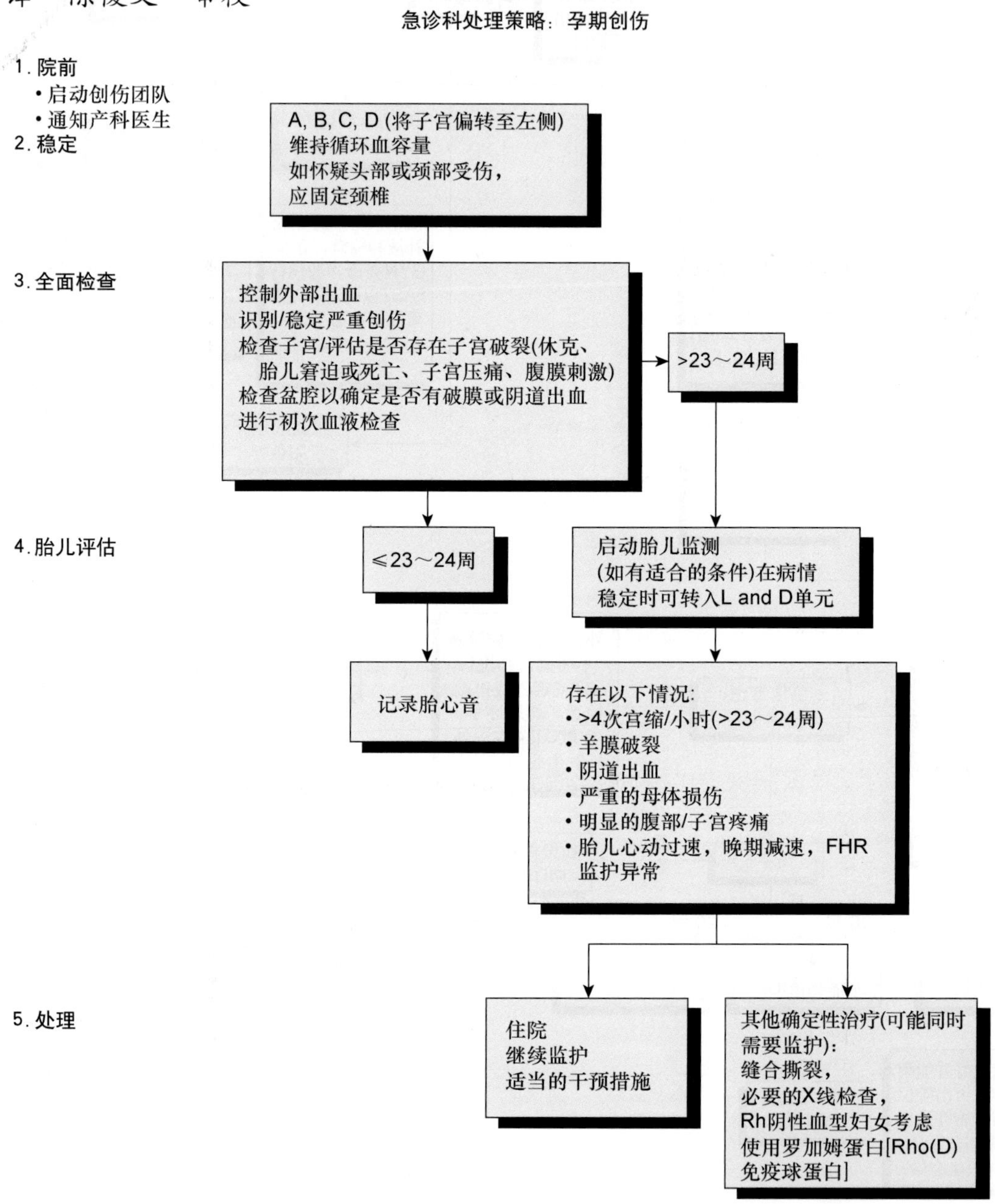

图 102-1　对遭受创伤的孕妇提出的监护治疗方案。FHR，胎心率；L and D，宫缩和分娩。（From Gabbe SG et al：Obstetrics，ed 7，Philadelphia，2017，Saunders.）

第 103 章　妊娠相关性睡眠障碍

Sleep Disorders Associated with Pregnancy

ICD-10CM # G47.9 睡眠障碍，非特异性

吴文娟　译　柳威　审校

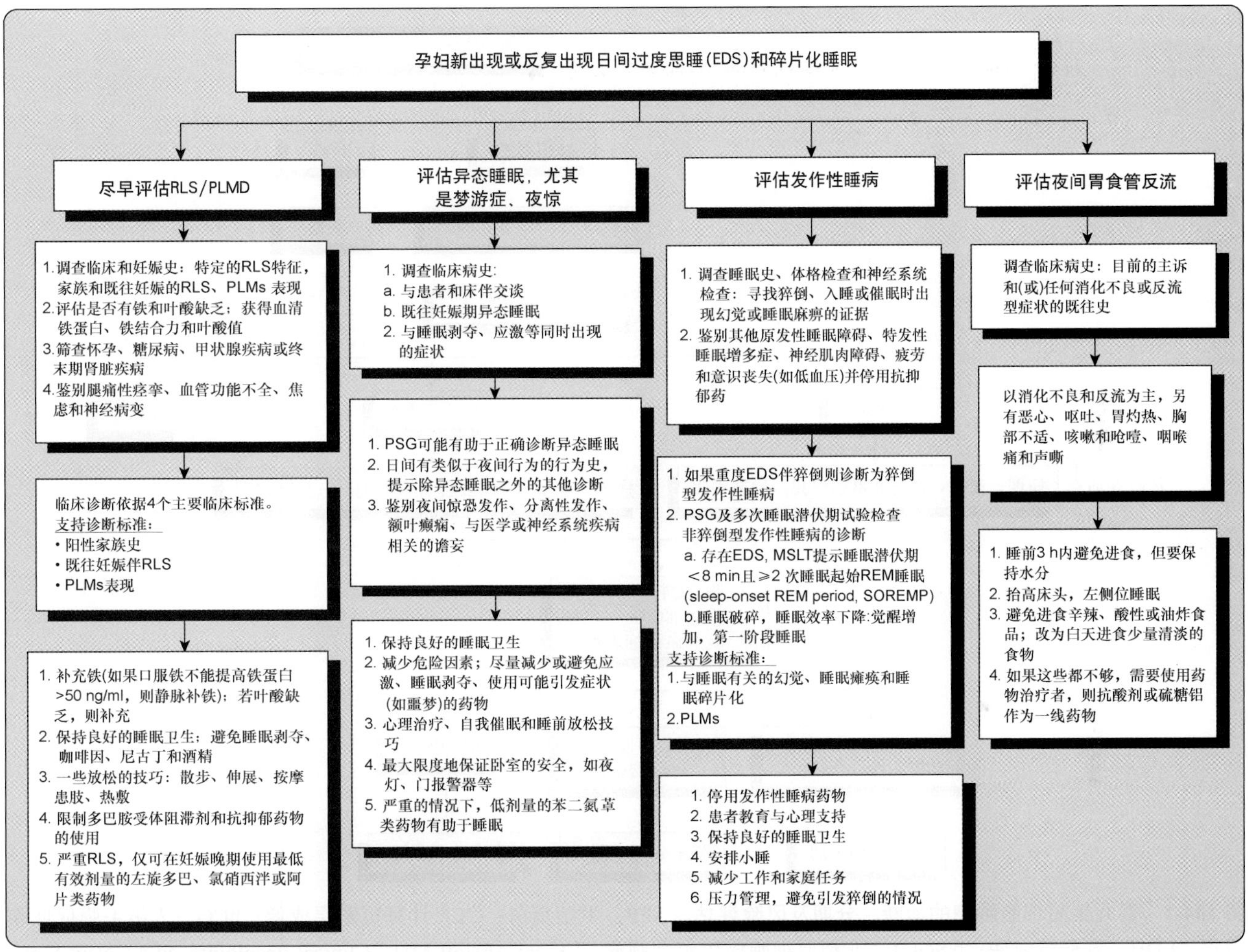

图 103-1　睡眠相关疾病的管理和治疗。MSLT，多次睡眠潜伏期试验；PLMs，周期性腿部运动；PLMD，周期性腿部运动疾病；PSG，多导睡眠图；REM，快速眼动；EDS，目前过度思睡；RLS，不宁腿综合征；SOREMP，睡眠起始快速眼动睡眠期。(From Kryger M，Roth T，Dement WC：Principles and practice of sleep medicine，ed 6，Philadelphia，2017，Elsevier.)

第 104 章　睾丸肿块
Testicular Mass

ICD-10CM # C62.90 非特异性睾丸恶性肿瘤，未特指是否下降

林玉蓉　译　柳威　审校

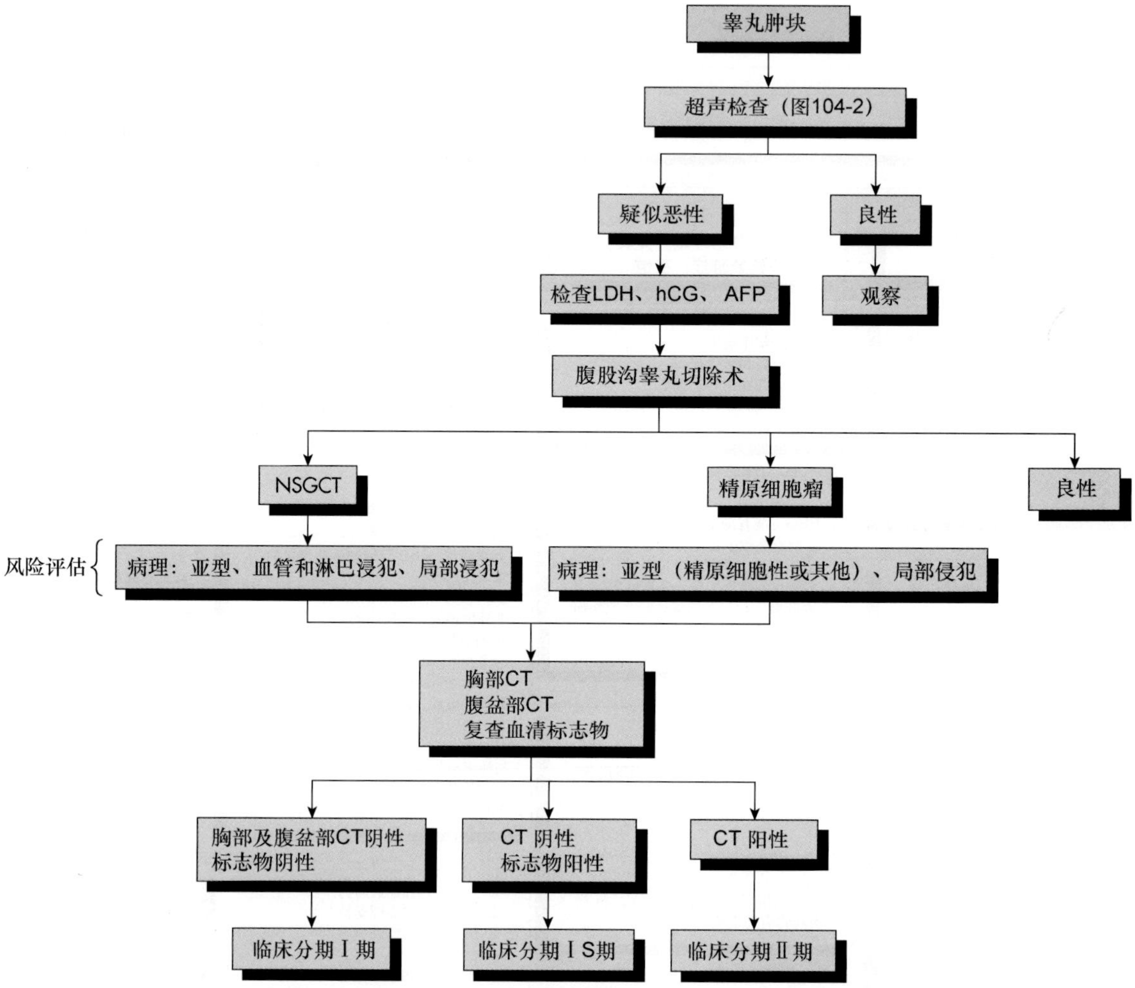

图 104-1　睾丸生殖细胞肿瘤的诊断、分期及风险评估。AFP，甲胎蛋白；CT，计算机断层成像；hCG，人绒毛膜促性腺激素；LDH，乳酸脱氢酶；NSGCT，非精原细胞瘤生殖细胞瘤。（From Abeloff MD：Clinical oncology，ed 4，New York，2007，Churchill Livingstone.）

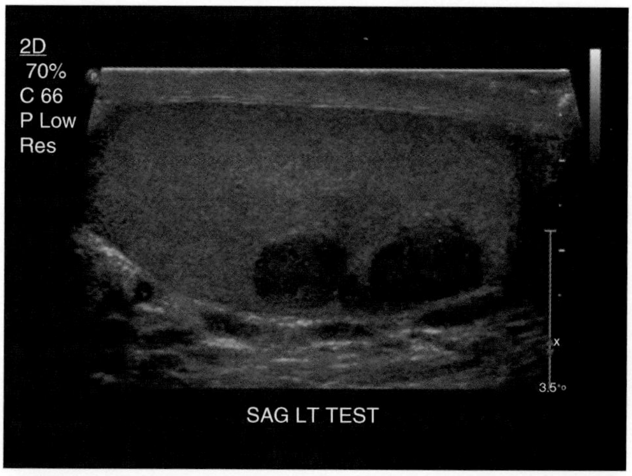

图 104-2　左侧睾丸矢状位超声显示睾丸内多发结节状低回声病变，睾丸切除术证实为单纯精原细胞瘤。（From Wein AJ et al：Campbell-Walsh urology，ed 11，Philadelphia，2016，Elsevier.）

第 105 章　无精子症

Azoospermia

ICD-10CM # N46.0 因具体诊断而异

冯黎　王慧　译　童瑾　胡晶晶　审校

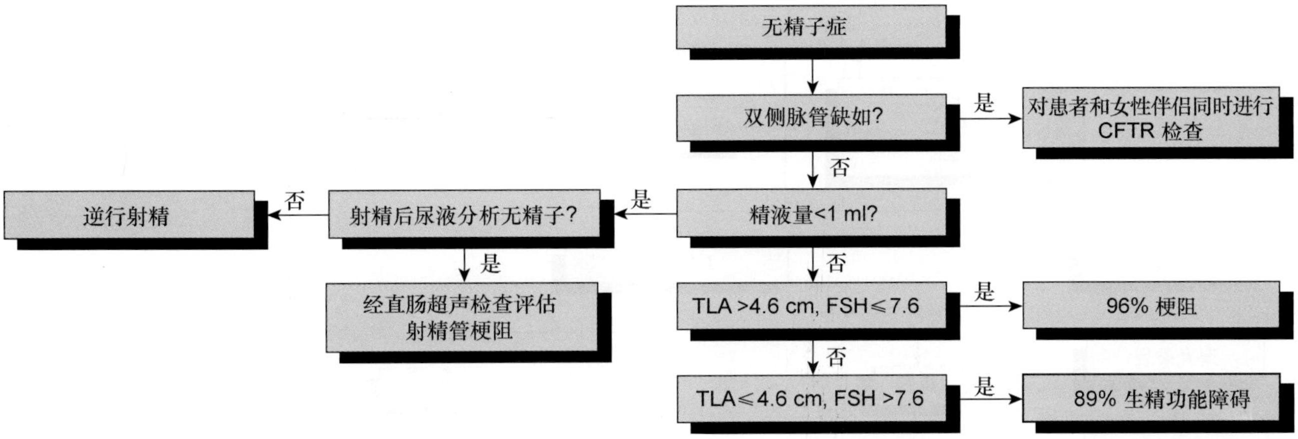

图 105-1　无精子症评估流程。CFTR，囊性纤维化穿膜传导调节蛋白；FSH，卵泡刺激素；TLA，睾丸测量仪测量睾丸纵轴。（From Wein AJ et al：Campbell-Walsh urology，ed 11，2016，Elsevier.）

扫二维码看彩图

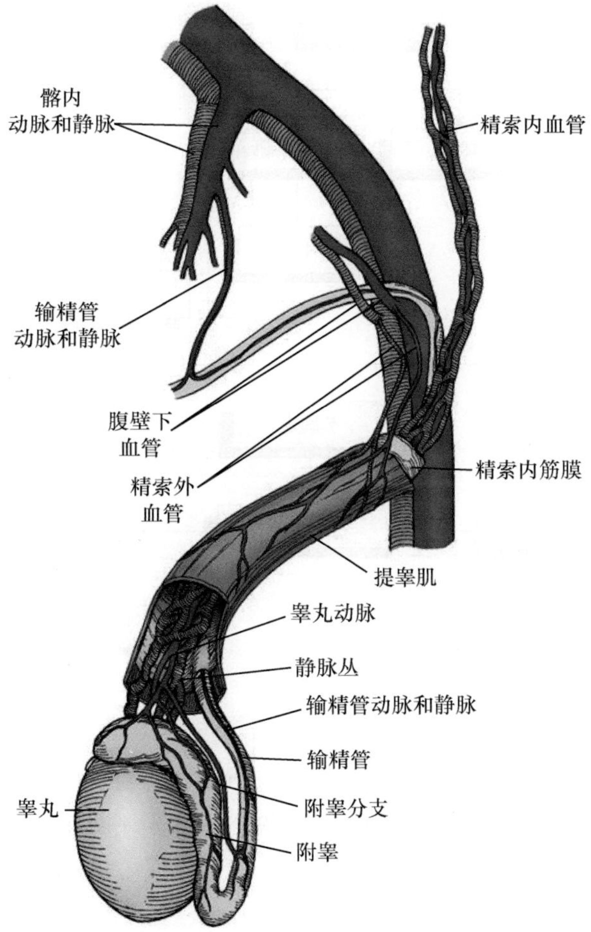

图 105-2　（扫二维码看彩图）睾丸周围区域及精索的血管之间相互连接示意图（精索内、精索外 / 提睾肌和输精管血管）。（From Wein AJ et al：Campbell-Walsh urology，ed 11，2016，Elsevier.）

第 106 章 阴囊肿块
Scrotal Mass

ICD-10CM # N44.2 睾丸良性囊肿
N44.8 其他非炎症性睾丸疾病
N50.3 附睾囊肿
N50.8 其他特定男性生殖器官疾病

赵瑞 译 柳威 审校

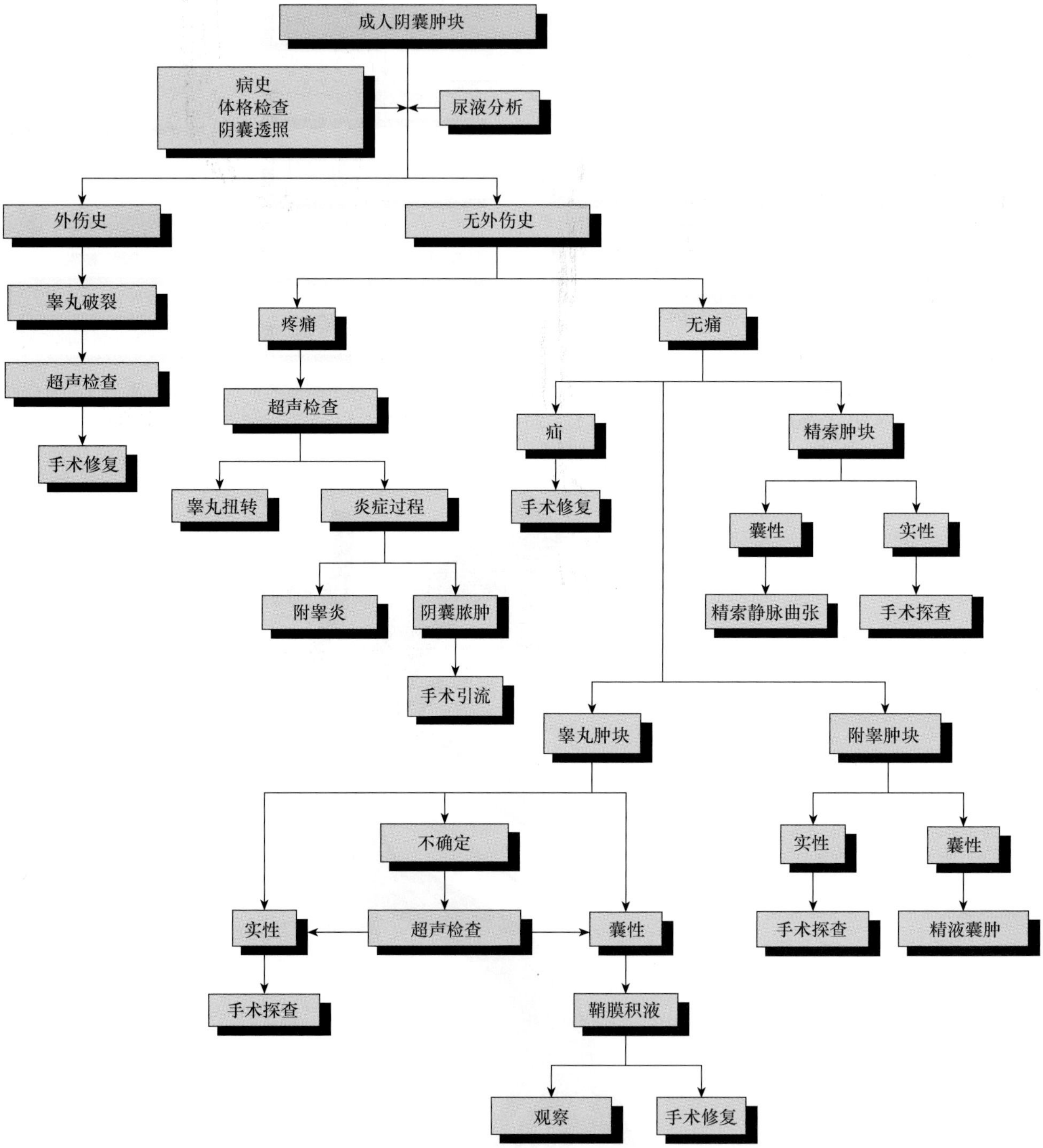

图 106-1 阴囊肿块的评估。（Modified from Greene HL，Johnson WP，Lemcke DL［eds］：Decision making in medicine，ed 2，St Louis，1998，Mosby.）

第 107 章　儿童蛋白尿

Proteinuria in Children

ICD-10CM # R80.9 蛋白尿，非特异性

林玉蓉　译　柳威　审校

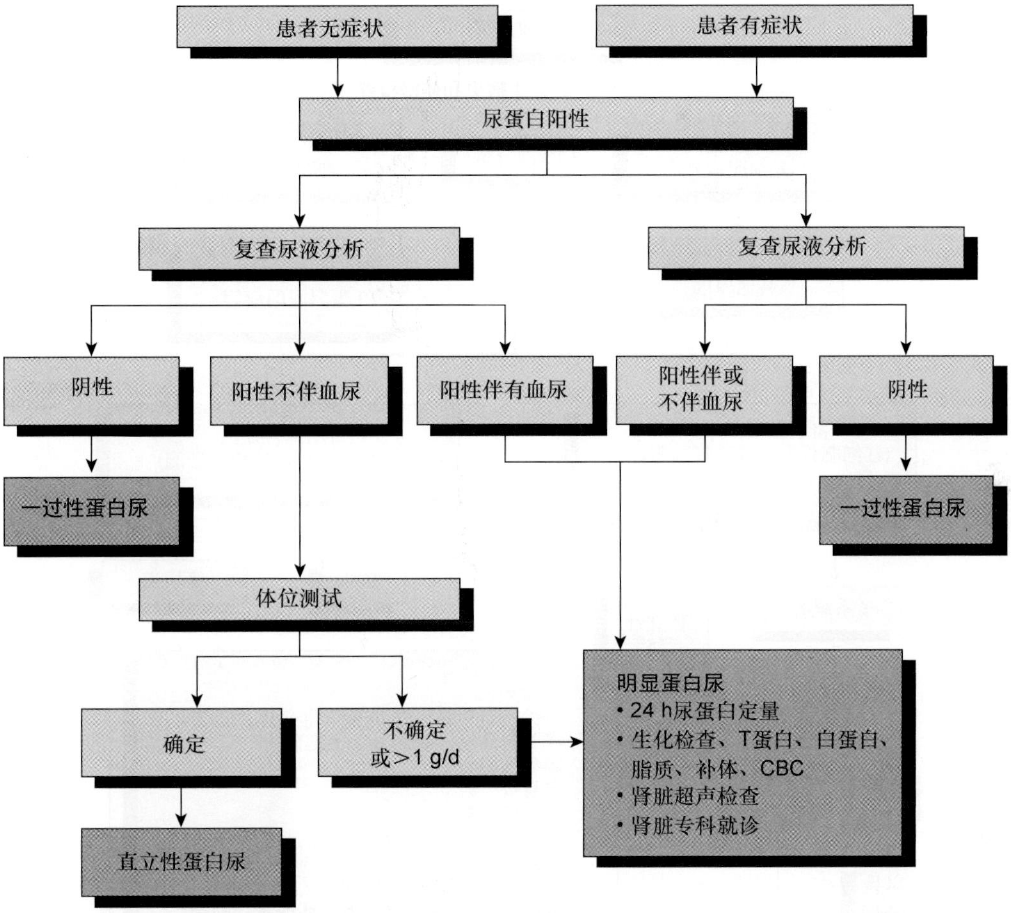

图 107-1　儿童蛋白尿评估。CBC，全血细胞计数。（From Wein AJ et al：Campbell-Walsh urology，ed 11，Philadelphia，2016，Elsevier.）

第 108 章　儿童血尿

Hematuria，Pediatric Patient

ICD–10CM # R31.9 血尿

付茂亮　耿希华　译　陈俊文　审校

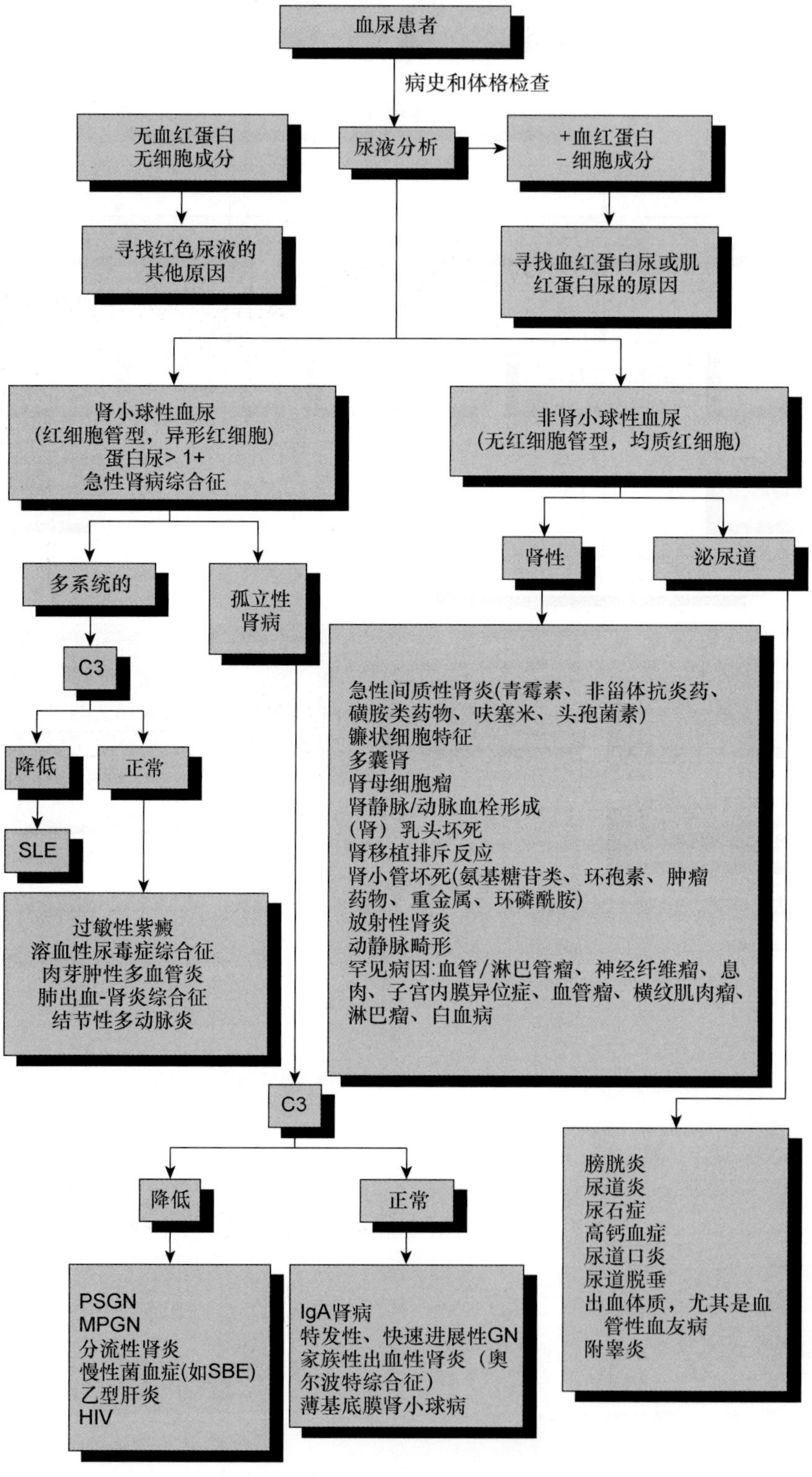

图 108-1　血尿诊断策略。GN，肾小球肾炎；HIV，人类免疫缺陷病毒；MPGN，膜增生性肾小球肾炎；PSGN，链球菌感染后肾小球肾炎；SBE，亚急性细菌性心内膜炎；SLE，系统性红斑狼疮。（From The Johns Hopkins Hospital，Hughes HK，Kalh LK：The Harriet Lane handbook，ed 21，St Louis，2018，Elsevier.）

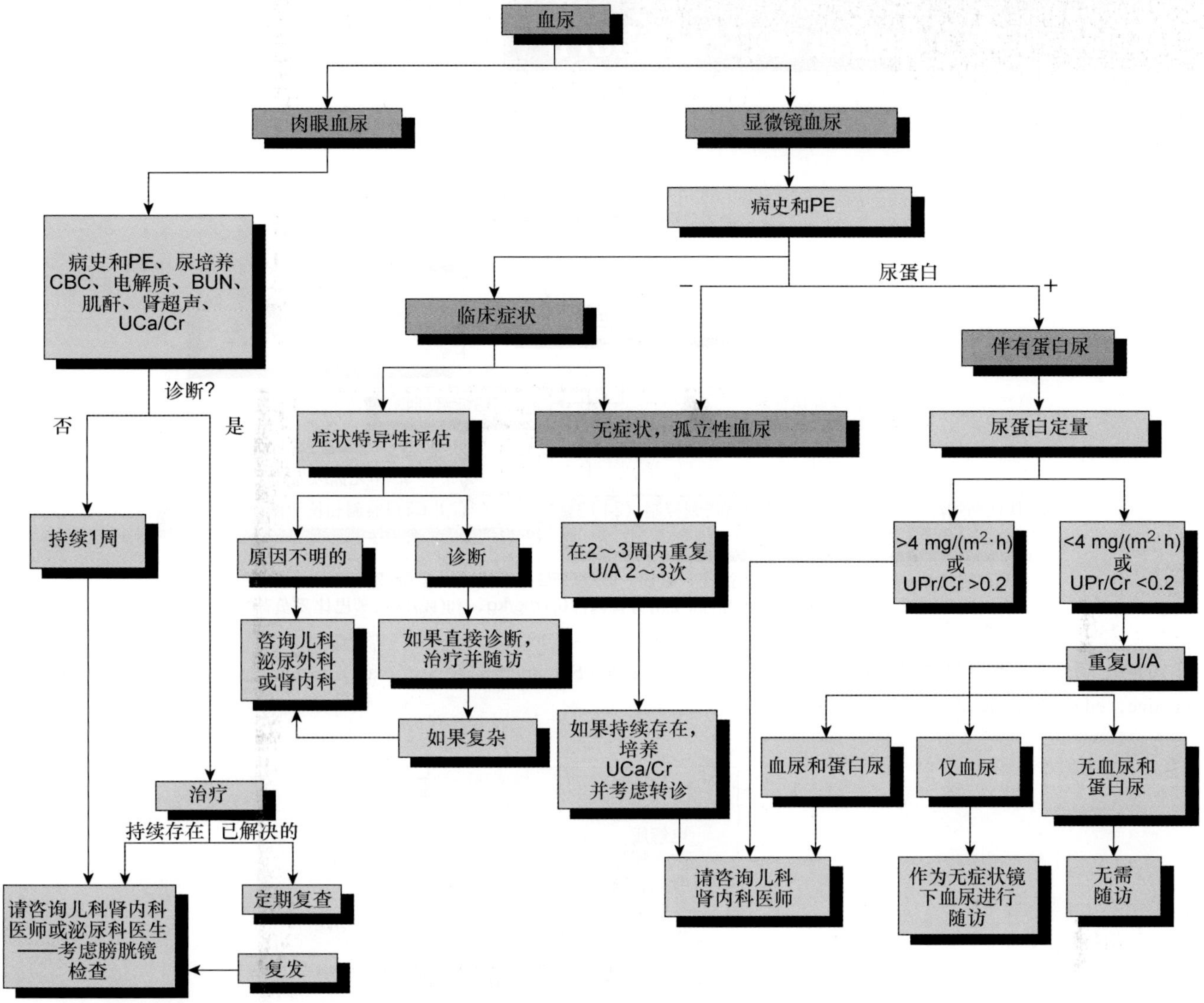

图 108-2　血尿治疗策略。BUN，血尿素氮；CBC，全血细胞计数；PE，体检；U/A，尿液分析；UCa/Cr，尿钙 / 肌酐比值；UPr/Cr，尿蛋白 / 肌酐比值。（From Wein AJ et al：Campbell-Walsh urology，ed 11，Philadelphia，2016，Elsevier.）

第 109 章　新生儿惊厥 Seizures，Newborn

ICD-10CM # P90 新生儿惊厥

赵瑞　译　柳威　审校

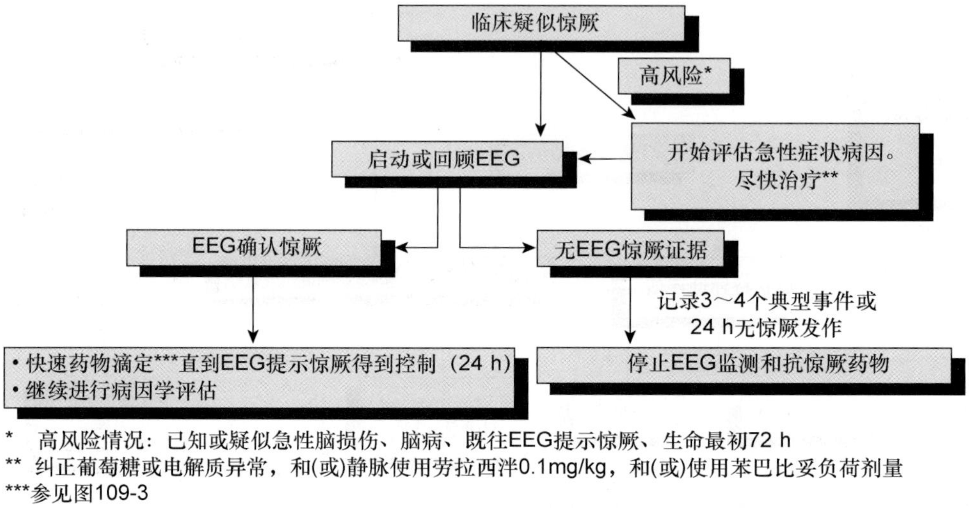

图 109-1　新生儿疑似惊厥的评估流程。EEG，脑电图。（From Swaiman KF：Swaiman's pediatric neurology，principles and practice，ed 6，Philadelphia，2017，Elsevier.）

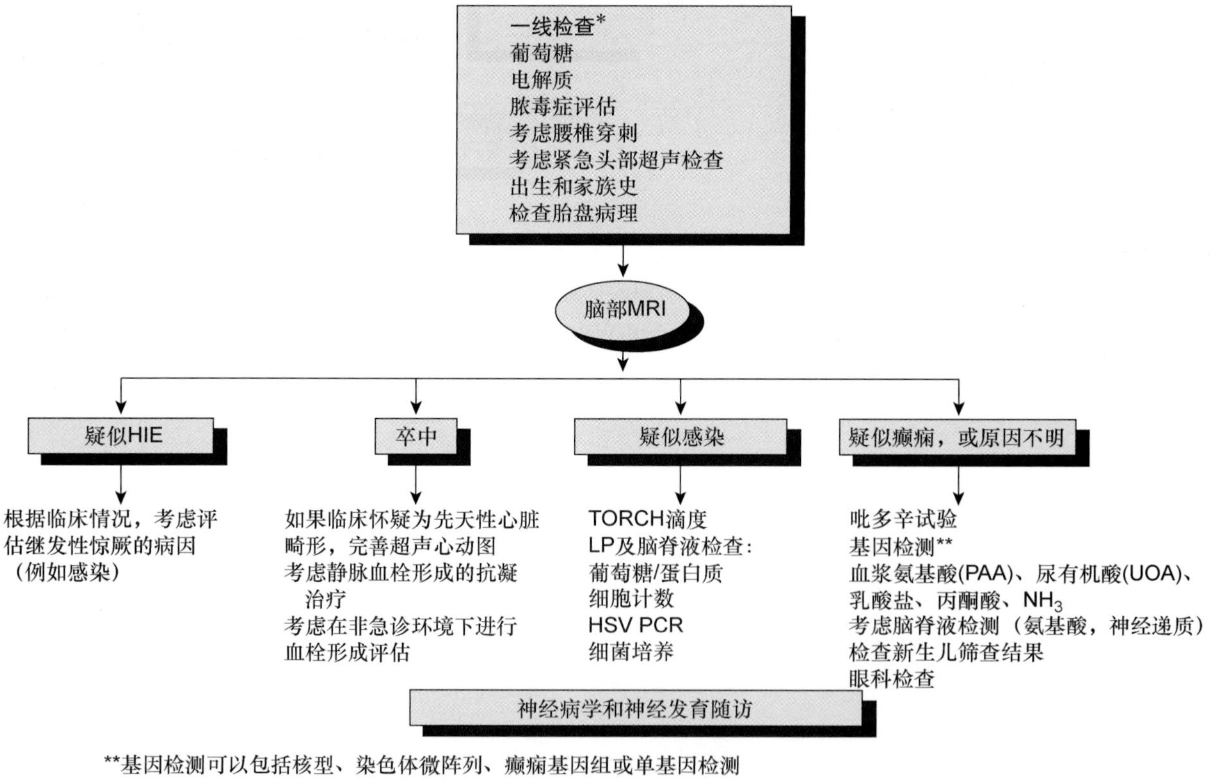

图 109-2　新生儿惊厥评估流程。* 一线检查应与脑电图检查同时进行（在高风险的临床情况下进行经验性抗癫痫治疗）。大多数婴儿应该接受神经影像学检查，脑磁共振成像（magnetic resonance imaging，MRI）是首选神经影像学检查。二线检测取决于临床情况和 MRI 结果。新生儿惊厥发作是长期神经发育障碍和癫痫的高危因素，因此需要由合适的临床医生进行谨慎的随访。HIE，缺氧缺血性脑病；HSV，单纯疱疹病毒；LP，腰椎穿刺；PCR，聚合酶链反应；NH_3，氨；TORCH，刚地弓形虫、其他病毒、风疹、巨细胞病毒和单纯疱疹。（From Swaiman KF：Swaiman's pediatric neurology：principles and practice，ed 6，Philadelphia，2017，Elsevier.）

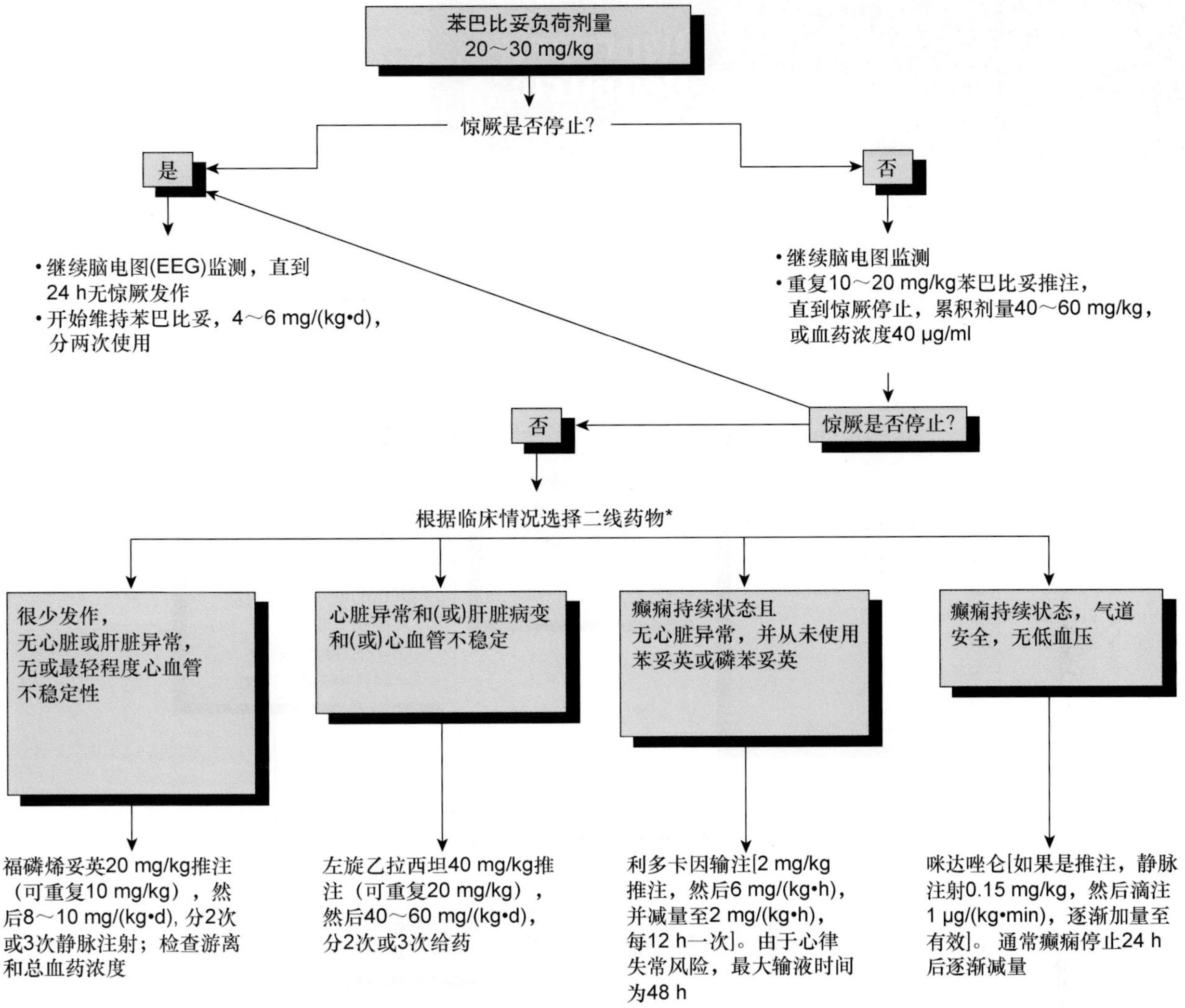

*如果婴儿有急性症状性惊厥，根据合并症和惊厥严重程度从上述选项中选择。
如果新生儿患有癫痫（如无脑回畸形、结节性硬化症），考虑左乙拉西坦、托吡酯或奥卡西平作为二线或三线治疗

图 109-3　新生儿惊厥的治疗建议。给药速度取决于当地的指南和相关资料。建议经常评估治疗反应。（From Swaiman KF：Swaiman's pediatric neurology：principles and practice，ed 6，Philadelphia，2017，Elsevier.）

第 110 章　儿科疑似惊厥性疾病

Convulsive Disorder, Suspected, Pediatric Patient

ICD-10CM # R56.9 非特异性惊厥

刘凯雄　译　冯黎　审校

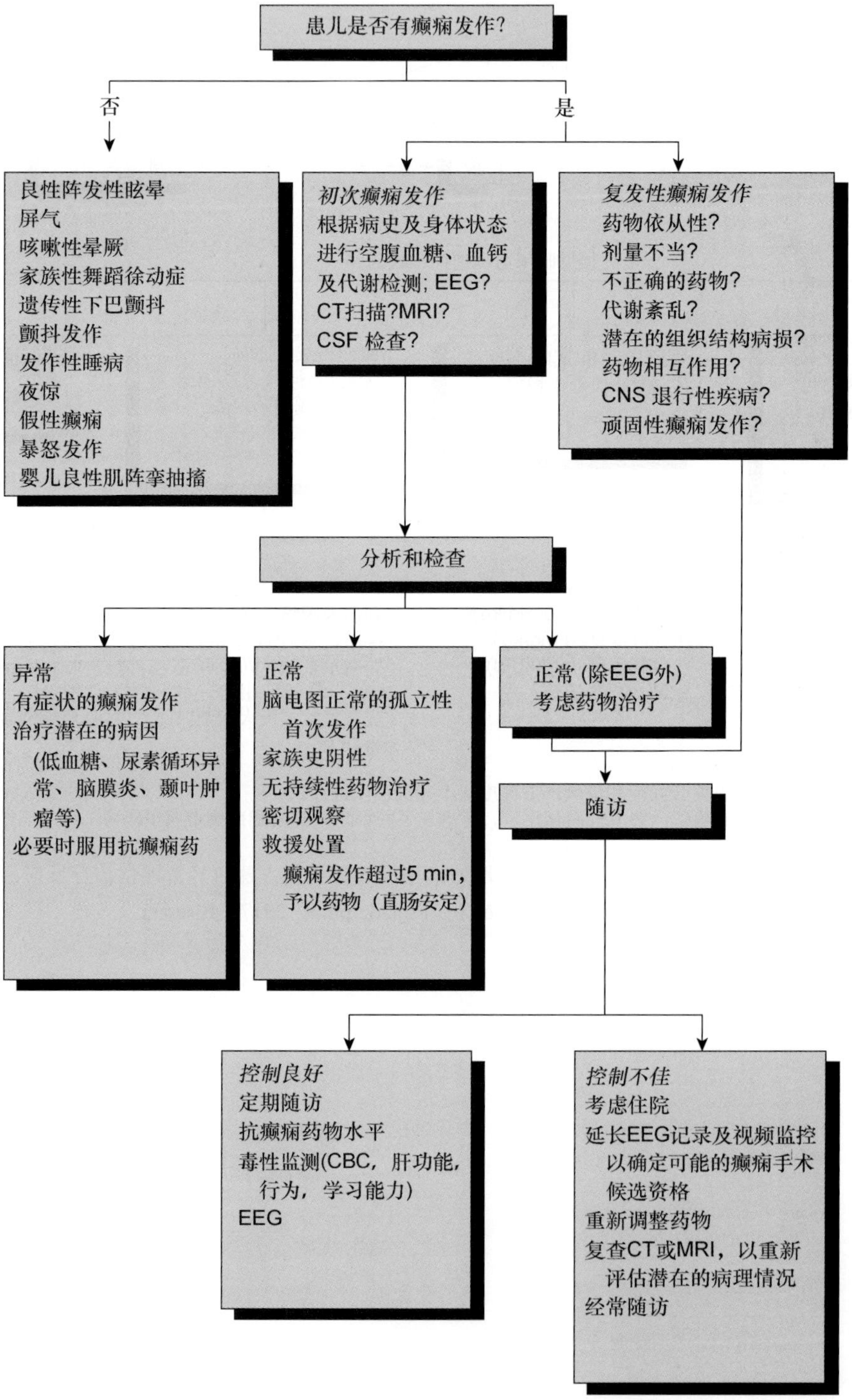

图 110-1　疑似惊厥性疾病患儿的临床诊疗路径。CBC，全血细胞计数；CNS，中枢神经系统；CSF，脑脊液；CT，计算机断层成像，EEG，脑电图；MRI，磁共振成像。(From Kliegman RM et al：Nelson textbook of pediatrics，ed 20，Philadelphia，2016，Saunders.)

第 111 章　儿科日间嗜睡

ICD-10 编码 # R40.0 嗜睡
G47.19 其他睡眠过度

Daytime Sleepiness, Pediatric Patient

林玉蓉　译　柳威　审校

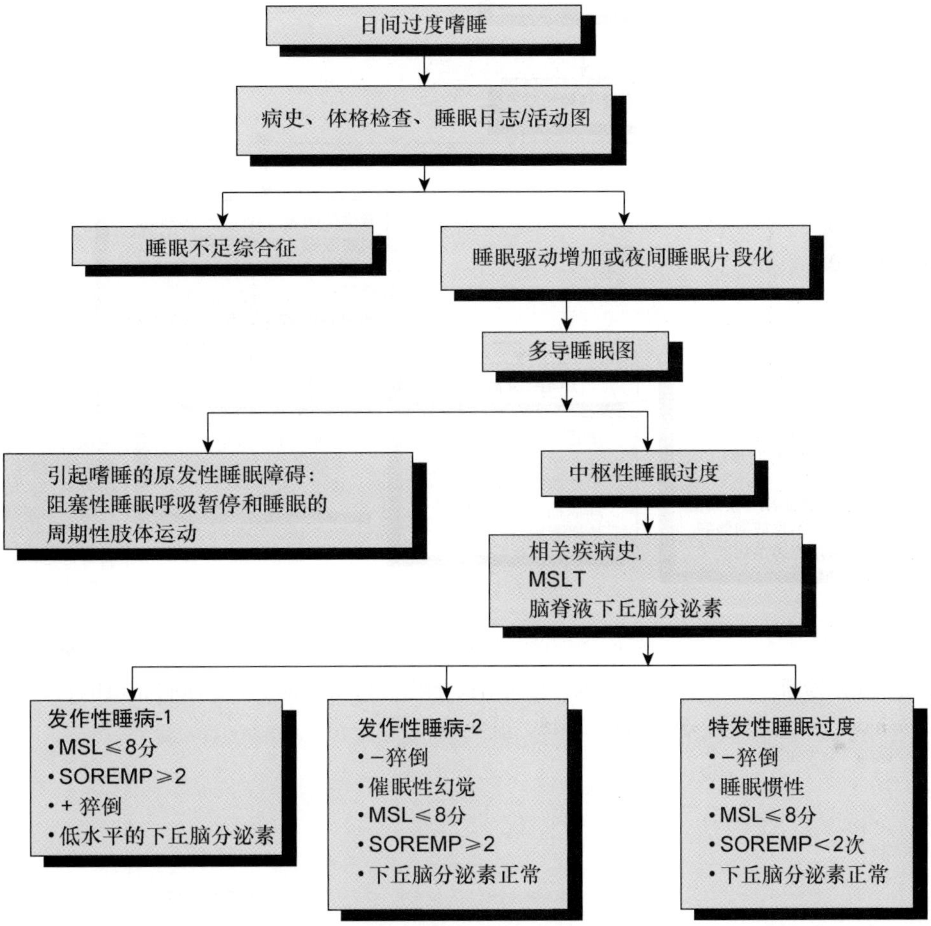

图 111-1　儿童日间过度嗜睡评估流程图。MSL，平均睡眠潜伏时间；MSLT，多次睡眠潜伏期试验；SOREMP，睡眠起始快速眼动睡眠期。(From Swaiman KF：Swaiman's pediatric neurology，principles and practice，ed 6，Philadelphia，2017，Elsevier.)

表 111-1　儿童过度嗜睡病因

睡眠不足	睡眠驱动增加	夜间睡眠片段化
矛盾性失眠	中枢性嗜睡	原发性睡眠障碍
行为性睡眠不足综合征	外伤性脑损伤	GERD
儿童期行为性失眠——睡眠起始相关型	药物	变态反应，湿疹
儿童期行为性失眠——条件限制型	感染	哮喘
昼夜节律性睡眠障碍	代谢紊乱	其他疾病
心理生理性失眠		药物
特发性失眠		违禁药品、酒精

GERD：胃食管反流病

From Swaiman KF：Swaiman's pediatric neurology，principles and practice，ed 6，Philadelphia，2017，Elsevier.

第 112 章　身材矮小症

Short Stature

ICD-10CM # R62.52 身材矮小症（儿童）

冯黎　译　童瑾　胡晶晶　审校

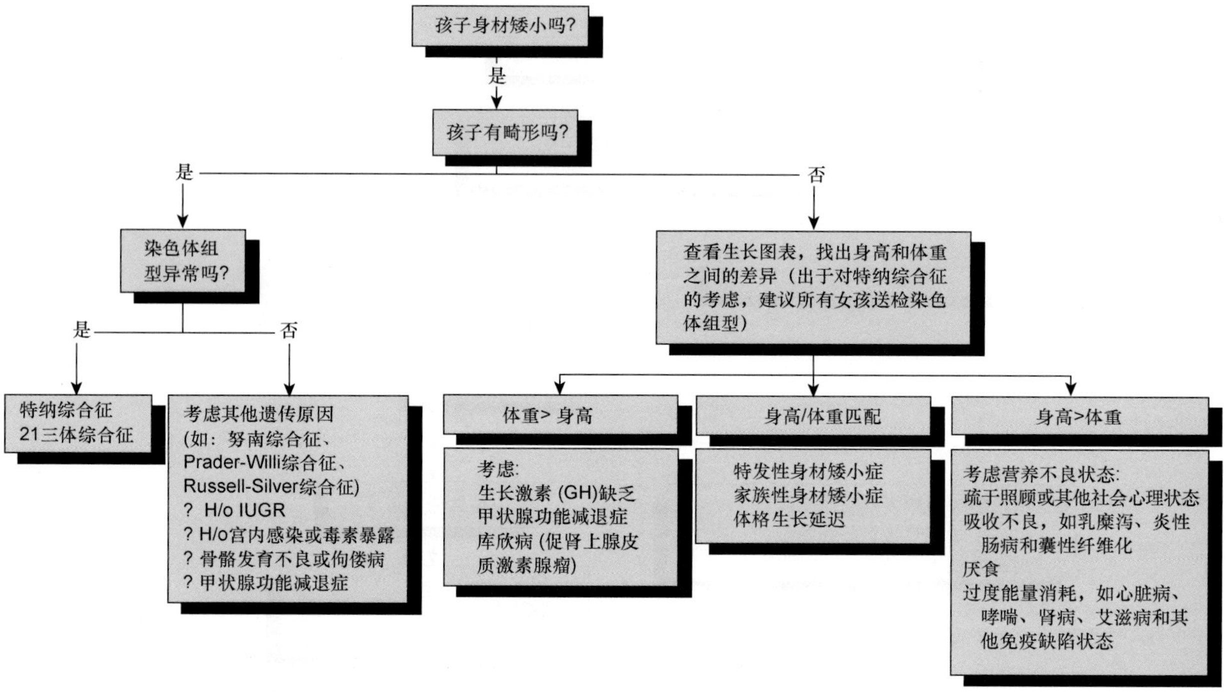

图 112-1　身材矮小症的鉴别诊断。H/o，病史；IUGR，宫内生长受限。（From The Johns Hopkins Hospital，Hughes HK，Kalh LK：The Harriet Lane handbook，ed 21，St Louis，2018，Elsevier.）

第 113 章　性早熟

Sexual Precocity，Female Breast Development

ICD-10CM # E30.1 性早熟
E30.8 其他青春期疾病

冯黎　译　童瑾　胡晶晶　审校

一、女性乳腺发育

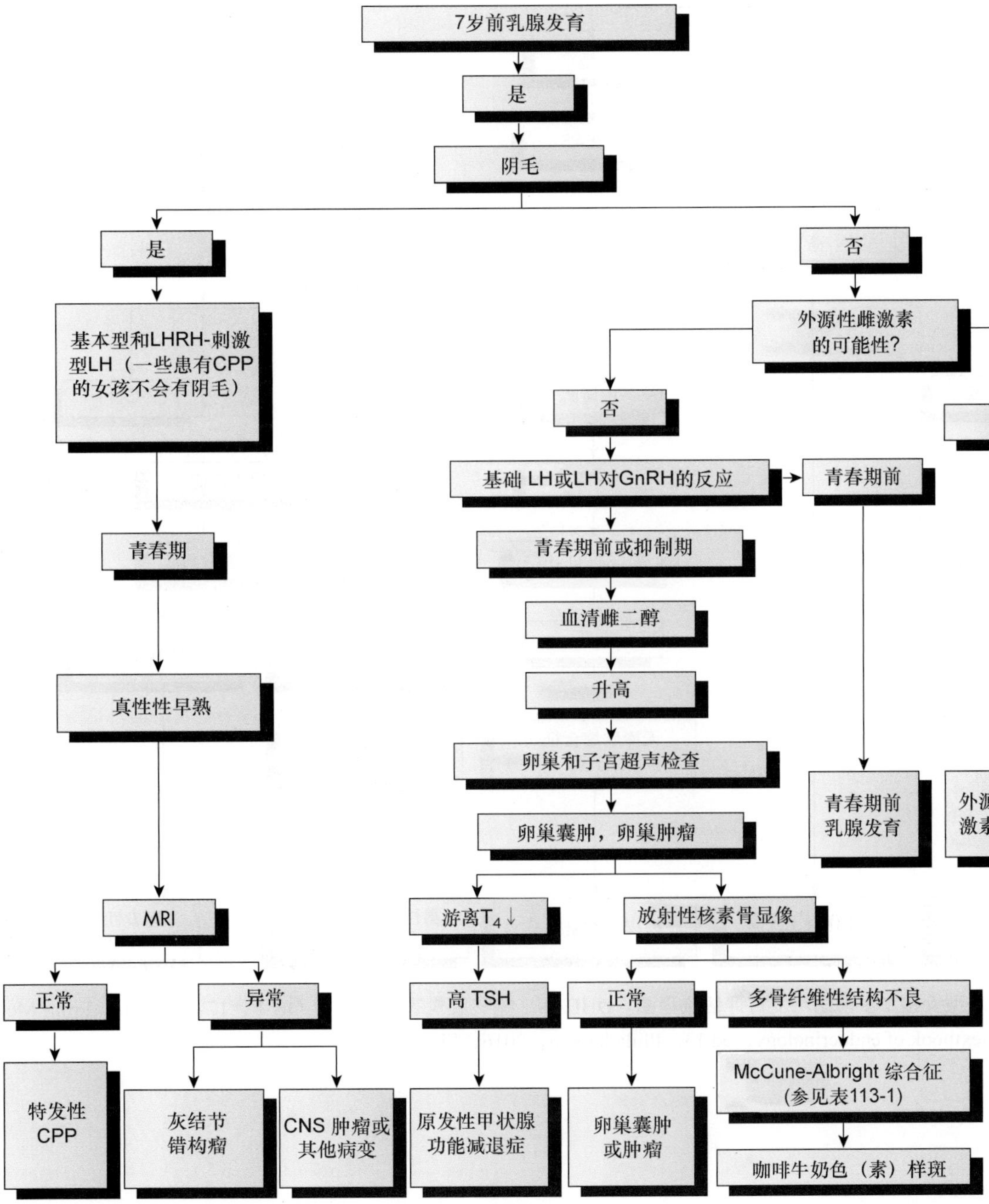

图 113-1　女孩性早熟诊断流程图。 CNS，中枢神经系统；CPP，中枢性性早熟；GnRH，促性腺（激）素释放激素；LH，黄体生成素；LHRH，促黄体素释放激素；MRI，磁共振成像；T_4，甲状腺素；TSH，促甲状腺素。（From Melmed S et al：Williams textbook of endocrinology，ed 13，Philadelphia，2016，Elsevier.）

二、女性阴毛发育

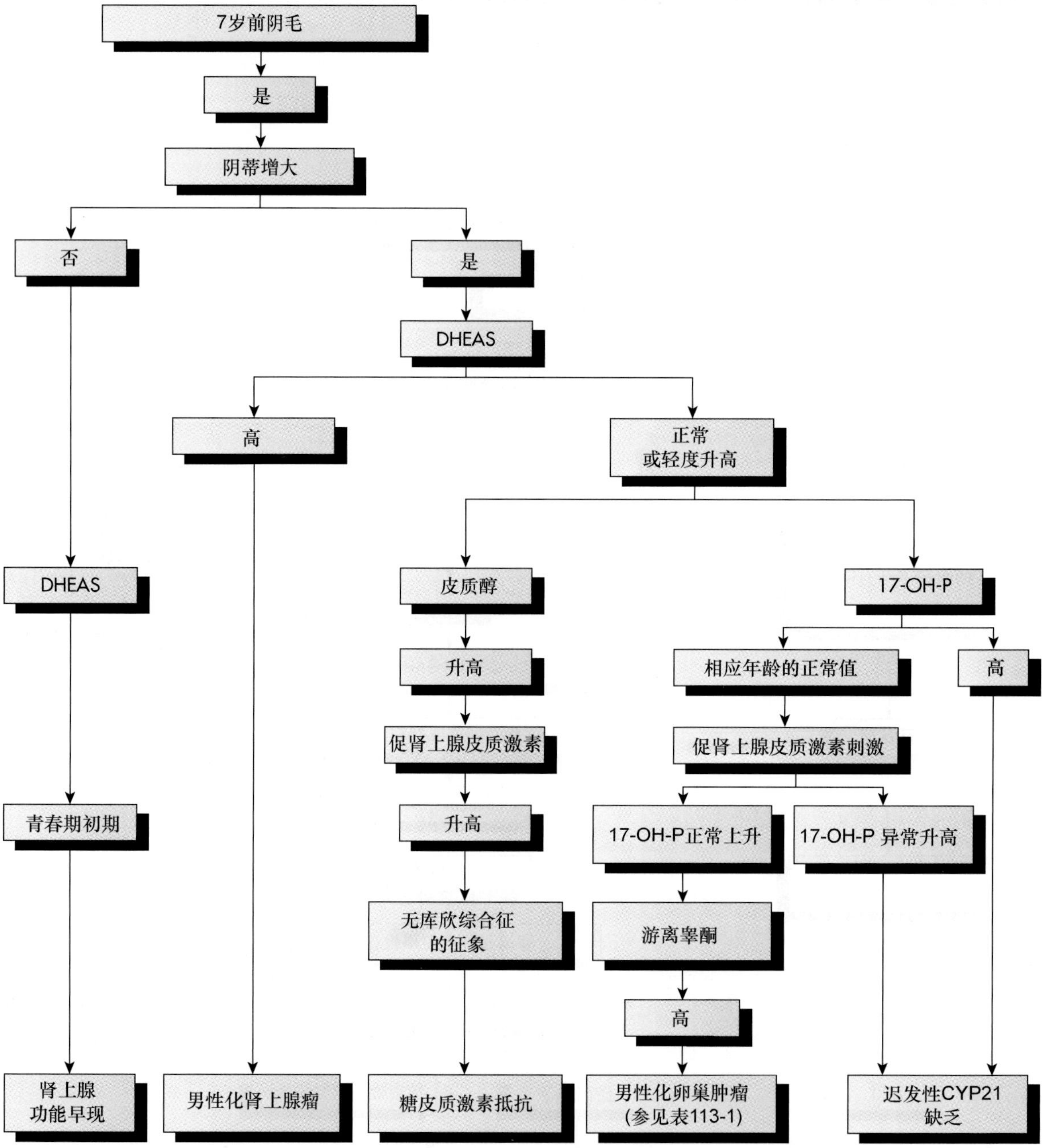

图 113-2　正常表型女孩 7 岁前阴毛发育评估流程图。DHEAS，硫酸脱氢表雄酮；17-OH-P，17-羟孕酮。（From Melmed S et al：Williams textbook of endocrinology，ed 13，Philadelphia，2016，Elsevier.）

表 113-1　性早熟的鉴别诊断

	血浆 促性腺激素	LH 对 LHRH 的反应	血清性类固醇浓度	性腺大小	其他
无论男女					
McCune-Albright（纤维性骨营养不良）综合征	抑制	抑制	青春期性类固醇水平或更高	卵巢（超声检查）；睾丸轻微增大	针对多发性纤维异常增生的骨骼检查和针对咖啡牛奶色（素）斑的皮肤检查
原发性甲状腺功能减退症	青春期前 LH；FSH 可能轻微升高	青春期前 FSH 可能升高	雌二醇可能达青春期水平	睾丸增大；囊性卵巢	TSH 和催乳素升高；T_4 低
女性					
颗粒细胞瘤（滤泡性囊肿也有类似表现）	抑制	青春期前 LH 有反应	雌二醇非常高	体格检查、CT 或超声检查卵巢增大	肿瘤在腹部检查时常可触及
滤泡囊肿	抑制	青春期前 LH 有反应	雌二醇浓度为青春期前至非常高的水平	体格检查、CT 或超声检查卵巢增大	单次或反复的月经期和（或）乳房发育；排除 McCune-Albright 综合征
女性化肾上腺瘤	抑制	青春期前 LH 有反应	高雌二醇以及高 DHEAS 值	青春期前卵巢	单侧肾上腺肿块
青春期前乳腺发育	青春期前	青春期前 LH，青春期雌二醇反应	青春期前或早期	青春期前卵巢	常在 3 岁前发病
肾上腺功能早现	青春期前	青春期前 LH 有反应	青春期前雌二醇；DHEAS 或尿 17- 酮类固醇值适用于 2 期阴毛	青春期前卵巢	常在 6 岁后发病 脑损伤儿童中更常见
迟发性男性化先天性肾上腺增生症	青春期前	青春期前 LH 有反应	基础状态或促肾上腺皮质激素刺激状态下 17-OHP 升高	青春期前卵巢	常染色体隐性

CT，计算机断层成像；DHEAS，硫酸脱氢表雄酮；FSH，卵泡刺激素；LH，黄体生成素；17-OHP，17- 羟孕酮；T_4，甲状腺素；TSH，促甲状腺素；LHRH，促黄体素释放激素

From Larsen PR et al［eds］：Williams textbook of endocrinology，ed 11，Philadelphia，2008，Saunders.

三、男性性早熟

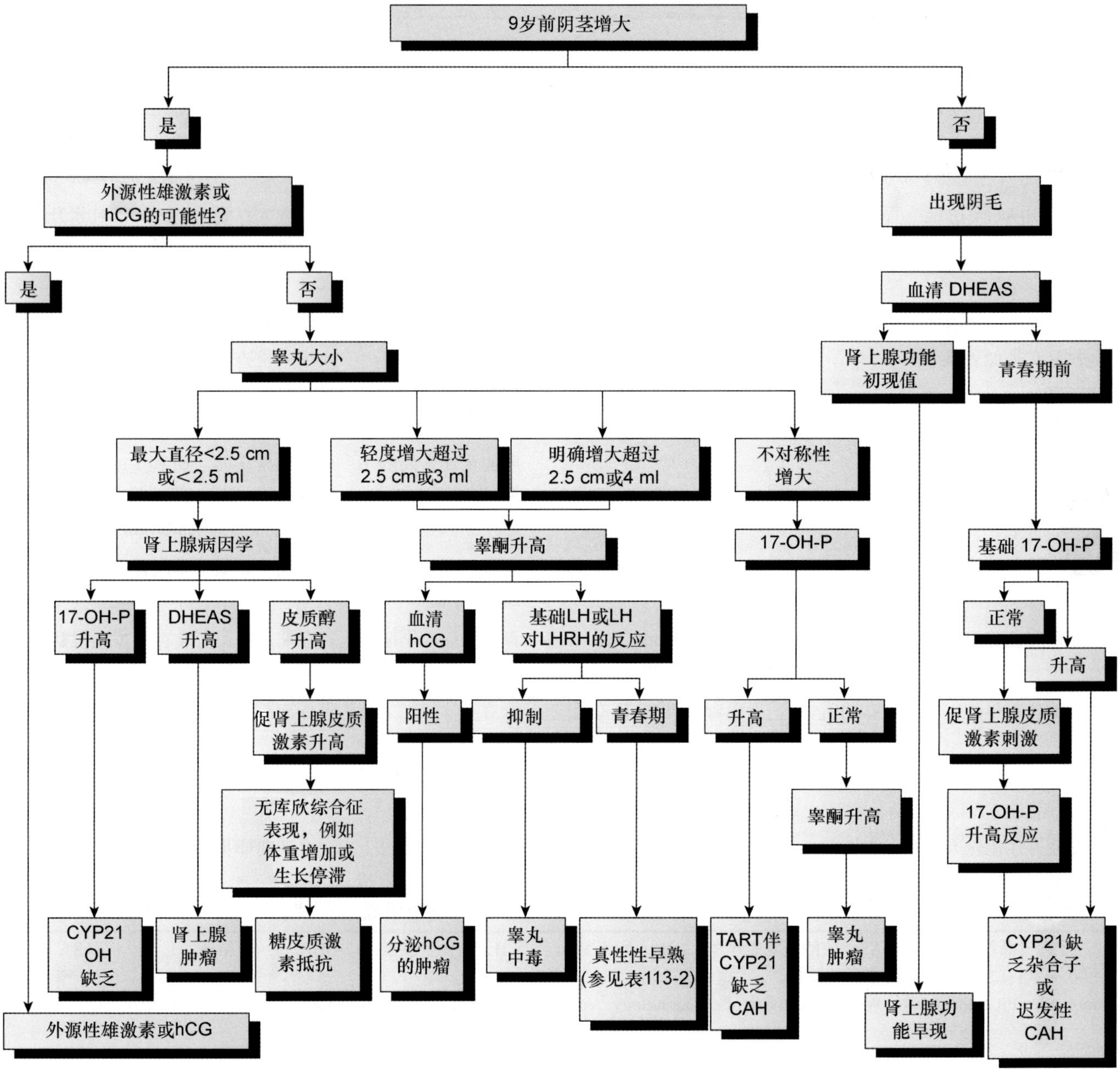

图 113-3 男性表型性早熟诊断流程图。CAH，先天性肾上腺皮质增生症；CYP21，21-羟化酶；DHEAS，硫酸脱氢表雄酮；hCG，人绒毛膜促性腺激素；LH，黄体生成素；LHRH，促黄体素释放激素；OH，羟（基）皮质醇；17-OH-P，17-羟孕酮；TART，睾丸肾上腺残余组织。（From Melmed S et al：Williams textbook of endocrinology，ed 13，Philadelphia，2016，Elsevier.）

表 113-2　男性性早熟的原因

	血浆 促性腺激素	LH 对 LHRH 的反应	血清性类固醇浓度	性腺大小	其他
真性性早熟					
青春期（LHRH 脉冲发生器过早再激活）	明显的 LH 脉冲，初始于睡眠期	青春期 LH 反应	青春期的睾酮及雌二醇值	正常青春期睾丸增大或卵巢和子宫增大（超声检查）	脑部 MRI 排除 CNS 肿瘤或其他异常；针对 McCune-Albright 综合征进行骨骼检查
不完全性早熟（垂体促性腺激素非依赖性）					
男性					
男性绒毛膜促性腺激素分泌性肿瘤	高 hCG，低 LH	青春期前 LH 反应	青春期的睾酮值	睾丸轻度至中度均匀增大	肝肿大提示肝母细胞瘤；对怀疑分泌绒毛膜促性腺激素的中枢神经系统肿瘤行 CT 扫描
男性间质细胞瘤	抑制	无 LH 反应	睾酮显著升高	睾丸不规则、非对称性增大	
家族性睾丸中毒	抑制	无 LH 反应	青春期的睾酮值	睾丸对称、大于 2.5 cm，但小于青春期发育的预期；精子发生	家族性；可能是性别限制性的，常染色体显性特征
男性化先天性肾上腺增生症	青春期前	青春期前 LH 反应	CYP21 缺乏症中 17-OHP 升高或 CYP11B1 缺乏症中 11-deoxy-cortisol 升高	青春期前睾丸	常染色体隐性遗传，可能是先天性或迟发型，可能在 CYP21 缺乏症中有盐丢失，或在 CYP11B1 缺乏症中有高血压
男性化肾上腺肿瘤	青春期前	青春期前 LH 反应	高 DHEAS 值和高雄烯二酮值	青春期前睾丸	腹部 CT、MRI 或超声检查
肾上腺功能早现	青春期前	青春期前 LH 反应	青春期前睾酮，DHEAS 或尿 17- 酮类固醇值匹配于 2 期阴毛	青春期前睾丸	常在 6 岁后发病 脑损伤儿童中更常见
无论男女					
McCune-Albright（纤维性骨营养不良）综合征	抑制	抑制	青春期性类固醇水平或更高	卵巢（超声检查）；睾丸轻微增大	针对多发性纤维异常增生的骨骼检查和针对咖啡牛奶色（素）斑的皮肤检查
原发性甲状腺功能减退症	青春期前 LH；FSH 可能轻微升高	青春期前 FSH 可能升高	雌二醇可能达青春期水平	睾丸增大；囊性卵巢	TSH 和催乳素升高；T_4 低

17-OHP，17- 羟孕酮；CNS，中枢神经系统；CT，计算机断层成像；DHEAS，硫酸脱氢表雄酮；hCG，绒毛膜促性腺激素；LH，黄体生成素；LHRH，促黄体素释放激素；MRI，磁共振成像；T_4，甲状腺素；TSH，促甲状腺素。From Larsen PR et al［eds］：Williams textbook of endocrinology，ed 11，Philadelphia，2008，Saunders.

第 114 章　两性生殖器畸形

Ambiguous Genitalia

ICD-10CM # Q50-56 生殖器官先天畸形

王慧　冯黎　译　童瑾　胡晶晶　审校

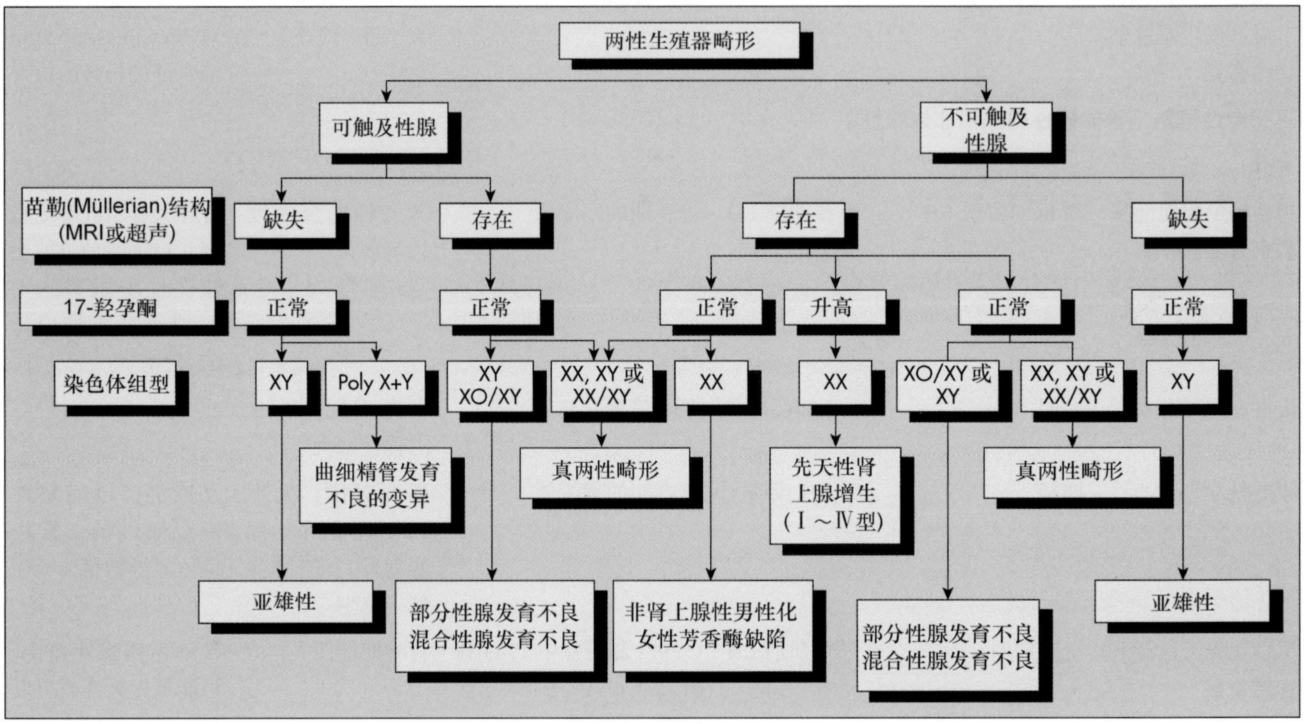

图 114-1　基于性腺触诊、是否存在苗勒结构、17-羟孕酮浓度和染色体组型的新生儿两性生殖器畸形诊断流程。MRI，磁共振成像。（Modified from Grumbach MM，Conte FH. Disorders of sex differentiation. In Wilson JD，Foster DW，editors. Williams textbook of endocrinology. Philadelphia，1998，Saunders.）

扫二维码看彩图

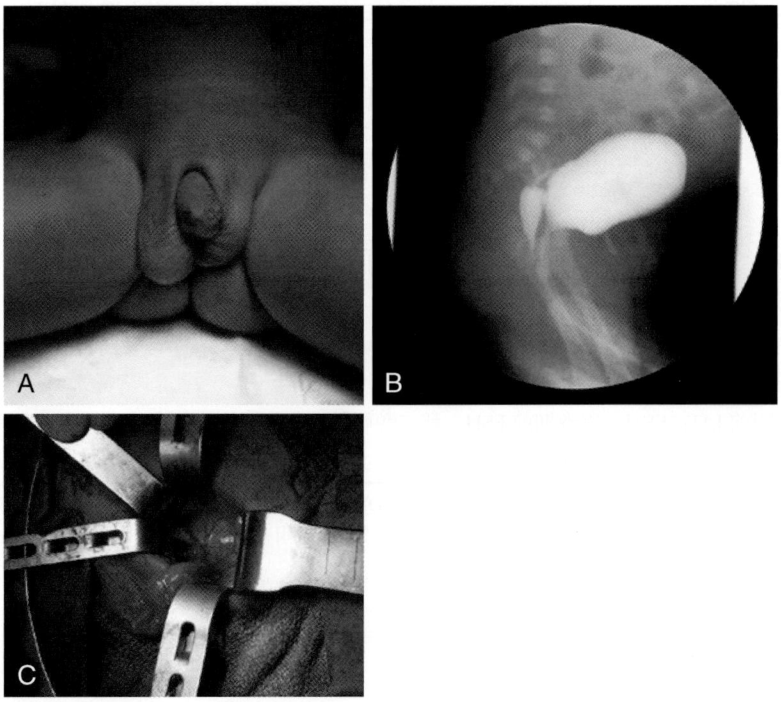

图 114-2（扫二维码看彩图）**A.** 混合性腺发育不良患者，显示不对称的解剖结构。**B.** 左侧腹股沟疝内的半子宫及不透明的输卵管。**C.** 手术探查看到的 B 所示结构。（From Wein AJ et al：Campbell-Walsh urology，ed 11，Philadelphia，2016，Elsevier.）

框 114-1　两性生殖器畸形及其原因

女性假两性畸形

先天性肾上腺增生（胎儿雄激素过多）
- 21 羟化酶缺乏症
- 11-β 羟化酶缺乏症
- 3-β-羟基类固醇脱氢酶缺乏症

外源性雄激素
- 母体摄入雄激素、孕激素
- 母体先天性肾上腺增生
- 具有男性化作用的肾上腺或卵巢肿瘤

胎盘雄激素分泌过多
- 胎盘 P450 芳香化酶缺乏症

医源性胎儿男性化

女性假两性畸形伴先天畸形

特发性

男性假两性畸形
- 睾丸间质细胞活性受损
- 睾酮生物合成缺陷
- 睾丸间质细胞发育不良；黄体生成激素受体缺陷
- 20,22-碳链裂解酶（先天性类脂肾上腺增生）
- 3-β-羟基类固醇脱氢酶
- 17,20-羟化酶（17,20-碳链裂解酶）
- 17-β-羟基类固醇脱氢酶（17-酮类固醇还原酶）

睾丸发育或维持缺陷
- XY 型性腺发育不全
- 混合性腺发育不全
- 残留睾丸综合征（rudimentary testis syndromes）

终末器官对雄激素抵抗（雄激素不敏感综合征）
- 完全性
- 部分性
- 睾酮细胞内代谢缺陷（5α-还原酶缺乏）

其他
- 持续性苗勒管综合征
- 医源性男性假两性畸形
- 特发性男性假两性畸形

真两性畸形

From Crum CP et al：Diagnostic gynecologic and obstetric pathology，ed 3，Philadelphia，2018，Elsevier.

第 115 章　假两性畸形

Pseudohermaphroditism

ICD-10CM # Q56.3 假两性畸形，非特异性
Q56.4 不确定的性别，非特异性

孟伟民　译　冯黎　审核

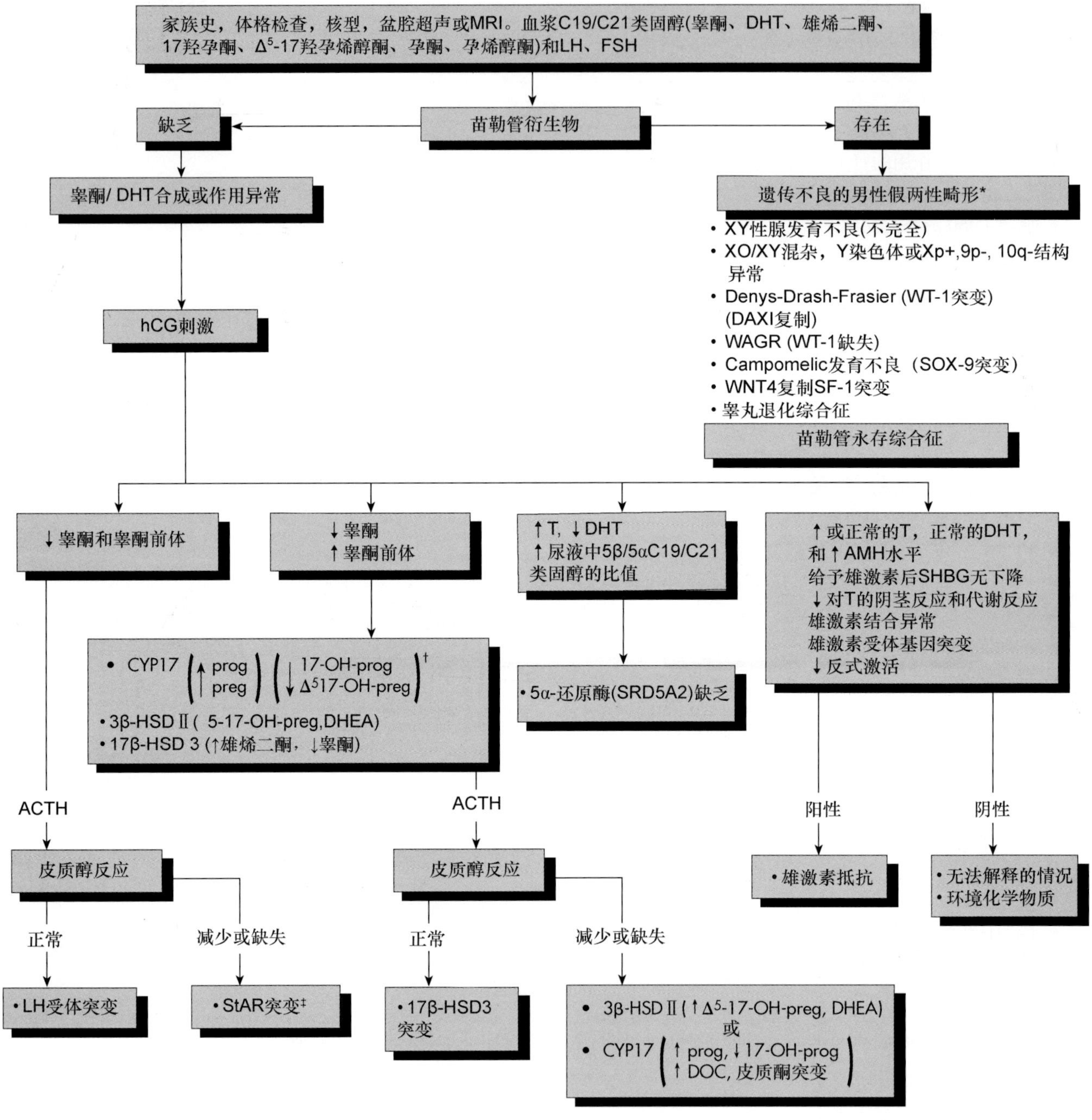

* 男性假两性畸形患者可能表现出不同程度的睾丸发育不良，完全或部分缺乏睾酮/DHT和(或)AMH。因此，并不是所有的患者都能表现出生殖器模糊不清或苗勒管的存在

† CYP17（P450）催化孕酮和孕烯醇酮17-羟基化为17-羟基孕酮和5-17-羟基孕烯醇酮，以及17-羟基孕烯醇酮裂解（lyase）为DHEA。17,20-裂解酶缺乏的患者，无论是在hCG刺激之前还是之后，其17-羟基孕酮和5-17-羟基孕烯醇酮的水平都比雄烯二酮和DHEA高

‡ StAR(steroidogenic acute regulatory)蛋白参与胆固醇从线粒体外膜向线粒体内膜的运输，CYP11A1(P450?)酶驻扎在线粒体内膜。该蛋白的基因发生突变的患者将胆固醇转化为5-孕烯醇酮的能力明显减弱，尽管他们的CYP11A1酶活性完好。他们表现为先天性类脂肾上腺增生症

图 115-1　男性假两性畸形的鉴别诊断步骤。3β-HSD Ⅱ，3β-羟基甾体脱氢酶/Δ^5-异构酶；17β-HSD 3，17β-羟基类固醇脱氢酶（氧化还原酶）3 型；ACTH，促肾上腺皮质激素；AMH，抗苗勒管激素；CYP17，17α-羟化酶/17,20-酶；DHEA，脱氢表雄酮；DHT，二氢睾酮；FSH，卵泡刺激素；hCG，人绒毛膜促性腺激素；LH，黄体生成素；MRI，磁共振成像；SHBG，性激素结合球蛋白；T，睾酮；WAGR，肾母细胞瘤，无睾症，生殖器畸形，智力障碍（以前智力迟钝）。（From Larsen PR et al：Williams textbook of endocrinology，ed 11，Philadelphia，2008，Saunders.）

第 116 章　性腺功能减退症

Hypogonadism

ICD-10CM # E28.310 症状性过早绝经
E29.1 睾丸功能减退
E28.39 其他原发性卵巢功能衰竭
E23.6 垂体的其他疾病

孟伟民　译　童瑾　胡晶晶　审校

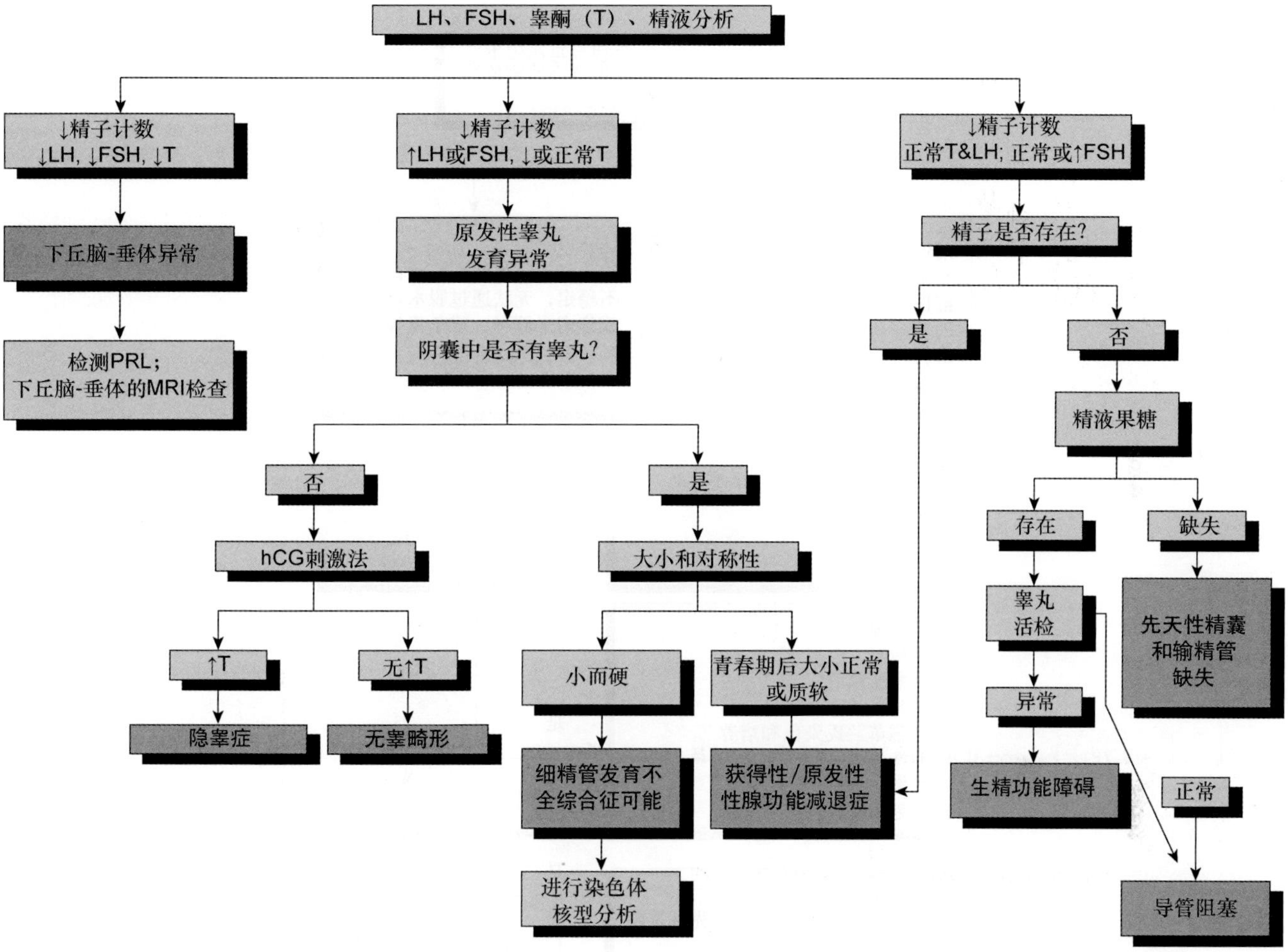

图 116-1　性腺功能减退症的实验室评价。↑，升高；↓，降低或低；FSH，卵泡刺激素；hCG，人绒毛膜促性腺激素；LH，促黄体素；MRI，磁共振成像；PRL，催乳素。（From Benjamin I et al：Andreoli and Carpenter's Cecil essentials of medicine，ed 9，Philadelphia，2016，Saunders.）

第 117 章　皮肤和软组织感染

Skin and Soft Tissue Infections

ICD-10CM # L03.90 蜂窝织炎　非特异性

杨小艳　译　杨礼腾　审校

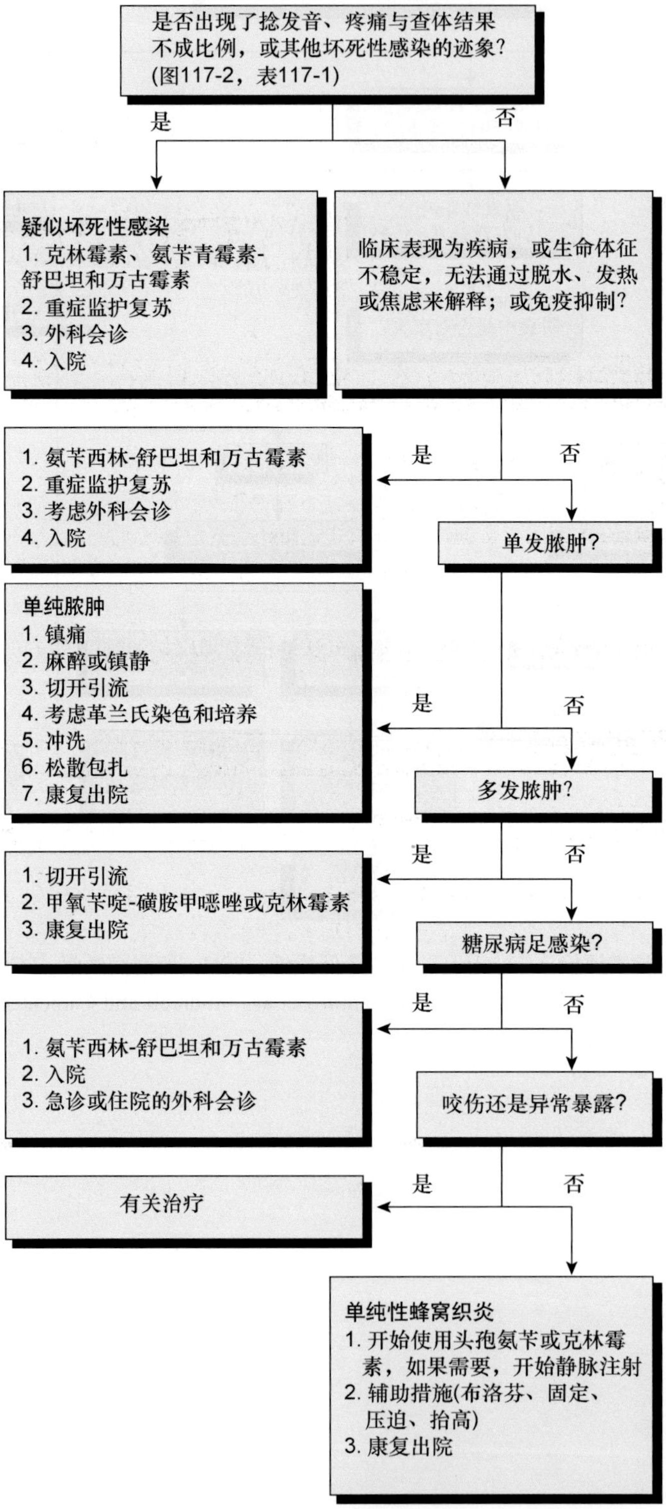

图 117-1　皮肤和软组织感染的通用流程（假设之前没有治疗）。（From Marx JA et al：Rosen's emergency medicine，ed 8，Philadelphia，2014，Saunders.）

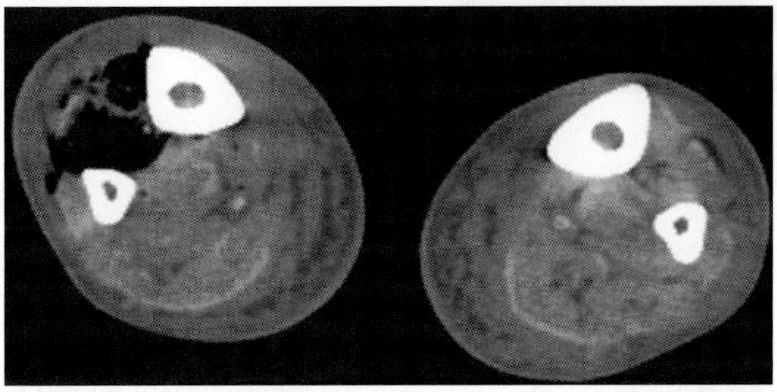

图 117-2　坏死性筋膜炎。通过下肢的轴位计算机断层成像显示前部软组织内有气体。坏死性筋膜炎是临床诊断。影像学检查可能会导致治疗延迟。（From Webb WR，Brandt WE，Major NM：Fundamentals of body CT，ed 4，Philadelphia，2015，Elsevier.）

表 117-1　坏死性皮肤和软组织感染的鉴别特征

特征	进行性细菌性协同坏疽	非梭状芽胞杆菌厌氧蜂窝织炎	梭状芽胞杆菌肌坏死（气性坏疽）	坏死性筋膜炎 1 型	坏死性筋膜炎 2 型
危险因素	手术，回肠造口术，结肠造口术，慢性溃疡	糖尿病	创伤，手术	糖尿病，手术，会阴部感染	创伤，手术，无
微生物学	微嗜氧性链球菌加金黄色葡萄球菌	非孢子形成的厌氧菌 ± 大肠菌，链球菌，金黄色葡萄球菌	梭菌	微生物（肠杆菌科细菌和厌氧菌）	A 组链球菌
进程	慢	慢或快	非常快	快	非常快
疼痛	＋＋＋＋	＋＋/＋＋＋	＋＋＋＋	＋＋＋/＋＋＋＋	＋＋＋＋
气体形成	−	＋＋＋＋	＋＋	＋＋	−
外观	中央坏死性溃疡，周围红斑	红斑性皮肤坏死	大疱，坏死	皮肤大疱	大疱，坏死的皮肤和组织
引流	脓性，如果存在	脓性	血性	“洗肉水样，”脓血性	浆液性，如果存在
累及深度	皮肤，软组织	皮肤，软组织	肌肉	筋膜	筋膜
全身毒性	±	＋＋＋/＋＋＋＋	＋＋＋＋	＋＋＋/＋＋＋＋	＋＋＋＋

−，缺少；±，偶尔存在；＋，最小；＋＋，轻度；＋＋＋，中度；＋＋＋＋，明显或重度

From Parrillo JE，Dellinger RP：Critical care medicine，principles of diagnosis and management in the adult，ed 5，Philadelphia，2019，Elsevier.

第 118 章　皮肤水疱

Skin Blisters

ICD-10CM # L94.2 皮肤角质病

L98.8 O 其他指定的皮肤和皮下组织疾病

杨小艳　译　杨礼腾　审校

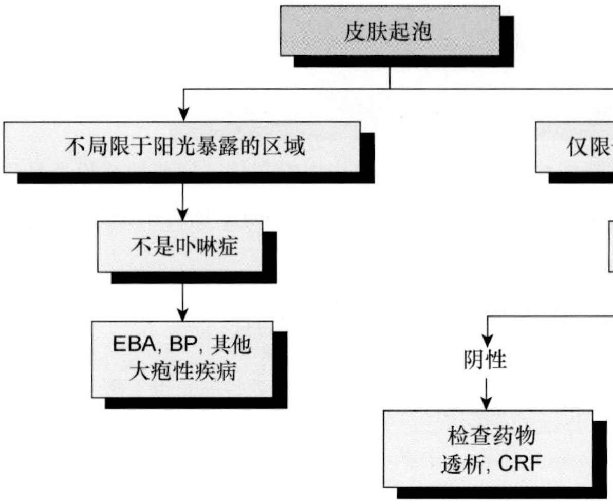

图 118-1　对皮肤起泡患者的治疗方法。BP，大疱性类天疱疮；CRF，慢性肾衰竭；EBA，获得性大疱性表皮松解症。（From Bolognia JL et al［eds］：Dermatology，ed 2，St Louis，2008，Mosby.）

表 118-1　调查性试验在卟啉症诊断中的应用

卟啉症	酶	尿	大便	血浆	RBC
迟发性皮肤卟啉症	尿卟啉原脱羧酶	URO＋＋＋COPRO＋7COOH Ⅲ＞Ⅰ	ISO-COPRO＋＋7COOH	＋	－
红细胞生成性原卟啉症	亚铁螯合酶	正常	PROTO＋	＋	free PROTO＋＋
先天性红细胞生成性卟啉症	尿卟啉原Ⅲ合成酶	URO Ⅰ＋COPRO Ⅰ＋＋	COPRO Ⅰ＋	＋	URO Ⅰ＋COPRO Ⅰ＋PROTO＋
急性间歇性卟啉症	胆红素原脱氨酶	*ALA＋＋＋ *PBG＋＋＋	*ALA＋ *PBG＋	－	－
斑状卟啉症	原卟啉原氧化酶	*ALA＋＋ *PBG＋＋URO＋COPRO＋＋	COPRO＋PROTO＋＋PORPH X＋＋＋	625～627 nm 峰值	－
遗传性中比例卟啉症	粪卟啉原氧化酶	*ALA＋＋ *PBG＋＋COPRO＋＋URO＋	COPRO＋	＋	－
氨基乙酰丙酸（ALA）脱水酶缺陷型卟啉症	ALA 脱水酶	ALA＋＋＋COPRO Ⅲ	－	－	Zn PROTO＋
肝红细胞生成性卟啉症	尿卟啉原脱羧酶	URO＋＋＋COPRO＋7COOH Ⅲ＞Ⅰ	ISO-COPRO＋＋7COOH	＋	Zn 和 free PROTO＋＋
酪氨酸血症	ALA 脱水酶	ALA	－	－	－
铁缺乏	亚铁螯合酶	－	－	－	Zn PROTO＋＋
铅中毒	ALA 脱水酶 同比例卟啉原氧化酶 亚铁螯合酶	ALA＋＋＋COPRO±	－	－	Zn PROTO＋

COPRO，粪卟啉；ISO-COPRO，异丙卟啉；PBG，胆色素原；PROTO，原卟啉；URO，尿卟啉；＋，阳性；－，阴性；*，在急性发作期间。From Bolognia JL et al（eds）：Dermatology，ed 2，St Louis，2008，Mosby.

第 119 章　急性全身性皮疹

Rash，Acute Generalized Skin Eruption

ICD-10CM # R21 皮疹及其他非特异性皮疹

赵瑞　译　柳威　审校

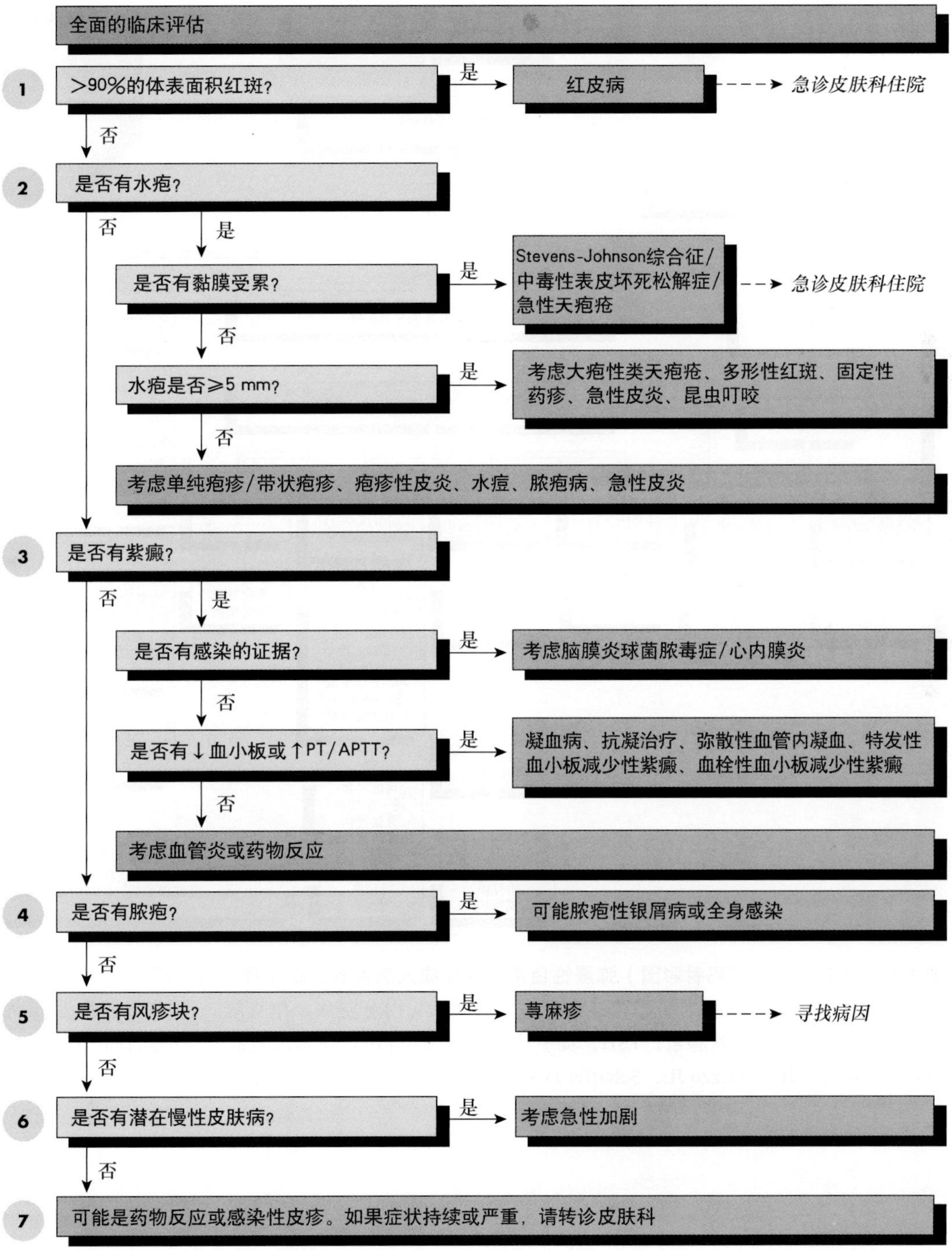

图 119-1　急性全身性皮疹。（From Gawkrodger DJ：Dermatology ICT，ed 4，Edinburgh，2008，Churchill Livingstone；Japp AG，Robertson C：Macleod's clinical diagnosis，ed 2，Philadelphia，2018，Elsevier.）

第 120 章　色素沉着症

Hyperpigmentation

ICD-10CM # L81.4 其他黑色素沉着

孟伟民　译　童瑾　胡晶晶　审校

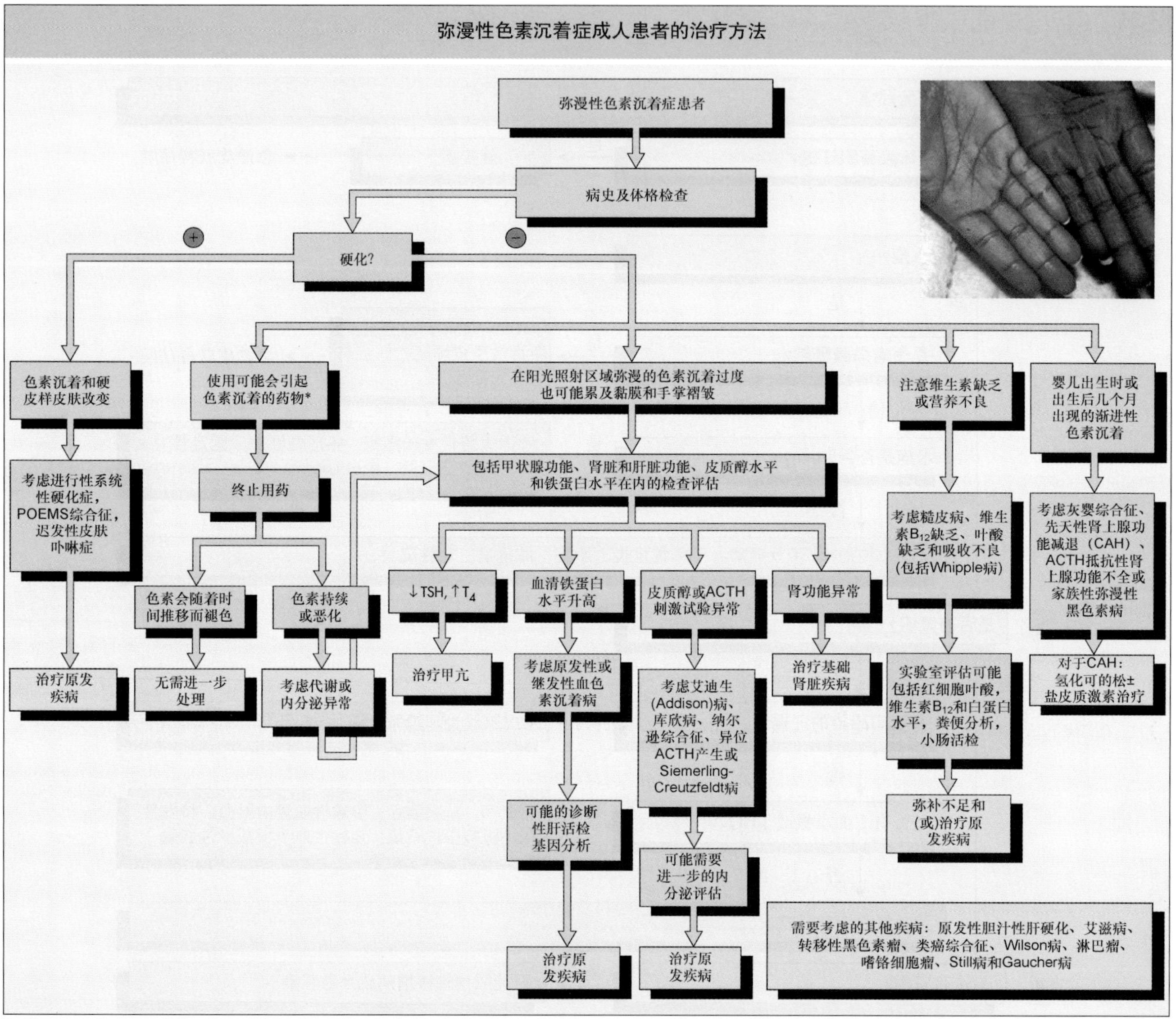

扫本章二维码看彩图

图 120-1 （扫本章二维码看彩图）弥漫性色素沉着症成人患者的诊断流程。 插图照片右侧手掌显示 POEMS 综合征患者的弥漫性色素沉着（多神经病变、器官肥大、内分泌病、单克隆 γ 病和皮肤病变）。ACTH，促肾上腺皮质激素；T_4，甲状腺素；TSH，促甲状腺素。* 与弥漫性色素沉着症有关的药物和化学物质见表 115-1。（From Bolognia JL，Jorizzo JL，Schaffer JV：Dermatology，ed 3，St Louis，2012，Elsevier.）

表 120-1　与色素沉着症有关的药物和化学物质

药物或化学物质	临床表现	组织病理学 / 要点
肿瘤化疗药物		
BCNU（Topical）	• 应用部位色素沉着（注射用药未见反应）	• 基底黑色素细胞增生与炎症后色素沉着一致
博来霉素	• 线状鞭毛带，伴有轻微创伤 • 可能涉及指甲 • 关节处色素沉着	• 表皮黑色素增加 • 皮肤色素基本不受影响 • 表皮黑色素细胞未见增加
白消安	• 类似艾迪生病的全身性色素沉着；有时可见伴随药物引起的肺纤维化	• 基底角质形成细胞和真皮巨噬细胞黑色素增加
环磷酰胺	• 皮肤和黏膜弥漫性色素沉着 • 指甲（横纹或纵纹）、手掌和足底或牙齿的局部色素	• 色素沉着通常在停止治疗后 6 ～ 12 个月内消退
放线菌素 D	• 全身性色素沉着，面部最突出	• 停止治疗后色素沉着消退
柔红霉素	• 光照区域色素沉着 • 棕黑色的指甲横纹	• 结构类似阿霉素
阿霉素	• 指甲的色素沉着；掌纹、手掌、足底、颊黏膜、指关节和舌背的色素沉着	• 表皮黑色素增加 • 黑色素细胞数量增加
5- 氟尿嘧啶	• 日照部位色素沉着 • 输液时手背和躯干上的浅表静脉皮肤色素沉着增加	• 辐照部位的协同色素沉着
羟基脲	• 受压点和背部可逆的色素沉着 • 可能涉及指甲	• 伴有继发性色素沉着的地衣样疹
氮芥（氮芥类）	• 皮肤淋巴瘤的局部使用可能导致全身性色素沉着 • 病损皮肤更严重	• 角质细胞内黑色素体的分解 • 黑色素细胞数量增加
甲氨蝶呤	• 日光照射部位的均匀性色素沉着	• 罕见 • 可能是继发于光敏反应的炎症后色素沉着
抗疟药物		
氨基喹诺酮类（氯喹、羟氯喹、阿莫地喹）	• 黄褐色或灰黑色至蓝黑色色素，通常出现在胫骨前区域；面部、硬腭和颌下区域可能受累	• 高达 25% 的患者色素沉着 • 黑色素药物复合物在真皮层沉积；毛细血管周围存在含铁血黄素 • 停药后可能消退，但很少
重金属		
砷	• 铜色素沉着过度区域 ± 雨滴样叠加 • 与色素沉着有关的手掌和脚掌角化病	• 接触后可能 1 ～ 20 年出现 • 砷在皮肤和表皮的沉积物
铋	• 面部、颈部、手背普遍出现蓝灰色变色 • 口腔黏膜和牙龈可能受累	• 表皮黑色素合成增加 • 乳头层和网状层真皮中的铋颗粒
金	• 暴露在阳光下的部位，主要是在眼睛周围，出现永久性的蓝灰色斑点（金质沉着病）	• 真皮层巨噬细胞溶酶体内的金颗粒
铁	• 注射或涂抹部位的永久性棕色色素沉着	• 色素覆盖胶原纤维并沉积在真皮层巨噬细胞中
铅	• 龈缘“铅线” • 指甲色素沉着	• 铅线是由于铅颗粒在皮下沉积造成的
汞	• 石灰色色素沉着，尤指在皮肤皱褶处	• 棕黑色颗粒游离于真皮层，在巨噬细胞内与弹性纤维结合

续表

药物或化学物质	临床表现	组织病理学 / 要点
银	• 全身性的石灰色色素沉着，在日光照射部位增加 • 指甲和巩膜也可能受累 • 在应用部位局部表现	• 小汗腺基底膜和固有膜上的银颗粒
激素		
口服避孕药	• 黄褐斑；乳头和黑痣的色素增加	• 黑色素细胞增多，黑色素合成增加
ACTH/MSH	• 弥漫性棕色或铜色素沉着；见于艾迪生病和库欣综合征	• 黑色素合成增加
杂类化合物		
胺碘酮	• 日晒后的皮肤呈暗灰色至紫色变色	• 真皮层内黄褐色颗粒，大多位于血管周围 • 含有脂质类物质的溶酶体包裹体
叠氮胸苷（齐多夫定，AZT）	• 指甲和皮肤黏膜色素沉着	• 皮肤活检显示，表皮和真皮黑色素增加
氯法齐明	• 皮肤弥漫性红色至红棕色变色 • 紫褐色至蓝色变色，尤其是病变的皮肤	• 脂肪中的药物引起的红色 • 含有脂褐素物质的吞噬溶酶体
二恶英	• 氯痤疮是最常见的皮肤症状 • 日光照射部位可能出现色素沉着	• 很少，除非意外暴露
对苯二酚	• 由于外源性色素沉着而导致应用部位褐黄病	• 真皮乳头层中的黄褐色香蕉形纤维
米诺环素	• 在旧的痤疮瘢痕或炎症部位及下肢出现蓝黑色斑点 • 也可能累及指甲、巩膜、口腔黏膜、骨骼和牙齿 • 部分患者有广泛性的"泥褐色"色素沉着	• 根据临床类型，含铁颗粒和（或）黑素增加
补骨脂素	• 暴露在 UVA 光下后色素沉着增加（PUVA）	• 毛囊黑色素细胞的增殖 • 黑色素的合成和转移增加
精神药物（吩噻嗪、氯丙嗪、丙咪嗪、地西帕明）	• 在阳光曝晒部位呈现石灰色变色	• 真皮上层的金棕色颗粒物 • 电子致密包涵体

ACTH，肾上腺皮质激素；AZT，叠氮胸苷，现改名为齐多夫定；MSH，黑色素细胞刺激素

From Bolognia JL et al［eds］：Dermatology，ed 2，St Louis，2008，Mosby.

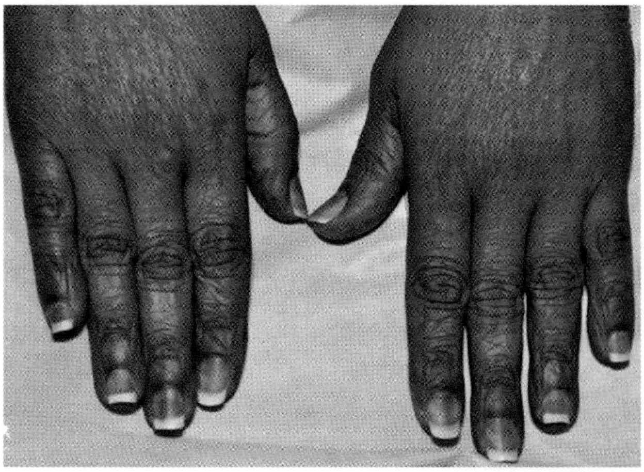

图 120-2 （扫本章二维码看彩图）因乳腺癌接受紫杉醇治疗的 61 岁女性指甲色素沉着。（From Callen JP et al：Dermatologic signs of systemic disease，ed 5，2017，Elsevier.）

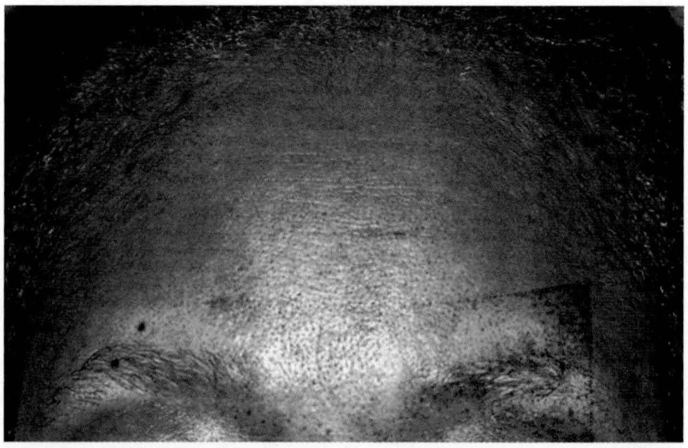

图 120-3 （扫本章二维码看彩图）一名 62 岁女性，在伊马替尼治疗胃肠道基质肿瘤期间，皮肤（面部）1 级色素沉着。（From Callen JP et al：Dermatologic signs of systemic disease，ed 5，2017，Elsevier.）

第 121 章　甲剥离
Onycholysis

ICD-10CM # L60.1 甲剥离

林玉蓉　译　柳威　审校

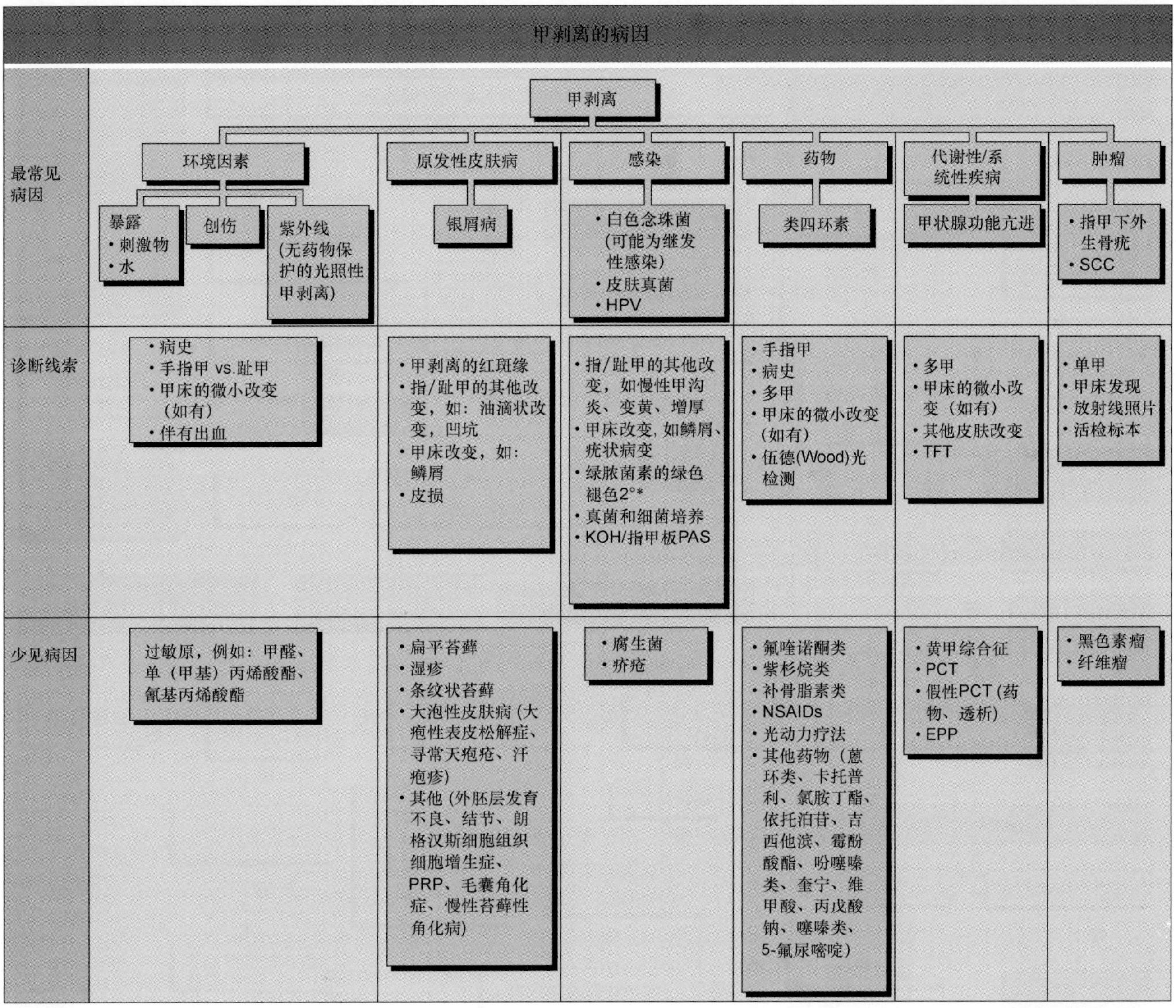

图 121-1　甲剥离病因。 * 由于铜绿假单胞菌的二次定植。EPP，红细胞生成性原卟啉症；HPV，人乳头瘤病毒感染；NSAIDs，非甾体抗炎药；PAS，过碘酸希夫；PCT，迟发性皮肤卟啉症；PRP，毛发红糠疹；SCC，鳞状细胞癌；TFT，甲状腺功能试验。（From Bolognia JL，Jorizzo JL，Schaffer JV：Dermatology，ed 3，St Louis，2012，Elsevier.）

第 122 章　光过敏

Photosensitivity

ICD-10CM # L56.0 药物光毒性反应
L56.1 药物光过敏反应
L56.2 光接触性皮炎（berloque 皮炎）

孟伟民　译　童瑾　胡晶晶　审校

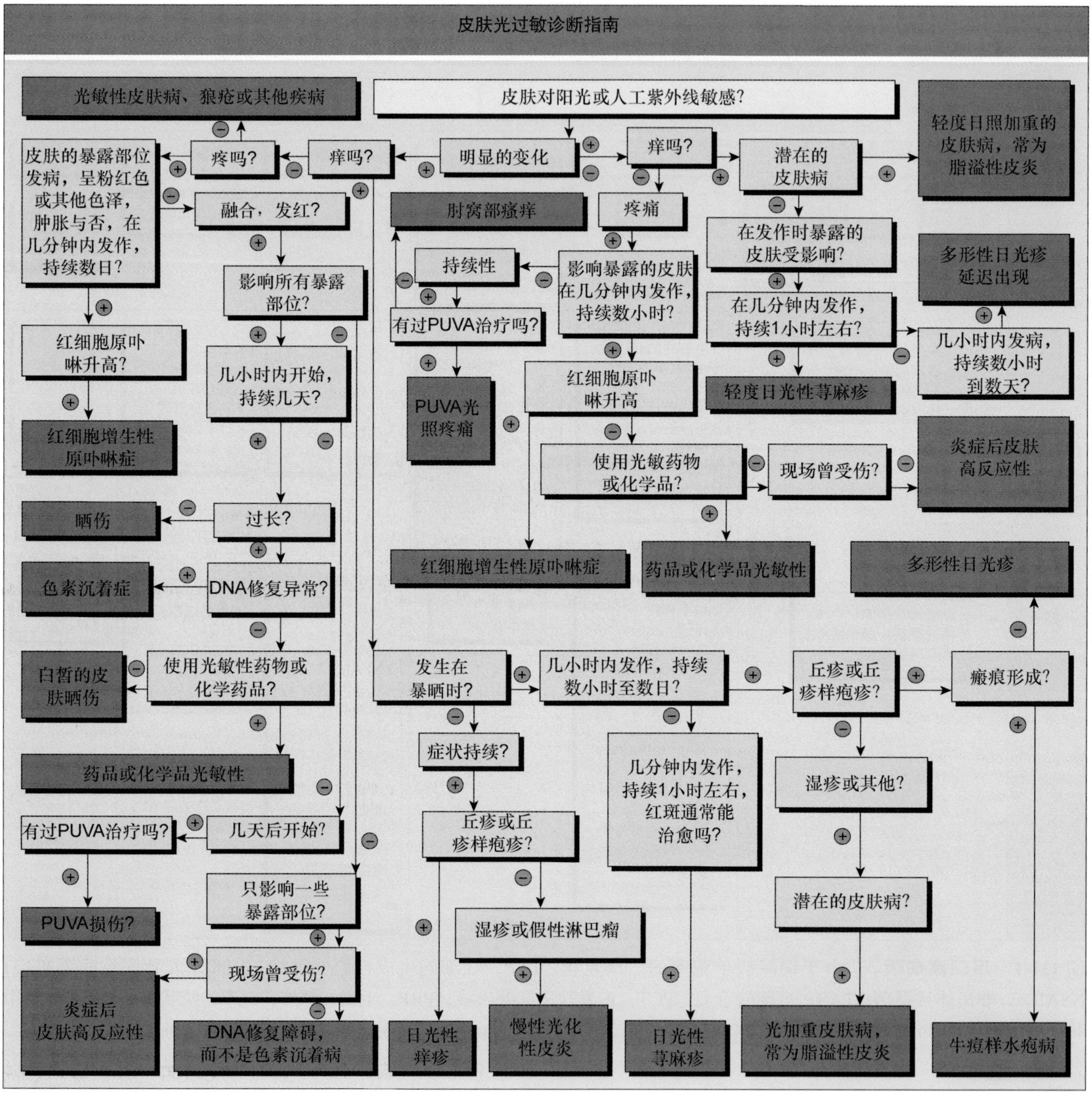

图 122-1　皮肤光敏性诊断指南。只要抗核抗体和其他狼疮相关抗体滴度正常，一般可根据患者病史和临床表现做出诊断。PUVA，补骨脂素加长波紫外线光化学疗法。（From Bolognia JL，Jorizzo JL，Schaffer JV：Dermatology，ed 3，St Louis，2012，Elsevier.）

第 123 章　瘙痒

ICD-10CM # L29 瘙痒症

Pruritus，Generalized

孟伟民　译　童瑾　胡晶晶　审校

一、全身性瘙痒

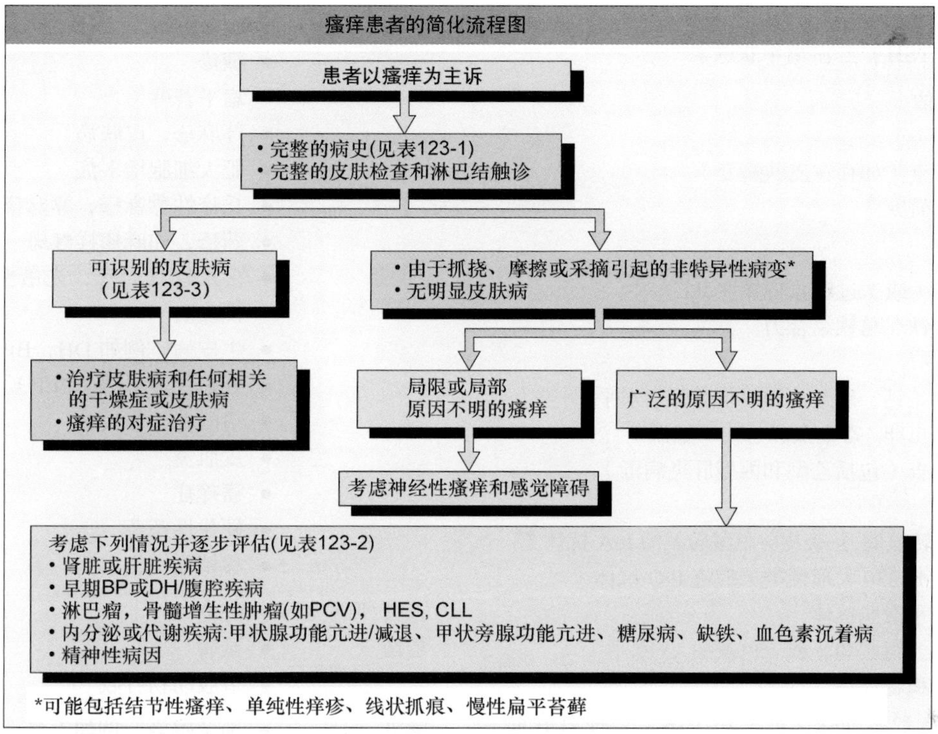

图 123-1　瘙痒症患者的简易诊疗方法。BP，天疱疮；CLL，慢性淋巴细胞白血病；DH，疱疹性皮炎；HES，嗜酸性粒细胞增多综合征；PCV，真性红细胞增多症。（From Bolognia J：Dermatology，ed 4，Philadelphia，2018，Elsevier.）

表 123-1　瘙痒的描述性特征和其他病史

有关瘙痒的问题
- 什么时候开始？持续时间：几天，几周，几个月，几年
- 它从哪里开始？现在在哪里？位置：局部或广泛，单边或双边
- 怎么开始的？发作：瘙痒发作的突然，渐进，既往史
- 感觉如何？性质：点刺，爬行，烧灼，刺痛
- 它有多强烈？严重程度：轻度，中度，重度；干扰正常活动或睡眠
- 您每隔多久会有这种感觉？时间过程：间歇，连续，周期性，夜间
- 什么使情况更糟？刺激因素 / 加重因素：热，冷，水，空气，运动，职业，嗜好
- 什么使情况好转？止痒：冷，热，刮擦 / 摩擦 / 烫伤，冷 / 热水淋浴
- 您认为原因是什么？患者的瘙痒病因学说

其他病史
- 皮肤护理，洗澡习惯，刺激物暴露
- 药物（包括局部用药）：处方药，非处方药；使用时间长短与瘙痒的关系
- 使用尼古丁，酒精和娱乐性 / 非法药物
- 过敏（已知和怀疑）：药物，空气传播，食物，接触
- 特应性病史：特应性皮炎，变应性鼻结膜炎，哮喘
- 过去和现在的病史：甲状腺，肝或肾功能不全；其他系统性疾病；心理疾病；手术或意外
- 家族史：特应性疾病，皮肤病，类似的瘙痒病
- 职业，爱好，个人压力
- 家庭和个人联系；宠物及其护理
- 饮食习惯
- 性接触史
- 旅行史
- 由医生或患者之前做出的诊断

From Bolognia J：Dermatology，ed 4，Philadelphia，2018，Elsevier.

表 123-2 病因不明瘙痒患者的实验室和放射学评估

基本的初步评估

- 全血细胞计数（CBC）与分类和血小板计数
- 红细胞沉降率（血沉，ESR）和 C 反应蛋白（CRP）
- 肌酐、血尿素氮、电解质
- 肝转氨酶、碱性磷酸酶、胆红素
- 乳酸脱氢酶（LDH）
- 空腹血糖
- 促甲状腺素（TSH）± 游离甲状腺素

可能的进一步评估

皮肤活检

- 常规组织学检查（如存在皮肤病变）
- 直接免疫荧光研究 *

其他实验室检测

- 血清总 IgE 和（或）过敏原特异性 IgE
- 血清铁蛋白、铁、总铁结合力
- 糖化血红蛋白
- 甲状旁腺功能（钙、磷酸盐和甲状旁腺素水平）
- 粪便中是否有虫卵 / 寄生虫和（或）隐血
- 病毒性肝炎检查（包括乙型和丙型肝炎病毒）
- 艾滋病毒检测
- 抗组织谷氨酰转氨酶 ± 表皮谷氨酰转氨酶 IgA 抗体 **
- 抗 bp180 和抗 bp230 大疱性类天疱疮 IgG 抗体
- 抗线粒体和抗平滑肌抗体
- 血清胰蛋白酶、组胺和（或）色氨酸 -A 水平
- 尿液分析与沉积物评估
- 24 h 尿收集 5- 羟基吲哚乙酸（5-HIAA，一种血清素代谢物）和卟啉
- 血清蛋白电泳、血清免疫固定电泳

放射学检查

- 胸部 X 线片或 CT 扫描
- 腹部和盆腔超声检查或 CT 扫描
- 淋巴结超声
- 脊柱 X 线片或 MRI（用于局部瘙痒）

其他检查

- 补体测试
- 对主要特异反应性和相关职业性过敏原进行点刺试验
- 与年龄相适应的癌症筛查（与初级保健医生联合）
- 如果怀疑是羟乙基淀粉（HES）引起的瘙痒，则对外观正常的皮肤活检样本进行电子显微镜检查

CT，计算机断层成像；IgA，免疫球蛋白 A；IgE，免疫球蛋白 E，IgG，免疫球蛋白 G；MRI，磁共振成像

* 活检病变周围的皮肤或正常表现的皮肤（如果存在病变，则在病变附近），以分别评估大疱性天疱疮和疱疹样皮炎

** 常与血清总 IgA 结合进行；对于 IgA 缺乏的患者，应评估抗组织谷氨酰转氨酶 IgG 抗体

From Bolognia J：Dermatology，ed 4，Philadelphia，2018，Elsevier.

表 123-3 与瘙痒有关的原发性皮肤病

病因	皮肤病
炎症	• 特应性皮炎 • 过敏或刺激性接触性皮炎 • 脂溢性皮炎，尤其是头皮 • 瘀血性皮炎 • 银屑病 • 副牛皮癣 • 糠疹 • 扁平苔藓 • 荨麻疹，皮肤病 • 肥大细胞增多症 • 丘疹性荨麻疹，荨麻疹性皮炎 • 药疹，如麻疹样红斑 • 多形性日光疹，光敏性瘙痒，慢性光化性皮炎 • 牛皮病，例如 DH，BP • 妊娠性多形疹（PEP） • 嗜酸性毛囊炎 • 皮肌炎 • 瘙痒症 • 硬化性苔藓 • 移植物抗宿主病
害虫 / 叮咬 & 蜇伤	• 疥疮 • 虱病 • 节肢动物叮咬
感染	• 细菌感染，例如毛囊炎 • 病毒感染，例如水痘 • 真菌感染，例如炎症性手足癣 • 寄生虫感染，例如血吸虫尾蚴性皮炎
肿瘤性	• 皮肤 T 细胞淋巴瘤，例如真菌病、Sézary 综合征
遗传 / 非基因	• Darier 病和 Hailey-Hailey 病 • 鱼鳞病，例如，Netherton、Sjögren-Larsson 和脱皮症候群 • 显性肌营养不良 EB 亚型 • 卟啉症，如迟发性皮肤卟啉症和红细胞增生性原卟啉症 • 炎性线状疣状表皮痣（ILVEN） • 较大 / 巨大的先天性黑素细胞痣，偶发，特别是在有神经分化的大块病变中
其他	• 干燥症，湿疹 • 原发性皮肤淀粉样变性病（黄斑、苔藓状） • 烧伤后瘙痒 • 瘢痕性瘙痒 • 玻璃纤维皮炎

BP，天疱疮；DH，疱疹性皮炎；EB，大疱性表皮松解症

From Bolognia J：Dermatology，ed 4，Philadelphia，2018，Elsevier.

二、孕妇的瘙痒

（孟伟民　译　冯黎　审核）

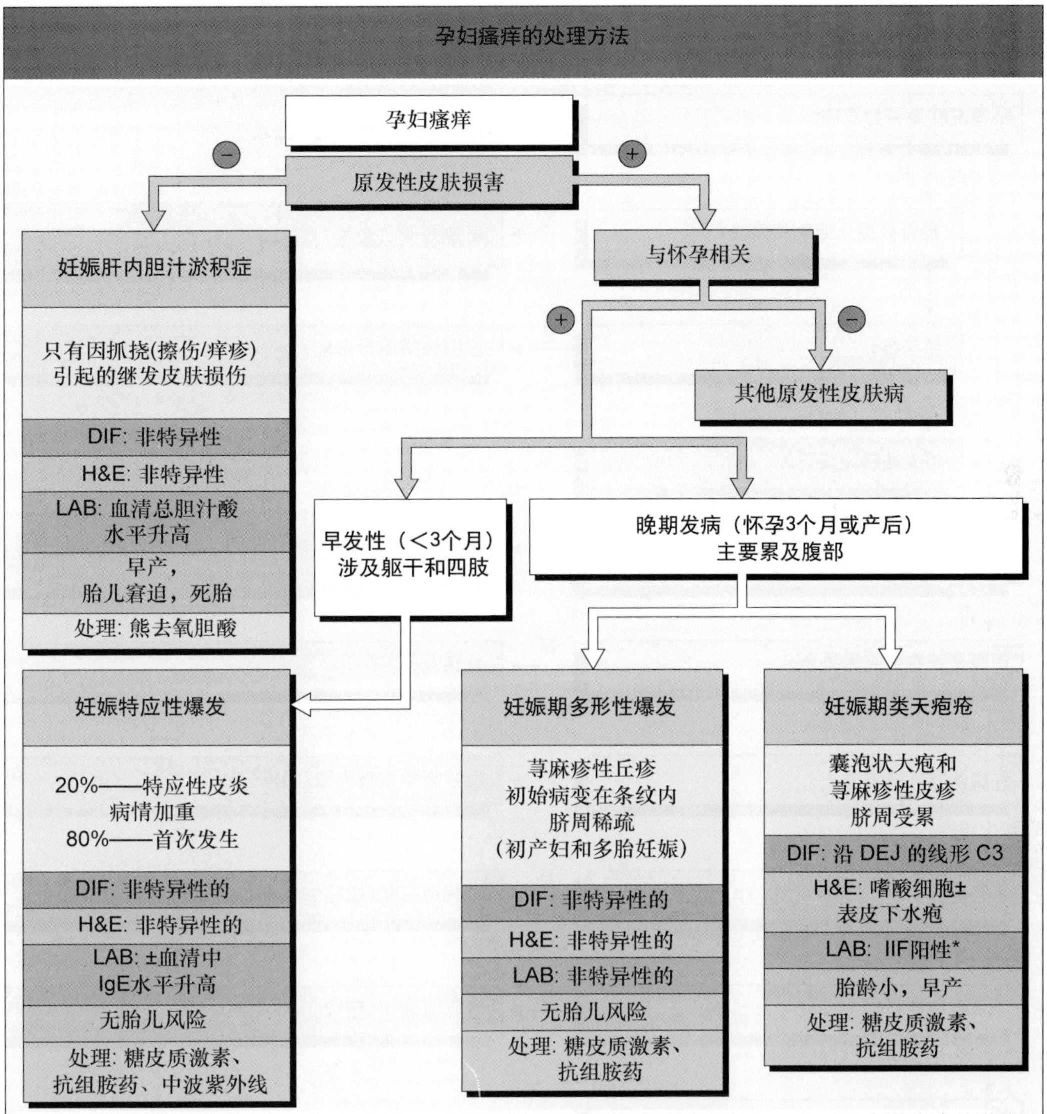

DEJ, 真皮-表皮交界处；DIF, 直接免疫荧光法；H&E, 苏木精和伊红染色组织学切片；IIF, 间接免疫荧光法；LAB, 实验室结果.

*常规——30%；增加——几乎全部

图 123-2　对患有瘙痒的孕妇的处理方法。难治性类天疱疮妊娠患者可从血浆置换术中获益。（From Bolognia J：Dermatology，ed 4，Philadelphia，2018，Elsevier.）

第 124 章　红眼病

Red Eye

ICD-10CM # H57.8 眼和附属器官的其他特定疾患

赵瑞　译　柳威　审校

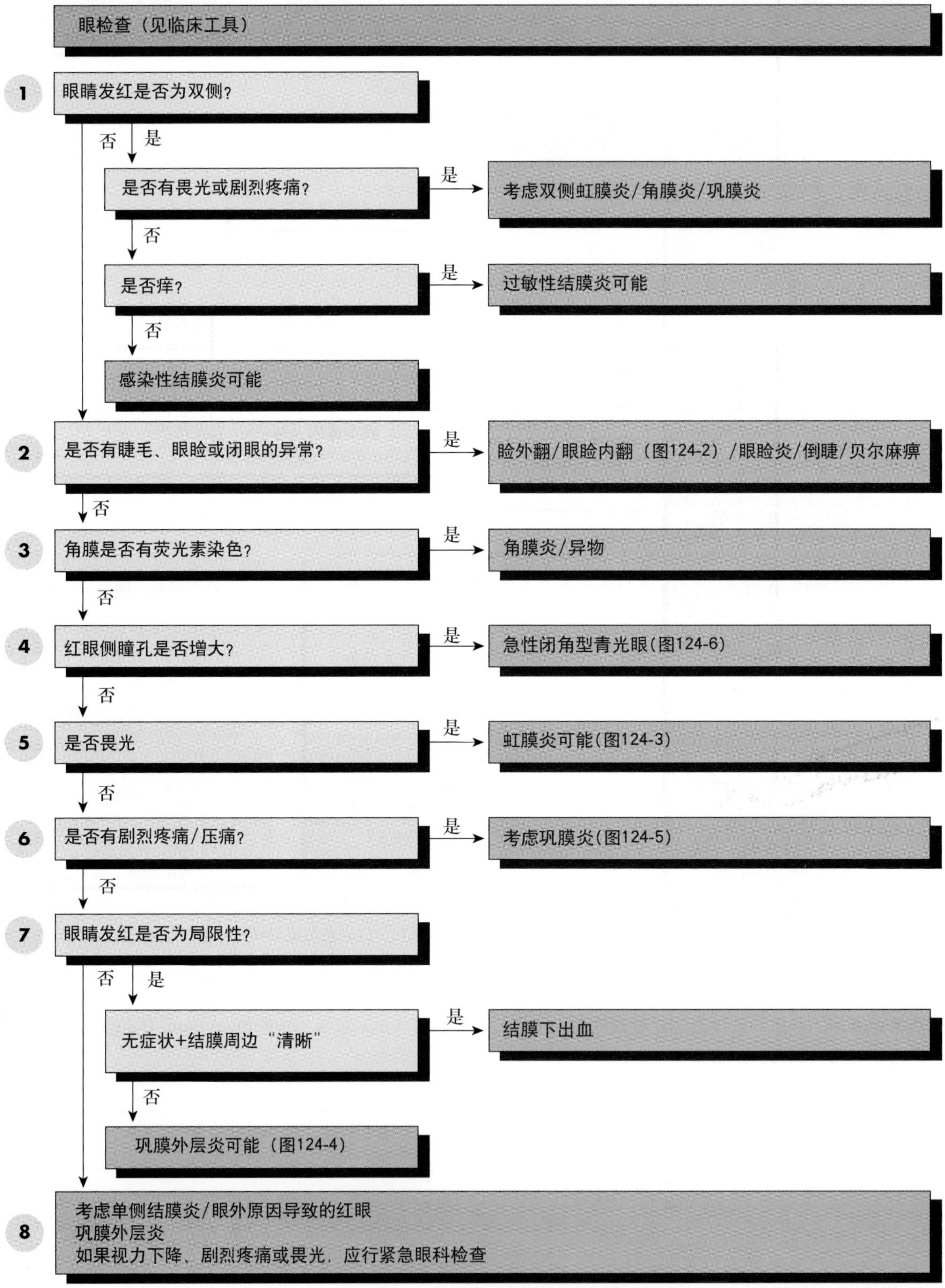

眼检查（见临床工具）
1
眼睛发红是否为双侧？
否
是
是否有畏光或剧烈疼痛？
是
考虑双侧虹膜炎/角膜炎/巩膜炎
否
是否痒？
是
过敏性结膜炎可能
否
感染性结膜炎可能
2
是否有睫毛、眼睑或闭眼的异常？
是
睑外翻/眼睑内翻（图124-2）/眼睑炎/倒睫/贝尔麻痹
否
3
角膜是否有荧光素染色？
是
角膜炎/异物
否
4
红眼侧瞳孔是否增大？
是
急性闭角型青光眼(图124-6)
否
5
是否畏光
是
虹膜炎可能(图124-3)
否
6
是否有剧烈疼痛/压痛？
是
考虑巩膜炎(图124-5)
否
7
眼睛发红是否为局限性？
否
是
无症状+结膜周边“清晰”
是
结膜下出血
否
巩膜外层炎可能（图124-4）
8
考虑单侧结膜炎/眼外原因导致的红眼
巩膜外层炎
如果视力下降、剧烈疼痛或畏光，应行紧急眼科检查

图 124-1　红眼病。（From Japp AG，Robertson C：Macleod's clinical diagnosis，ed 2，Elsevier，2018.）

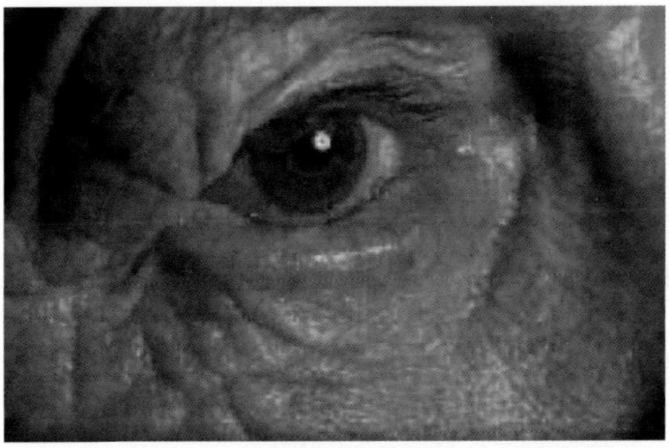

图 124-2 （扫本章二维码看彩图）老年性下睑内翻。(From Douglas G，Nicol F，Robertson C：MacLeod's clinical examination，ed 13，Edinburgh，2013，Churchill Livingstone.)

扫本章二维码看彩图

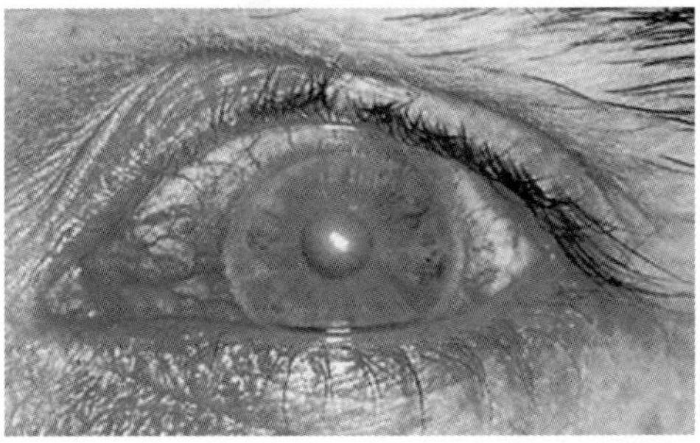

图 124-3 （扫本章二维码看彩图）虹膜炎（前葡萄膜炎）。(From Schwartz MH：Textbook of physical diagnosis：history and examination，ed 6，Philadelphia，2009，Saunders.)

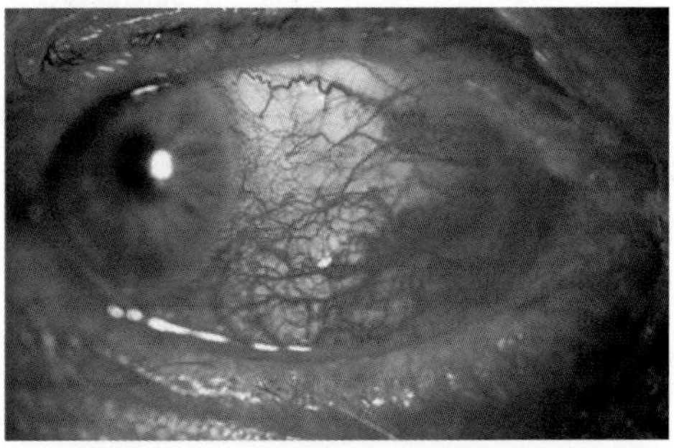

图 124-5 （扫本章二维码看彩图）巩膜炎。(From Kanski JJ：Clinical diagnosis in ophthalmology，ed 1，St Louis，2006，Mosby.)

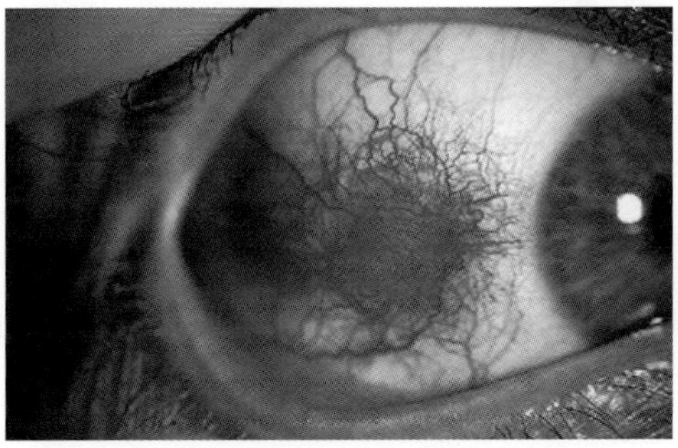

图 124-4 （扫本章二维码看彩图）巩膜外层炎。(From Rutter P：Community pharmacy，ed 2，Edinburgh，2009，Churchill Livingstone.)

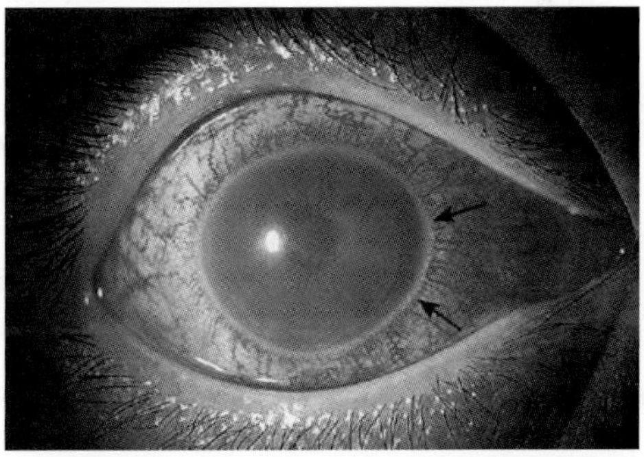

图 124-6 （扫本章二维码看彩图）急性闭角型青光眼。箭头显示角膜边缘结膜血管扩张。注意模糊的角膜。(From Roberts JR，Hedges JR：Clinical procedures in emergency medicine，ed 5，Philadelphia，2010，Saunders.)

第 125 章　听力减退

Hearing Loss

ICD-10CM # H90.2 传导性听觉丧失，非特异性
H90.5 感应神经性听觉丧失，非特异性

林玉蓉　译　柳威　审校

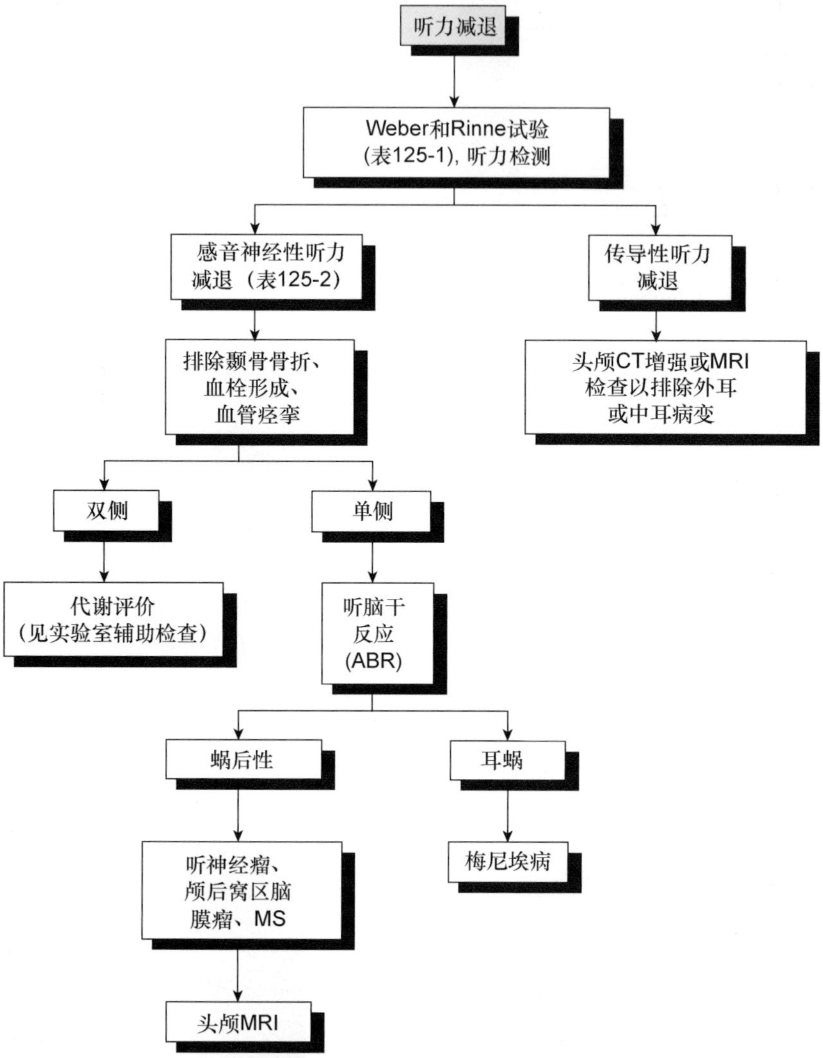

图 125-1　听力减退的评估。CT，计算机断层扫描；MRI，磁共振成像；MS，多发性硬化。（From Ferri FF：Ferri's best test：a practical guide to clinical laboratory medicine and diagnostic imaging，ed 4，Philadelphia，2018，Mosby.）

框 125-1　听力减退

诊断性影像学检查	实验室评估
最佳检查	***最佳检查***
无	无
辅助检查	***辅助检查***
头颅 CT 增强或 MRI 增强	CBC
无增强颞骨 CT	ALT，AST
	ANA，VDRL，TSH

ALT，谷丙转氨酶；ANA，抗核抗体；AST，血管紧张素敏感性试验；CBC，全血细胞计数；CT，计算机断层成像；TSH，促甲状腺素；VDRL，性病研究实验室试验

From Ferri FF：Ferri's best test：a practical guide to clinical laboratory medicine and diagnostic imaging，ed 4，Philadelphia，2018，Mosby.

表 125-1　Weber 和 Rinne 试验

	Weber 试验正中位	Weber 试验右侧位	Weber 试验左侧位
Rinne 双耳试验：AC ＞ BC	正常	左耳 S/N 损失	右耳 S/N 损失
Rinne 左耳试验：BC ＞ AC	—	综合损失：左耳传导和 S/N 损失	左耳传导损失
Rinne 右耳试验：BC ＞ AC	—	右耳传导损失	综合损失：右耳传导和 S/N 损失

AC，空气传导；BC，骨传导；S/N，感音神经

From Adams JG et al：Emergency medicine，clinical essentials，ed 2，Philadelphia，2013，Elsevier.

表 125-2　听力减退的病因

	病理描述	起病 / 病程	诊疗	预后
传导性病变				
异物	外耳道的团块阻碍了声传导	急性起病，伴或不伴疼痛、流液或异味	移除。评估是否感染及鼓膜穿孔	很好
外耳炎	水肿和碎屑阻塞外耳道	起病快。疼痛、水肿、肿胀。常有流液、异味	洗耳器清除杂物。局部（± 口服）抗生素。评估坏死性耳炎	如果治疗得当，效果很好
外生骨疣	骨性生长物阻塞耳道。多见于长时间接触冷水者（潜水员）	起病隐匿。除非导致完全性阻塞，否则无疼痛或流液	评估感染。安抚患者。耳鼻喉科转诊	好
鼓室硬化	鼓膜穿孔或感染导致瘢痕形成。鼓膜活动能力下降损害声音传导	穿孔、创伤或感染后缓慢起病	耳鼻喉科转诊。安抚患者	不确定
鼓膜穿孔	鼓膜完整性的破坏导致声音向听小骨的传递受损	急性起病。可能是直接外伤或突然气压伤。中耳炎导致鼓膜穿孔者，疼痛可突然缓解	治疗传染性病因。告知严防水进入耳道的重要性。耳鼻喉科转诊	好
无菌渗出液（耳气压伤）	中耳的液体影响听小骨的声音传导	通常在飞行、潜水或 URI 后发病。引起间歇性疼痛	减充血剂。评估感染。随访	很好
急性中耳炎	中耳内的脓液（或液体）影响听小骨的声音传导	急性至亚急性起病，通常发生在 URI 之后。常伴有疼痛和（或）发热	抗生素（除非怀疑是病毒引起）、减充血剂、疼痛控制	如果治疗得当，效果很好
胆脂瘤	中耳有分层的鳞状上皮肿块。干扰听小骨传导	起病隐匿。常有穿孔或慢性感染史	耳鼻喉科转诊	疗效不确定。可破坏听小骨或侵蚀周围结构
血管球瘤	血管瘤占据中耳间隙。干扰听小骨传导	起病隐匿。可能与急促的搏动感有关	耳鼻喉科转诊	不确定
癌症	鳞状细胞最常见。阻塞外耳道	起病隐匿。经常先被别人注意到。无痛感，除非阻塞引起外耳炎	耳鼻喉科转诊。评估继发感染	不确定
感音神经病变				
外淋巴瘘（内耳气压伤）	圆窗或椭圆窗破裂可导致外淋巴漏入中耳	突发性耳聋常伴有耳鸣和眩晕。通常继发于用力及压力突然变化。瘘管方向变化可加重症状	完全卧床休息。抬高床头，避免脑脊液压力增加。症状严重或依从性差者可能需要住院治疗。耳鼻喉科会诊评估圆窗或椭圆窗修补可行性	不确定

续表

	病理描述	起病 / 病程	诊疗	预后
病毒性耳蜗炎	耳蜗炎症。通常发生于 URI 后	急性起病。通常发生于 URI 后	常用类固醇（无良好数据）	不确定
老年性耳聋	年龄相关性听力减退。可能与以前长期接触噪声有关	起病隐匿。通常为对称性。高频受影响最大。可能发生耳鸣	助听器对听力减退和耳鸣都有帮助	不确定
听神经瘤	第Ⅷ脑神经良性神经鞘瘤	起病隐匿。通常为单侧。可能出现耳鸣、眩晕。可能出现面部感觉过敏或抽搐	如果症状恶化，可能需要手术切除	不确定
耳毒性药物	对内耳结构的直接毒性	起病可快可慢。高频受影响最大。接触耳毒性药物。可能伴有耳鸣	停止使用致病药物	不确定。停止使用致病药物时，听力减退通常是永久的
多发性硬化	多发性脱髓鞘病变干扰神经传导	通常与其他神经学发现有关。时好时坏	标准多发性硬化治疗（类固醇、细胞毒性药物）	不确定
卒中 /CVA	听神经或听皮质局灶性缺血性病变	突然起病。常与其他神经功能缺损有关	治疗 CVA 危险因素（ASA、抗凝剂、血糖控制、血压控制）	不确定
脑膜炎	感染通过中枢神经系统外淋巴连接进入内耳。损害 Corti 器官	遵循脑膜炎的临床表现	治疗感染。类固醇可以减轻炎症和损伤	不确定
梅尼埃病（内淋巴积液）	内耳液内稳态异常（临床诊断；组织学确诊）	眩晕间断性发作。伴有饱胀感、耳鸣、SNHL 或听觉失真的感觉。低频范围受影响最大	减少盐、咖啡因、尼古丁（血管收缩剂）的摄入。考虑利尿剂、抗组胺药、抗胆碱药。耳鼻喉科转诊	不确定
长期噪声暴露	对耳蜗结构和毛细胞的直接机械损伤	起病隐匿。通常高频受影响最大	预防措施（耳塞）。停止暴露	通常为永久性
颅骨外伤	第Ⅷ脑神经中断，听小骨断裂，或对 Corti 器官的剪切作用	外伤后突然发病	耳鼻喉科会诊评估手术修复可行性	不确定：听小骨断裂的预后优于神经或 Corti 器官的损伤
自身免疫引起	血管或神经炎性改变	双侧不对称性 SNHL。可能是波动的或渐进的。其他系统性自身免疫性表现	门诊自身免疫评估。类固醇和细胞毒性药物可能会减缓进展	不确定

ASA，乙酰水杨酸；CVA，脑血管意外；SNHL，感音神经性听觉丧失；URI，上呼吸道感染

From Adams JG et al：Emergency medicine，clinical essentials，ed 2，Philadelphia，2013，Elsevier.

第 126 章　精神性皮肤病

ICD-10CM # F45.0 躯体化障碍

Psychodermatologic Disorders

林玉蓉　译　柳威　审校

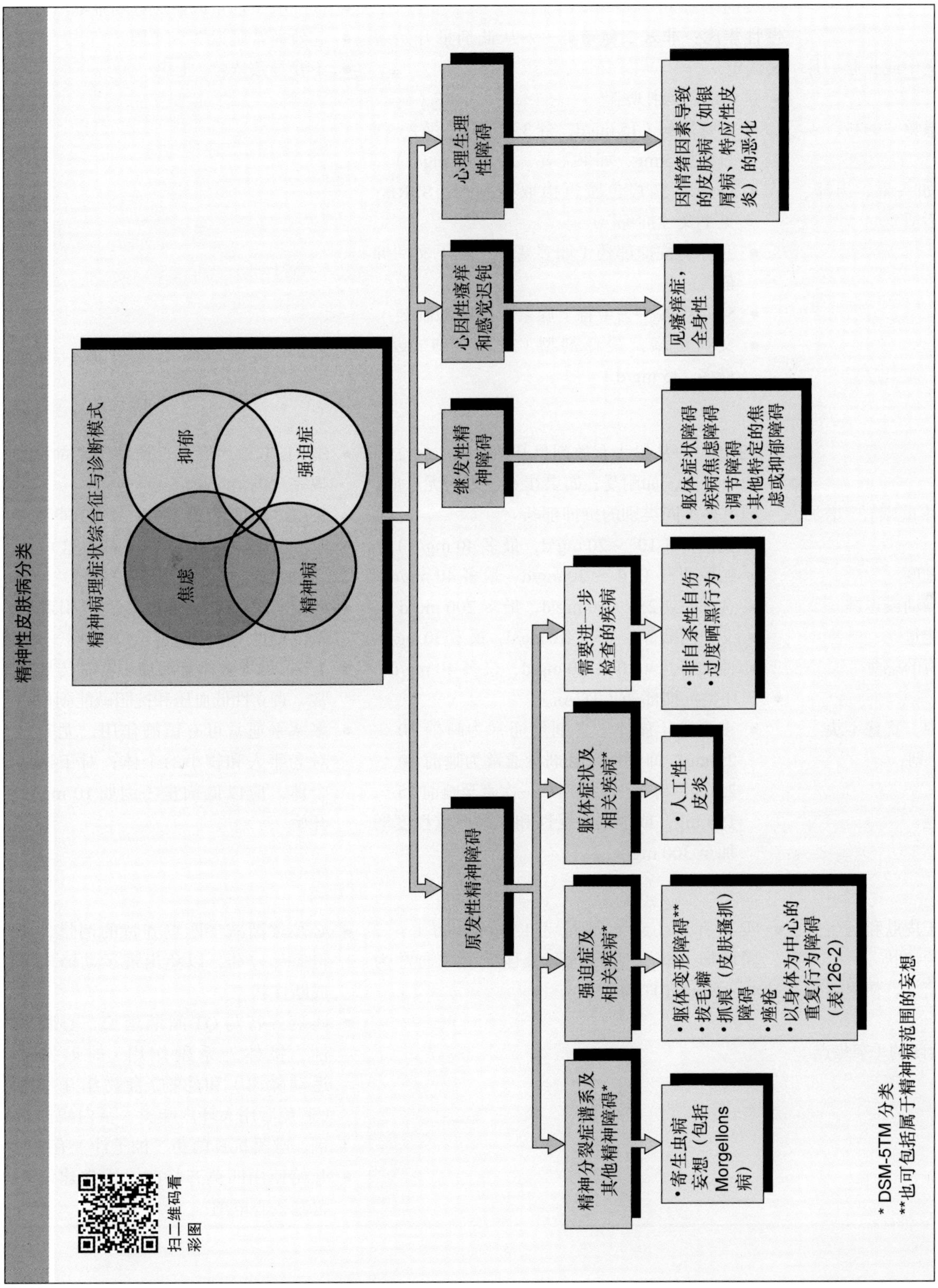

图 126-1 （扫二维码看彩图）精神性皮肤病分类。精神性皮肤病包括以下几个方面①特定的精神皮肤异常及其分类；②精神病理综合征的表现。原发性精神障碍是指患者没有原发性皮肤病，所有的皮肤表现均由患者自我诱导产生。继发性精神障碍包括由于皮肤病而产生的精神异常。心理生理性障碍是指那些原发性皮肤病，如银屑病，因情感因素而加剧。患有精神性皮肤病的特定患者可能具有焦虑、抑郁、精神病和强迫症这四种主要精神病理模式中的一种或多种症状综合征。（From Bolognia J：Dermatology，ed 4，Philadelphia，2018，Elsevier.）

表 126-1　精神病模式和精神病药物在皮肤科的应用

潜在的精神病理学和症状综合征	可能的药物治疗	要点和注意事项
焦虑		
• 过度焦虑和担忧 • 不安；感觉“兴奋”或“紧张” • 易怒 • 易疲劳 • 注意力难以集中或头脑一片空白 • 肌肉紧张或感觉“颤抖” • 睡眠障碍 • 躯体症状，如头晕、出汗、心悸、腹部不适	**急性焦虑：苯二氮䓬类** • 氯硝西泮（0.5 ～ 2 mg，1 ～ 2 次 / 日，需要时） • 劳拉西泮（0.5 ～ 2 mg，每 6 ～ 8 h 一次，需要时） **慢性焦虑：非苯二氮䓬类**——从低剂量开始缓慢滴定 • 抗焦虑药阿扎哌隆 　• 丁螺环酮（15 mg/d，分 3 次服用；每 2 ～ 3 日增加 5 mg，如果需要，最多 60 mg/d） 　• 选择性 5- 羟色胺再摄取抑制剂（SSRIs；见下文“抑郁”） 　• 三环类抗抑郁药（如多塞平；见下文“抑郁”） 　• 5- 羟色胺—去甲肾上腺素再摄取抑制剂 　• 文拉法辛，缓释剂型（37.5 ～ 75 mg/d，最多 225 mg/d）	• 由于依赖性 / 成瘾风险，治疗不超过 4 周 • 可能导致镇静 • 逐渐减少剂量以避免戒断症状 • 起效通常延迟 2 ～ 4 周 • 不要导致依赖 / 上瘾
抑郁		
• 情绪低落 • 快感缺失 • 无法解释的体重减轻 / 增加或食欲改变 • 失眠或睡眠过度 • 精神运动性躁动或迟钝 • 疲劳、缺乏能量 • 绝望、无价值的感觉 • 过度内疚 • 注意力不集中，犹豫不决 • 自杀意念 / 计划 • 哭泣 • 关注身体问题	• SSRIs——从最小有效剂量开始，每 1 ～ 2 周增加一次，如耐受；如果在 6 ～ 8 周无反应，则更换不同类别的抗抑郁药 　• 氟西汀（10 ～ 20 mg/d，最多 40 mg/d） 　• 帕罗西汀（10 ～ 20 mg/d，最多 40 mg/d） 　• 舍曲林（25 ～ 50 mg/d，最多 200 mg/d） 　• 艾司西酞普兰（5 ～ 10 mg/d，最多 30 mg/d） 　• 西酞普兰（10 ～ 20 mg/d，最多 40 mg/d） • 三环类抗抑郁药（TCAs） 　• 多塞平（瘙痒患者剂量通常为睡前 10 ～ 25 mg；抑郁症患者剂量通常为睡前 10 ～ 25 mg，每 1 ～ 2 周增加一次直至睡前 25 ～ 150 mg，或根据耐受性和疾病严重程度增加至 300 mg）	• SSRIs 起效缓慢，直到 6 ～ 8 周才出现完全的治疗反应 • SSRIs 可引起胃肠道紊乱、性功能障碍 • 避免突然停止 SSRIs，因为这可能导致烦躁、头晕、胃肠道不适 • 西酞普兰和艾司西酞普兰可引起剂量依赖性 QT 间期延长 • TCAs 可导致体重增加、心脏传导异常、直立性低血压和抗胆碱能副作用 • 多塞平通常可有镇静作用，尤其是对老年人和较小的个体；对于这些个体，应以低剂量（例如 10 mg/d）开始
精神病		
• 妄想是患者于皮肤科医生处就诊最常见的症状 • 固定错误的信念，使患者确信是真实的 • 妄想通常是封闭的（窄焦点）	• 匹莫齐特（起始剂量为 1 mg/d；每 1 ～ 2 周增加 1 mg，直到达到最佳反应，通常为 4 ～ 6 mg/d）	• 必须逐渐减少匹莫齐特的剂量，不得突然停药，以免出现运动障碍等戒断症状 • 匹莫齐特与 QT 间期延长、心脏毒性、锥体外系副作用（如迟发性运动障碍）和药物 / 食物相互作用（避免服用大环内酯类、蛋白酶抑制剂、唑类抗真菌药、柚子汁）有关 • 开始使用匹莫齐特时，通常建议完善基线心电图

续表

潜在的精神病理学和症状综合征	可能的药物治疗	要点和注意事项
	• 非典型（第二代）抗精神病药 　• 利培酮（1 ～ 2 mg/d，最多 4 mg/d） 　• 奥氮平（5 ～ 10 mg/d，最多 20 mg/d） 　• 阿立哌唑（10 ～ 15 mg/d）	• 注意非典型抗精神病药物的体重增加、代谢效应和其他副作用 • 越来越多地用于寄生虫病妄想，因为与匹莫齐特相比，迟发性运动障碍和 QT 间期延长的风险较低
强迫症（OCD）		
• 存在侵入性强迫和（或）强迫 • 不同程度的自知力	• SSRIs（从低剂量开始，每 1 ～ 2 周增加一次，直到达到治疗范围） • 氟西汀（20 mg/d，最多 40 ～ 80 mg/d） • 帕罗西汀（20 mg/d，最多 40 ～ 60 mg/d） • 舍曲林（50 mg/d，最多 200 mg/d） • 氟伏沙明（50 mg/d，最多 200 ～ 300 mg/d） • 艾司西酞普兰（10 mg/d，最多 20 ～ 40 mg/d） • 西酞普兰（20 mg/d，最多 40 mg/d）	• OCD 通常需要较大剂量的 SSRIs，患者可能需要较长时间才有效果（例如，10 ～ 12 周） • 一旦达到治疗效果，继续治疗 1 ～ 2 年，然后逐渐减少剂量
	• 三环类抗抑郁药 • 氯米帕明（50 mg/d，最多 100 ～ 250 mg/d）	• 与 SSRIs 相比，氯米帕明的副作用耐受性较差，包括心脏毒性和心律失常；当剂量 ≥ 150 mg/d 时，检查血药浓度
	• 5- 羟色胺—去甲肾上腺素再摄取抑制剂 • 文拉法辛（75 mg/d，最多 225 ～ 350 mg/d）	• 文拉法辛可能导致高血压，且胃肠道出血风险增加

Modified from Bolognia J：Dermatology，ed 4，Philadelphia，2018，Elsevier.

表 126-2　以身体为中心的重复行为和相关的皮肤黏膜表现

以身体为中心的重复行为	相关黏膜皮肤表现
舔嘴唇	刺激性接触性皮炎、继发细菌或酵母菌感染
咬嘴唇	多发性糜烂或溃疡形成、复发性 HSV 感染
咀嚼或咬脸颊	咬合纤维瘤、咬颊症
撕扯或咬皮肤角质层	
咬甲癖（咬指甲癖）	甲沟炎、指甲表面不规则
撕扯指甲（剔甲癖）	甲沟炎、指甲营养不良、甲下出血
拇指甲习惯性畸形	多发中线 Beau’s 线伴显著的纵向中央凹陷
吮吸拇指或手指	皮肤浸软、皮炎、继发细菌或酵母菌感染
挖鼻（挖鼻癖）	糜烂、继发细菌感染
拔毛癖	
抓痕（皮肤搔抓）障碍	

HSV，单纯疱疹病毒

以身体为中心的重复行为呈慢性发展，根据身体部位和行为类型表现为特征性的皮肤黏膜改变。这些行为呈系列性，源于习惯或以身体为中心的重复性行为障碍。尽管反复尝试终止该行为，且其可导致功能受损（如社交、职业）或因行为失控、尴尬或羞耻感带来的痛苦感，这种以身体为中心的重复性行为障碍很难纠正

Modified from Bolognia J：Dermatology，ed 4，Philadelphia，2018，Elsevier.

第 127 章　进食障碍

Eating Disorder

ICD-10CM # F50.9 进食障碍，非特异性

李云雷　译　何芳　余婷　审校

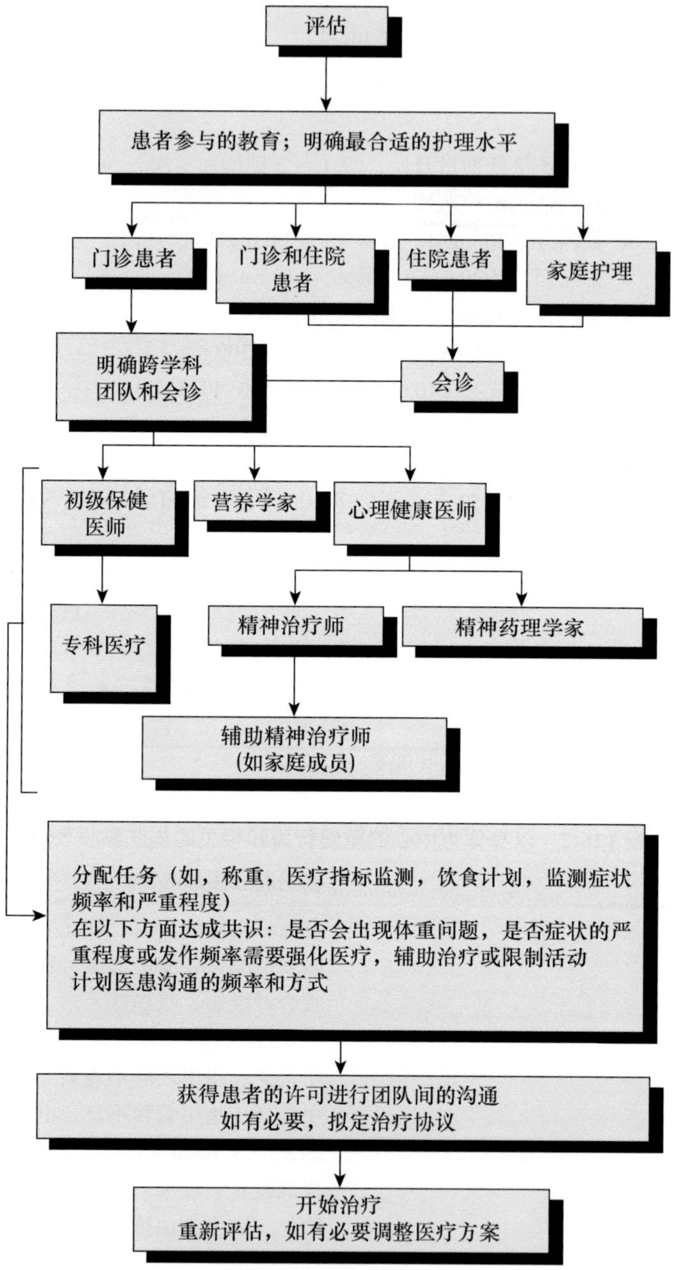

图 127-1　成人进食障碍患者的团队管理。（From Feldman M，Friedman LS，Brandt LJ：Sleisenger and Fortran's gastrointestinal and liver disease，ed 10，Philadelphia，2016，Elsevier.）

第 128 章　睡眠相关性运动障碍

ICD-10CM# G47.9 睡眠障碍，非特异性

Sleep-Related Movement Disorders

柳威　吴怀球　译　冯黎　审校

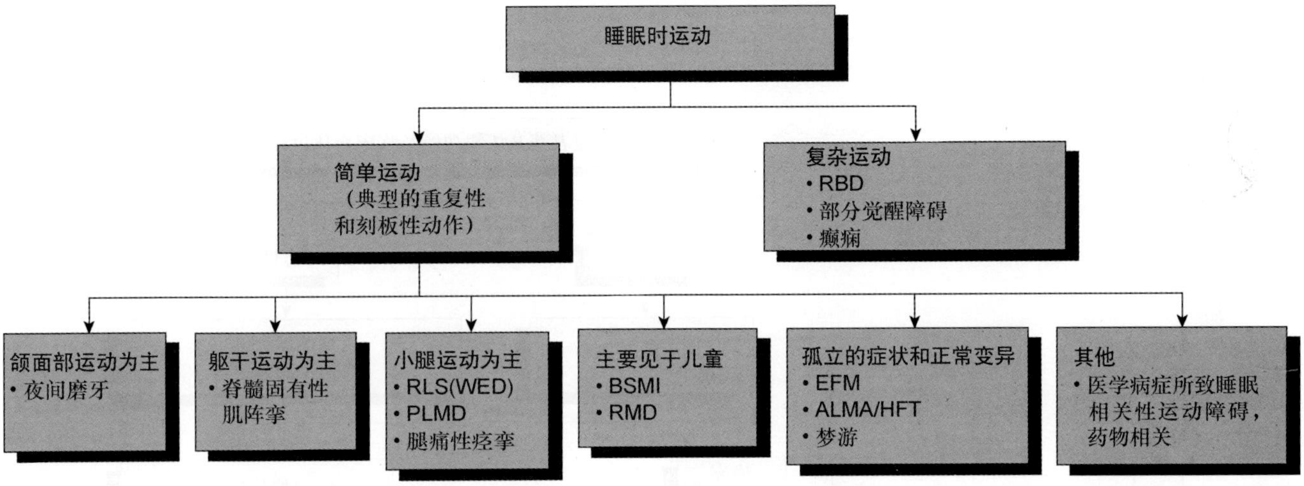

图 128-1 睡眠相关运动障碍鉴别诊断方法流程图。ALMA，交替性腿部肌肉激活；BSMI，婴儿良性睡眠肌阵挛；EFM，过度片段性肌阵挛；HFT，入睡前足部震颤；PLMD，周期性肢体运动障碍；RBD，快速眼动睡眠行为障碍；RLS（WED），不宁腿综合征（Willis-Ekbom 病）；RMD，节律性运动障碍。（From Kryger M，Roth T，Dement WC：Principles and practice of sleep medicine，ed 6，Philadelphia，2017，Elsevier.）

表 128-1　夜间事件的特征

特征	觉醒障碍	睡眠相关进食障碍	REM 行为障碍	单纯复发性睡眠瘫痪	爆炸头综合征	心理事件	夜间惊厥
行为	困惑；无目的性睁眼运动	进食高热量食物；睁眼	有时存在闭眼攻击行为	突发不能运动	无痛性头部爆炸感	不定	取决于大脑受累部位
发病年龄	儿童期和青春期	不定	老年人	不定	成人	青少年到成人	不定
发生时间	夜里的前 1/3	前半夜	REM 期间	一般发生于觉醒过程中	通常在开始睡眠时，但也可不确定	任何时间	任何时间
事件发生频率	少于 1 次 / 晚	不定	多次 / 晚	不定，一般少于 1 次 / 周	少见	不定	额部惊厥者可多次 / 晚
持续时间	数分钟	数分钟	数秒至一分钟	数秒至数分钟	数秒	数分钟或更长时间	通常 3 min 以内
事件记忆	通常无记忆	通常无记忆或有限记忆	梦境回忆	是	是	否	通常无
刻板性动作	否	否	否	否	类似的感觉	否	是
多导睡眠图结果	慢波睡眠时觉醒	NREM 睡眠时觉醒	肌电图示 REM 睡眠期间过度肌紧张	REM 睡眠时觉醒	通常发生于浅睡眠时	发生于觉醒状态	可能为癫痫样动作

REM，快速眼动；NREM，非快速眼动

From Kryger M，Roth T，Dement WC：Principles and practice of sleep medicine，ed 6，Philadelphia，2017，Elsevier.

第129章 老年人精神状态改变

ICD-10CM # R41.82 非特异性精神状态改变

Mental Status Change, Elderly Patient

陶惠 刘岗 译 冯黎 审校

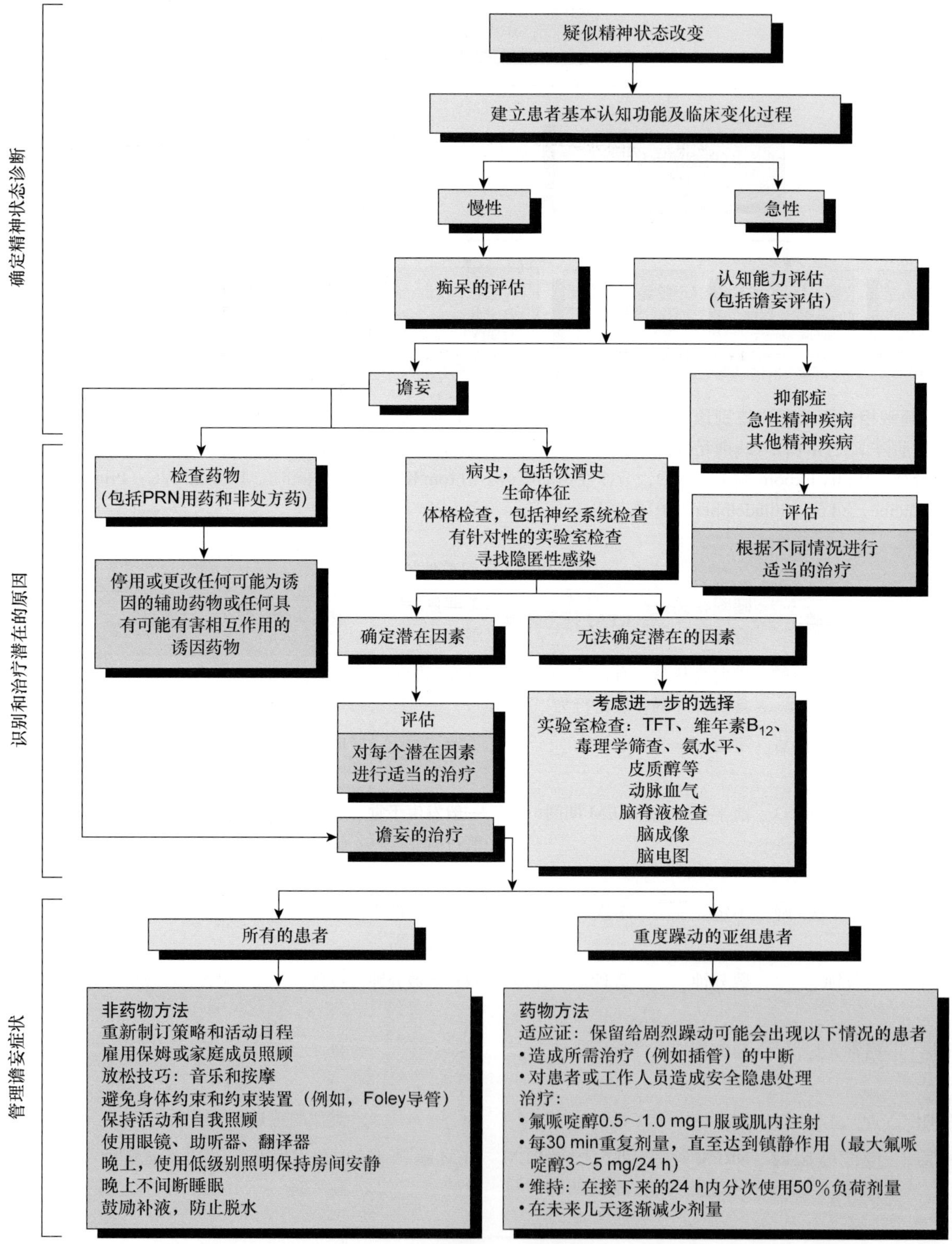

图 129-1 老年患者疑似精神状态改变评估流程。PRN，必要时；TFT，甲状腺功能测试。（From Goldman L，Schafer AI：Goldman Cecil medicine，ed 25，Philadelphia，2016，Saunders.）

第 130 章 疫苗过敏反应

Allergic Reaction to Vaccines

ICD-10CM # Z88.7 对血清和疫苗的过敏状态

王慧 冯黎 译 童瑾 胡晶晶 审校

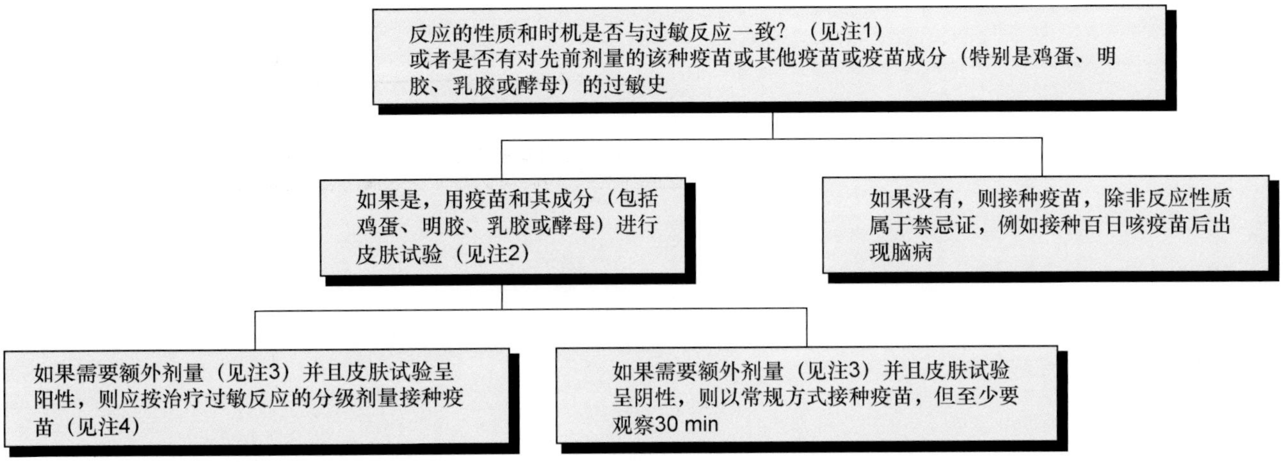

图 130-1 应对疑似疫苗即发型过敏反应的建议措施

注 1. 反应的性质和时机是否与全身性 IgE 介导的反应一致？可能的全身性 IgE 介导反应：接种疫苗后 4 h 内发生的反应，包括来自以下一个以上系统的体征和（或）症状：

- 皮肤系统：荨麻疹、潮红、血管性水肿、瘙痒
- 呼吸系统：鼻结膜炎（眼睛发红、流泪、眼痒；鼻塞、流鼻涕、鼻痒；打喷嚏）、上呼吸道水肿（声音改变、吞咽困难、呼吸困难、喘鸣）、支气管痉挛 / 哮喘（咳嗽、喘息、呼吸短促、胸闷）
- 心血管系统：低血压、心动过速、心悸、头晕、意识丧失（注：低血压或意识丧失伴苍白和心动过缓更可能是由于血管迷走神经反应引起的）
- 胃肠道系统：痉挛、恶心、呕吐、腹泻

可能的全身 IgE 介导的反应：

- 仅来自一个系统的迹象和（或）症状（如前所述）
- 来自一个以上系统（如前所述）但在接种疫苗 4 h 后出现的体征和（或）症状

注 2. 用疫苗及其成分（包括鸡蛋、明胶、乳胶或酵母）进行皮肤试验。疫苗皮肤试验：

- 用全量疫苗进行点刺试验；如果患者有危及生命的反应史，请考虑以 1∶10 的比例稀释
- 如果全量疫苗的点刺试验结果为阴性，则使用 0.02 ml 1∶100 稀释疫苗进行皮内试验
- 疫苗皮肤试验可能导致假阳性反应（或与临床无关的阳性反应）。因此，如果皮肤试验产生阳性反应，可对正常对照对象进行测试

疫苗成分皮肤试验：

- 使用鸡蛋（流感和黄热病疫苗）或酿酒酵母（B 型肝炎和四价人乳头瘤病毒疫苗）的商业提取物进行点刺试验
- 用含糖明胶（如 Jell-O）进行点刺试验：将 1 茶匙明胶粉溶解在 5 ml 生理盐水中
- 含有明胶的疫苗：流感（某些品牌）、麻疹、腮腺炎、狂犬病（某些品牌）、风疹、伤寒（胶囊）、水痘、黄热病、带状疱疹
- 乳胶点刺试验：将乳胶手套的两个手指或玩具气球浸泡在 5 ml 生理盐水中。包装中含有乳胶的疫苗；可访问连接：www.cdc.gov/vaccines/pubs/pinkbook/downloads/appendices/B/latex-table.pdf.
- 针对鸡蛋、明胶、乳胶和酵母的特异性 IgE 抗体的体外分析也可通过商业途径作为替代或补充皮肤测试

注 3. 如果接受的剂量少于推荐的剂量，考虑测量免疫制剂的 IgG 抗体水平。如果测得的水平与疾病预防有关，考虑保留额外剂量，尽管免疫强度和持续时间可能小于接受全剂量

注 4. 疫苗的分级给药：

- 对于常规剂量为 0.5 ml 的疫苗，每隔 15 min 给药一次分级剂量的疫苗：0.05 ml 1∶10 稀释液、0.05 ml 全浓度、0.10 ml 全浓度、0.15 ml 全浓度和 0.20 ml 全浓度 .（From Adkinson NF et al：Middleton’s allergy principles and practice，ed 8，Philadelphia，2014，Saunders.）